我们一起解决问题

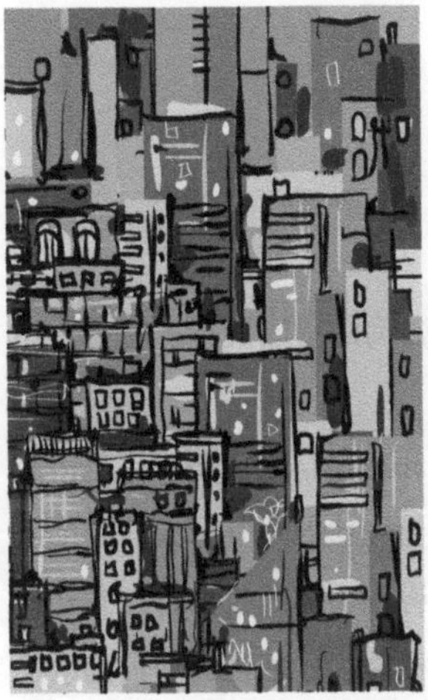

认知行为疗法心理咨询的顶层设计

郭召良◎著

人民邮电出版社

北京

图书在版编目（CIP）数据
认知行为疗法 ： 心理咨询的顶层设计 / 郭召良著 .
北京 ： 人民邮电出版社 ， 2024. -- ISBN 978-7-115
-65201-0
Ⅰ . R749.055
中国国家版本馆 CIP 数据核字第 2024ZF0025 号

内 容 提 要

如果把心理咨询比作建造工程，《认知行为疗法：心理咨询的顶层设计》就是一本关于工程设计和制作施工图纸的书。

本书作者实践与推广认知行为疗法多年，现将多年经验和理论结集成册。作为讲解认知行为疗法心理咨询规划设计的读本，本书首先从认知行为疗法的角度切入，帮助心理咨询师了解求职者的问题，其次重点介绍了认知行为疗法咨询会谈的三个目标和会谈议程规划包含的三方面内容，最后以特色鲜明的个案为例，梳理了心理咨询师根据求助者的实际情况制定咨询方案的全过程。

希望本书能帮助心理咨询师、认知行为疗法的学习者和爱好者有效解决具体的心理问题。

◆ 著 郭召良
责任编辑 刘 盈
责任印制 彭志环
◆人民邮电出版社出版发行 北京市丰台区成寿寺路 11 号
邮编 100164 电子邮件 315@ptpress.com.cn
网址 https://www.ptpress.com.cn
固安县铭成印刷有限公司印刷
◆开本：700×1000 1/16
印张：17 2024 年 9 月第 1 版
字数：350 千字 2025 年 9 月河北第 4 次印刷

定 价：89.00 元

读者服务热线：（010） 81055656 印装质量热线：（010） 81055316
反盗版热线：（010） 81055315

推荐

自20世纪20年代起，在欧美国家的临床心理学领域，先后出现了精分、行为、人本、认知等心理治疗理论和方法。

20世纪70年代后，将认知疗法与行为疗法有机整合在一起的认知行为疗法，因其科学实证、短程高效和结构清晰而被广泛认可，逐渐成为心理咨询与治疗的主流方法。

近三十年来，已有学者将认知行为疗法引入中国，但大多是译作和简单应用，很少有人做系统而全面的研究。

我的学生郭召良博士，对认知行为疗法情有独钟。他经过多年潜心研究和临床应用，收获颇丰。特别是在认知行为疗法的推广与普及方面，他做出了令人瞩目的成绩。

这套“认知行为疗法心理咨询师实践必读丛书”，就是召良多年心血的结晶。

该系列图书系统全面地介绍了认知行为疗法的基本理论、技术方法、心理问题解决方案及咨询技能培训可能遇到的各种问题。

熔理论与实践于一炉，铸科学性与实用性为一体，具有很强的可操作性，是该系列图书的重要特色。

作为召良读博士时的导师，我愿负责任地将这套书推荐给广大心理咨询师和心理咨询爱好者。

长江后浪推前浪，一代更比一代强！

我为弟子骄傲，我为召良点赞！

郑日昌

中国心理卫生协会常务理事

北京高校心理咨询研究会理事长

认知行为疗法作为在国内比较普及的心理治疗方法，其实用性已在多年的推广中得到证实。郭召良老师多年来一直奋战在推广前线，今年他将自己对认知行为疗法的理论认识的解读与多年的实践相结合，打造了这套“认知行为疗法心理咨询师实践必读丛书”。这套书最大的特点就是集理论与实践于一体，细致拆分每个知识点，并配上个案实践过程，这种讲解方法对认知行为疗法的学习者很有益处。

许燕

中国社会心理学会前任会长

北师大心理学部博士生导师

序

我们已经迈入21世纪20年代，随着我国经济的不断发展，人们手中掌握的财富逐步增加，大家对心理咨询和心理健康的兴趣越来越大。许多人都希望通过学习心理学知识，提升自己的生活品质，并帮助家人获得幸福，助力社会更加和谐。

心理咨询流派和疗法众多，令人眼花缭乱，对于初学者而言，往往不知从何着手。许多心理咨询疗法在国内都有介绍，不仅有图书出版物，也有培训课程。在阅读图书和参加培训课程的人中，不仅有专业的咨询师，也有心理学爱好者，更有存在心理困惑、希望从中得到解决方法的自助者。

在众多心理咨询疗法中，认知行为疗法（Cognitive Behavior Therapy，CBT）是目前国际心理学界主流的心理咨询疗法，是众多心理问题和心理疾病的首选治疗方法，在欧美等国家被广泛推广与应用。

认知行为疗法主要因其科学实证、短程高效和结构化而被认可和接受。和其他心理疗法相比，认知行为疗法能够治愈绝大多数心理疾病，并已经得到科学验证，尤其是研究发现，认知行为疗法在治疗抑郁障碍和焦虑障碍等方面有很高的治愈率，在预防复发方面也有其优势。而其他一些心理疗法往往只能报告成功个案，缺少大量研究报告支持其疗法的有效性。

认知行为疗法的科学实证还表现在它的理论观点和技术方法是以心理学知识为基础发展起来的。相比而言，有些心理咨询疗法缺少心理学理论和技术的支撑。从这个角度讲，认知行为疗法是一种科学的心理咨询疗法。

相当多的心理咨询疗法，是创始人根据自己多年的实践经验总结出来的，与心理学知识之间并没有直接联系。这些研究者提出一些奇怪的名词术语，姑且不论这些疗法是否有效、有用，仅这些名词术语就已经增加了学习者和患者理解的难度。相比而言，认知行为疗法的理论观点和技术方法便于在生活中实践，概念术语也容易理解，因此容易被大家所接受。

短程高效是认知行为疗法的重要优势之一。认知行为疗法强调对症治疗，会针对患者存在的症状去规划治疗方案，安排咨询会谈。这样的会谈就非常有效率，普通的抑郁症、焦虑症、强迫症、恐惧症等心理问题经过十几次会谈一般就能得到解决。

相比其他一些疗法过多强调陪伴，而对心理咨询过程缺少规划，认知行为疗法是非常结构化的，它更关注明确的咨询问题和具体的咨询目标，有清晰的咨询计划。认知行为疗法从诊断患者问题开始，然后确定咨询目标，制订咨询计划，规划整个咨询进程。

结构化也就意味着标准化，它规范了心理咨询的各个阶段和环节。心理咨询机构可以制定各环节的规范和质量标准，对心理咨询进行质量管理，让心理咨询变得更加标准化。如果没有结构化优势，要把心理咨询过程规范化和标准化是不可想象的。

无论你是心理咨询师，还是心理学爱好者，如果你只想学习一种疗法，或者先学习某种疗法再学习其他疗法，我的建议就是先学习认知行为疗法。我从本科到博士都是主攻心理学专业的，博士阶段的研究方向就是心理咨询和心理测评，学习期间对心理咨询的各个流派有了一定的了解，比较各种疗法后我开始对这种短程高效的心理疗法产生兴趣。我发现欧美等国家的主流心理咨询疗法就是认知行为疗法，又鉴于国内比较多的心理咨询培训是精神分析方向的，对认知行为疗法的推广甚少，因此我选择了认知行为疗法作为研究、培训和实务的主要方向。

有些人学习某个疗法后会发现自己不能完全解决患者的问题，便去学习其他疗法，希望通过学习更多的疗法来武装自己。其结果就是，习得的心理咨询流派技术往往是零散的、不成系统的，这个学派了解一些，那个流派学习一些。这些人所学的理论和技术往往是杂糅的，应用时没有规划，咨询质量得不到保障，还美其名曰“折中”或“整合”。其实就像一堆砖头，没有系统、没有结构，就不能盖成一栋房子。这类咨询师遇到具体咨询个案的时候，想用什么就用什么，并且在多数时候回避自己解决不了的问题。

实际上，这不是因为他们学习的疗法不够多，而是因为这些疗法不够系统，以及其所受的训练不完整。造成这种局面的原因是很多心理咨询培训不够系统全面，心理咨询类图书也不够系统全面，学习者自然难以提升自己的实战能力。

要解决这个问题，**我们需要系统的出版物和系统的培训课程**。

目前，国内也陆续出版了一些与认知行为疗法相关的图书，但主要是国外的译作。对于已经出版的图书而言（包括其他疗法的图书），它们的主要问题是，不同认知行为疗法专家的观点不同，所使用的概念术语差异很大。相同的内容，不同的研究者使用的词汇或概念可能有所不同，这就给读者带来了理解上的困难，妨碍了其进一步应用。此外，想加深学习的读者也难以只关注一位研究者，因为很多研究者往往针对认知行为疗法只出版一本专著，读者想进一步学习其理论与观点，却发现没有更多的书可读。

为了解决心理咨询师系统培训的问题，出版一本书是不够的，需要出版一套书，这样才可以解决心理疗法培训系统性问题和图书之间概念术语差异的问题。基于这样的思考，我撰写了“认知行为疗法心理咨询师实践必读丛书”，全面系统地介绍了认知行为疗法的基本理论、技术方法、心理问题解决方案、咨询技能培训的方方面面。心理咨询师可以系统学习认知行为疗法的理论知识和实务技能，心理咨询爱好者也可以选择自己感兴趣的内容阅读，满足对心理咨询的好奇心并解决自己的困扰。

心理咨询行业流行“江湖派”和“学院派”的划分，这样的称呼不过是肯定自己和否定对手的标签战术。当我们说对方是“学院派”，给对方贴上“学院派”的标签，表面上我们的意思是指对方空有理论缺乏实践，但我们实际上是想表明自己具有丰富的实战经验；当我们说对方是“江湖派”，给对方贴上“江湖派”标签的时候，表面上我们的意思是对方缺乏理论修养，实际上我们是想表明自己的理论素养足够丰富。你可以发现，当我们贬低别人时，我们其实对别人没有什么兴趣，只是想通过贬低他们来肯定自己。

如果从正面来解读“学院派”和“江湖派”，他们各有优势：“学院派”

具有理论素养的优势，“江湖派”具有实践经验的优势。作为一位合格的心理咨询师，既要有实践经验也要有理论素养，二者都不可偏废。咨询师在累积丰富实践经验的同时，也要加强理论学习。行走“江湖”的人也要能登大雅之堂，而从事理论研究的人也要通过积累实践经验来滋养理论研究，否则难有突破。

那我是什么派呢？我把自己定位为“学者行走江湖派”。

学者必须有研究，我在这套书中给大家介绍了自己多年来在认知行为疗法领域的研究心得。在一些人眼中，认知行为疗法是“治标不治本”的，其实认知行为疗法是“治标又治本”的。在这套书中，我从认知行为疗法的角度分析了心理问题的成因，这个成因既有当下的直接原因，也有源于童年的深层原因。认知行为疗法不仅关注当下的具体问题，它还可以深入，回到个人成长的过去，探究现在与过去之间的联结。

“行走江湖”必须有实践，接待来访者只是心理咨询实践的一小部分。作为咨询师，我们能接待的人数是有限的，因我们的咨询而受益的人数也是有限的。我们不仅要自己能做咨询，还要让更多的心理咨询师能做咨询，以便他们可以帮助更多人。

为了实现这样的目标，我自2015年起在全国20多个城市巡回开展认知行为疗法的培训工作，经过这几年的努力，认知行为疗法已被更多人了解、喜欢和使用。我还将把培训继续开展下去。

“认知行为疗法心理咨询师实践必读丛书”的出版是昭良心理努力工作成果的一部分。

为了培养更多认知行为疗法取向的心理咨询师，我将在本丛书出版的基础上开设有关认知行为疗法的网络学习课程，并逐步提供更多见习、实习和进修提升的机会。我们还将推出认知行为治疗师的注册和认知行为治疗师评级项目，建设认知行为治疗师的培养、评定和认证体系。

在此基础上，我们将在全国建立以认知行为疗法为技术核心、以昭良心理为品牌的心理咨询连锁机构。在这里，我们欢迎经过认知行为治疗师系统培训的心理咨询师加入我们，成为认知行为疗法大家庭中的一员，共同推动心理咨询在我国的普及和提升。在这里，我们也欢迎有心理困扰并希望生活更加幸福快乐的朋友，我们将以正规、可信赖的理念为你提供高质量的心理健康服务。

让我们共同努力创造健康人生！

郭召良

2020 年 2 月于北京

目录

导读

也许你已经读过本丛书的其他书籍，如《认知行为疗法入门》《认知行为疗法进阶》《认知行为疗法咨询方案》《认知行为疗法：会谈技能与咨询现场》等，知道怎样采用认知行为疗法进行心理咨询。如果将它们和本书对比，我们可以把它们看成讲解心理咨询操作的书，而本书是讲解心理咨询规划设计的书。如果把心理咨询比喻成建造工程，它们就是关于施工的书，本书是有关工程设计和制作施工图纸的书。

阅读那些书籍后，也许你可以按照上面的要求做心理咨询，但你还无法从整体上理解认知行为疗法心理咨询，心理咨询实践时难免会处理得比较刻板。如果你接着学习本书，掌握了咨询规划设计思路，就领会了认知行为疗法心理咨询的"灵魂"。就像你描绘一条龙之后再给它画上眼睛，你的心理咨询操作就灵动起来，随心所欲不逾矩了。

阅读与认知行为疗法相关的书籍或应用认知行为疗法从事心理咨询实践后，你会产生许多疑问，本书对此都有答案。例如，求助者的心理障碍是怎样产生的，中间信念的咨询目标是什么，对自动思维的干预是否有标准答案，认知行为疗法咨询是否需要共情，改变策略与接纳策略怎样结合，等等。

1. 理解求助者问题是前提和基础

第 1 章给大家介绍了从认知行为疗法的角度怎样理解求助者的问题：认知概念化是心理咨询师理解求助者问题的第一把"钥匙"，它揭示了心理问题的直接原因（自动思维）和深层原因（核心信念）；既然负性核心信念早年已经形成，就意味着心理问题的病根早已种下，为什么个体到了青春期或成人后才出现心理问题呢？对此，我们从“补偿策略与诱因事件”的角度进行了解释；许多心理咨询流派过于重视求助者心理问题产生的内部原因，而轻视了外因（即生活事件）的影响，我们从多个角度说明了内因与外因特别是外因在心理问题产生中的影响；对心理咨询师和求助者而言，为什么会出现强迫症、抑郁症或神经性厌食症等心理问题，这类心理障碍是怎样产生的，这里给大家介绍了心理障碍形成的五种机制；临床实践中求助者往往存在多个心理问题，心理咨询师弄清这些心理问题的逻辑关系不仅有助于理解求助者的问题，而且对制定心理咨询规划也很有帮助。

2. 心理咨询会谈以三个目标为导向

认知行为疗法咨询会谈以“目标导向”为特色，从求助者的现状出发，通过咨询会谈达到预定的咨询目标。本书把认知行为疗法咨询区分为三个目标：从问题清单到咨询目标，从旧中间信念（与补偿策略）到新中间信念（与应对策略）目标，以及从负性核心信念到正性核心信念目标。

第 2 章从认知行为疗法“关注当下、聚焦问题”入手，说明认知行为疗法咨询会谈的第一个目标（咨询目标）。本章说明了罗列求助者问题清单应当包括哪些内容，基于问题清单怎样罗列咨询目标清单。本章最重要的内容莫过于会谈议程展开部分，它说明了如何依据问题清单和咨询目标来规划会谈议程。

第 3 章重点说明了认知行为疗法咨询会谈的第二个目标（中间信念目标），针对求助者的补偿策略提出了对应的修正目标。由于中间信念的理解和实操是难点，本章从行为方式的角度帮助大家深入理解中间信念，也说明了中间信念的形成与失效过程，以及中间信念阶段咨询会谈等内容。

第 4 章说明了认知行为疗法咨询会谈的第三个目标（核心信念目标），说明了个体成长的终极目标即具有健康人格，一个心理健康的人或具有正性核心信念的人应当是肯定、接纳和发展兼具的人。为了帮助大家更好地理解负性核心信念的形成和健康人格的重建，本书说明了核心信念的形成过程、人格重塑策略等内容，虽然这些内容在其他书中也讨论过，但在这里从新的角度进行了探讨。

3. 会谈议程规划包含三个方面内容

认知行为疗法通过会谈议程实现咨询目标。会谈议程就像我们从河的此岸（现状）驶向彼岸（目标）的小船，如果没有小船我们就无法达到彼岸，如果没有对议程讨论进行有效处理，我们就不可能实现会谈目标。关于会谈议程，本书从议程设置、指导议程会谈和议程会谈要素三个方面进行了说明。

心理咨询会谈要先确定讨论哪些议程，对议程的选择影响了咨询目标的实现，议程设置就是关乎咨询目标实现的首要问题。对此，本书在 2.4 节会谈议程展开和 8.3 节会谈议程规划中做了相应说明。

确定议程后，对自动思维和行为改变干预存在的多种可能性，为了保障咨询目标的实现心理咨询师就需要在三个目标的指引下开展会谈。本书第 5 章针对自动思维阶段的会谈，详细说明了如何应用三个咨询目标来指导会谈。有这三个目标作为指导，心理咨询师就避免了咨询会谈的随意性，提升了心理咨询效率。

在议程会谈中，会谈流程和各种技术应用是比较微观或细节的内容，从更广阔的视野看议程会谈包含两组策略的应用。第一组策略是共情、解释和干预三个咨询要素策略的应用，第二组策略是改变、接纳和发展三个 CBT 干预策略的应用。

第 6 章介绍了心理咨询流派共同使用的咨询策略（共情、解释和干预），特别介绍了共情和共情能力修炼的方法，以及应用心理教育对求助者问题进行解释等内容，最终以强迫症个案为例说明了咨询会谈要素的综合应用。

第 7 章介绍 CBT 干预策略（改变、接纳和发展），系统地梳理了改变策略在认知、情绪、行为和情境方面的应用，以及接纳策略在情绪接纳、现实接纳和心理咨询效能接纳方面的应用，特别强调了发展策略在心理咨询中的应用。最后以神经性贪食症求助者为例说明了三个干预策略的综合应用。

4. 心理咨询方案体现咨询设计成果

本书从理解求助者开始，以三个咨询目标和会谈议程三方面的内容为核心，最后将心理咨询规划方案作为终结。第 8 章以神经性贪食症个案为例，说明了心理咨询师根据求助者的实际情况制定咨询方案的过程。首先基于问题清单和心理诊断，考虑求助者的目标信念，接着讨论整个会谈过程中包含哪些会谈议程，然后对这些议程进行规划，最终把上述内容要素整理在“心理咨询方案”表中。

本书有非常多的创新内容值得大家了解和阅读，下面我们列出其中一些内容。感兴趣的读者可以翻阅相关章节，括号内是对应的章节编号和图片编号。

- 心理问题分类与层级（1.4.1 节，图 1-2）
- 适应或发展问题转化为心理障碍的机制（1.4.2 节）
- 心理问题的逻辑关系（1.5.2 节）
- 会谈议程展开（2.4 节，图 2-1，图 2-2）
- 人际互动三焦点框架（3.3.1 节，图 3-1）
- 中间信念改变三种模型（3.3.2 节）
- 常见补偿策略修正目标（3.3.3 节）
- 健康人格的修炼（4.3 节）
- 规划自动思维会谈（第 5 章，图 5-1）
- 共情的方法（6.1.3 节，图 6-1）
- 怎样进行心理教育（6.2.3 节，图 6-2，图 6-3）
- 怎样发展（7.3.3 节）
- 会谈议程规划（8.3 节）

第1章 理解求助者的问题

理解求助者的问题，对心理咨询尤其重要，因此我们把这个问题放在最前面。我们能够在多大程度上理解求助者的问题，决定了我们能够在多大程度上解决求助者的问题。如果我们对求助者问题的理解浮于表面，我们的干预措施就会非常有限。许多心理咨询师无法解决求助者的问题，主要原因是对求助者问题的理解过于表面或简单。

当你得知，求助者有抑郁情绪或考试焦虑的时候，或者你只知道他得了什么病的时候，你能采取的干预措施就非常有限。对于抑郁情绪，认知行为疗法的解决方案是行为激活，对于考试焦虑（或者其他现实性焦虑），认知行为疗法的解决方案是放松技术。如果这些方法不起作用，你就很难制定其他解决方案了。

如果你还能知道，求助者抑郁是因为失恋而起的，考试焦虑是因为担忧考试结果不理想对不起父母而产生的，你就可以应用认知概念化（在这里是横向概念化），找到引发抑郁或焦虑情绪的具体情境和相应的自动思维。有了情境和自动思维，心理咨询师就可以应用行为激活或放松技术之外的策略，通过认知技术（如控辩方技术、可能区域技术）修正求助者的认知，进而缓解其焦虑、抑郁情绪。

一般来说，心理咨询师的兴趣不会停留在求助者当下存在的问题，他还会了解求助者的个人成长史，了解其心理问题形成的早期原因。如果心理咨询师知道求助者的成长过程，并通过成长史知晓求助者负性核心信念和相应补偿策略，心理咨询的工作就可以做得更深入。心理咨询师不仅可以解决求助者当下存在的问题，实现“治标”的效果，还可以解决求助者深层次的问题（即负性核心信念和补偿策略），实现“治本”的目标。当治标与治本相结合，求助者的人格得到重塑，一个心理健康的人就诞生了，求助者对心理问题也就获得免疫了。

当我们知道求助者因为失恋而抑郁，或因为考试而焦虑，是因为自己“无能”的核心信念和“过度努力”的补偿策略所致时，我们就可以在解决失恋抑郁和考试焦虑之后，处理其“过度努力”的补偿策略，修正为“尽力”的应对策略，求助者就能正确对待恋爱问题或考试问题，在此基础上，积累更多的正面经验，最终修正其“无能”的负性核心信念，改变为“有能力”的正性核心信念。

相对于一般的心理问题，心理咨询师对求助者心理障碍问题的理解尤为重要。当求助者有睡眠障碍或其他心理障碍时，如果我们能理解求助者的心理障碍，把心理障碍与求助者面临的现实生活挑战（即学习、工作或生活的压力事件）联系起来，那么，我们既能够解决求助者的心理障碍，还能够解决求助者的现实生活问题。在现实生活中，我们发现被心理障碍掩盖的现实生活问题不解决，求助者的心理障碍就很难实现根本好转。解决了现实生活中的问题，就等于去除了心理障碍产生的土壤，我们经常担心的心理障碍复发问题也就得到了解决。

个案1　失眠障碍个案

晓惠，女，硕士一年级研究生，自述晚上睡不好，认为其他同学打呼噜的声音影响了自己，每晚只能浅睡3～4小时。即使服药效果也不好。咨询师了解后发现，即使晓惠在家或其他地方（如酒店）睡觉，睡眠效果也不好，只能睡5小时左右。

基于晓惠自述，在排除其他诊断的情况下，我们可以认为晓惠有失眠障碍，按照失眠障碍的认知行为疗法咨询方案和技术（如心理教育、刺激控制、睡眠限制）去处理，求助者的失眠情况会有所好转，但只能是一定程度的好转，因为我们并没有处理引发晓惠失眠的现实生活挑战。

心理咨询师了解到，晓惠从一个普通二本院校考入了985高校的研究生。能够考上重点大学的研究生她感到非常开心。进校后她发现同学们都非常优秀，同宿舍中有两名同学是本校保研的，自己和她们相比，无论从知识面还是穿着打扮等方面都存在明显差距。

她决心发扬过去的拼搏精神努力学习，奈何自己的基础比较薄弱，学习成绩始终没有起色。她认为，如果自己睡眠充足，就会有更好的精力和状态来学习。是故，她对自己的睡眠质量要求很高。

从这里我们可以看出，晓惠的失眠问题和她的学习问题存在关联，她希望提升学习成绩从而引发了睡眠问题（担心学习问题让求助者失眠、睡不好），对睡眠质量的苛求又恶化了她的睡眠状况（即希望睡好反而会更加睡不好）。睡眠问题处理到一定程度后，心理咨询师需要和求助者讨论学业压力问题。只有把求助者的学业压力问题处理好，求助者的睡眠问题才能得到解决。

由此可见，理解求助者的问题，不仅使得心理咨询师有更多的策略来解决求助者问题，也增加了心理咨询师从根本上解决求助者问题的可能性。

其实，理解求助者问题，不仅是心理咨询师的需要，也是求助者的需要。许多求助者，特别是存在心理障碍（如强迫症、恐怖症、双相情感障碍、精神分裂症）的求助者，他们特别希望知道自己为什么会得这样的病。在这种情况下，心理咨询师就需要对求助者心理问题的形成原因、过程和表现等方面做出相应解释和说明。从心理咨询会谈三要素（共情、解释和干预）（参见本书第7章）来看，解释也是心理咨询中非常重要的策略，通过解释不仅回答了求助者的困惑，也有助于与求助者结成咨询同盟。为了达到这个目的，心理咨询师需要用到本章涉及的知识。

1.1 认知概念化

认知概念化是理解求助者问题的重要方法或工具。横向概念化说明了心理问题的直接原因是求助者的自动思维，纵向概念化则进一步解释了求助者歪曲认知（即自动思维）并非凭空产生或随机生成的，而是来自童年时期形成的、更为深层的原因——核心信念。

我们来看下面这个案例——应用认知概念化工具来理解求助者的问题。

个案 2 家长教养焦虑个案

求助者，女，45 岁，已婚，育有一女，女儿为初三学生。

她告诉心理咨询师：女儿上初三，学习成绩很好，基本上都是排名年级第一，平时为人谦和。前几天学校举行中考百日誓师，老师安排她上台演讲，并强调声音大点。她一直声音不大，便抱怨说："声音大，同学们的积极性就高了吗？真是的！"看的出来她心里对老师不满。

这位求助者觉得女儿对老师不满意是不对的，同时觉得女儿自信心不够，为此感到焦虑。

这位母亲表示女儿平时喜欢宅在家里，自己担心孩子长大后有社交困难。女儿和其他人打招呼很腼腆，声音小，家长觉得有些尴尬。另外，孩子做错事，家长不敢批评，因为批评她之后，孩子就会很不高兴，没心情学习，家长常为此感到后悔。

求助者说自己出生在农村，因为家庭贫困，父母和自己常常受到外人的冷言冷语。面对他人的白眼，自己下定决心要改变现状。自己从小努力读书，学习成绩一直很优秀，以优异成绩考入本省最好的大学。进入大学后，与同班同学恋爱，很幸运的是，毕业后两人均留在省城，随后两人结婚生女。

在教育孩子方面，求助者希望成为一个好妈妈，从书中学习养育孩子的方法。为了区别于自己父母的专制教育方式，求助者特别注重民主、平等，对于与孩子有关的事情，总是尊重孩子的想法，从不把自己的意志强加在孩子身上。孩子也听话，学习努力，成绩优秀。

在这个案例中，求助者表现出了焦虑、担忧、尴尬等情绪体验。心理咨询师就需要处理求助者这些负面情绪，并解决引发这些情绪的具体问题。

横向概念化可以帮助心理咨询师找到求助者焦虑等负面情绪的原因。在横向概念化“情境 - 自动思维 - 情绪、行为或生理反应”中，情境引发了自动思维，而自动思维导致了情绪、行为或生理反应。在这个个案中，我们需要明确每个情绪产生的情境和自动思维，并把情绪体验和它们联系起来。

- 女儿说：“声音大，同学们的积极性就高了吗？真是的！（情境）——女儿对老师不满意是不对的，但我不能批评她这种想法（自动思维）——焦虑（情绪）
- 家长让女儿出去玩，女儿不愿意出去（情境）——我说不动她，她将来会有社交困难（自动思维）——担忧（情绪）
- 女儿和其他人打招呼声音小（情境）—女儿很腼腆（自动思维）——尴尬（情绪）
- 批评后孩子显得不高兴（情境）——自己批评影响孩子学习（自动思维）——内疚（情绪）

通过横向概念化，我们就能知道每个情绪体验发生的场合（即情境）和自动思维。依据认知行为疗法原理（自动思维是情绪的直接原因），我们知道求助者在上述情境中存在这样那样的想法（即自动思维）是产生上述负面情绪的原因。由此，我们就可以根据认知行为疗法的咨询策略（改变自动思维就可以改善情绪），着手去修正求助者的自动思维，改善求助者的负面情绪。

在相同情境中，每个人的自动思维并不相同，为什么不同的人会有不同的自动思维呢，为什么有人会产生引发负面情绪（如焦虑、沮丧、恐惧、悲伤）的自动思维呢？亚伦·贝克的T字型认知行为模型（见图 1-1）对此做出了很好的解释，他认为自动思维由个体的核心信念决定，个体的核心信念则是早年形成的。

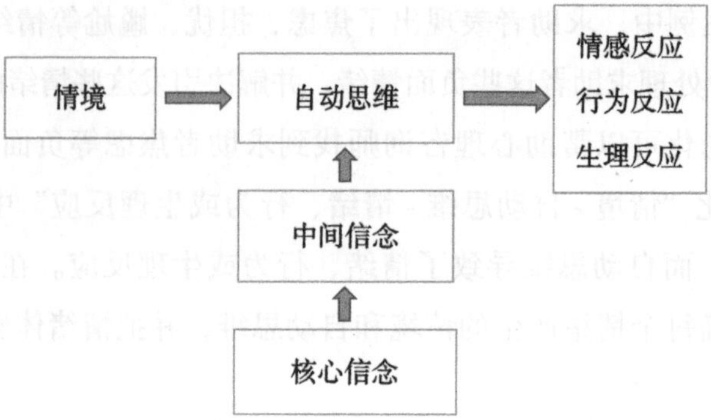

图 1-1 亚伦·贝克的 T 字型认知行为模型

求助者因为家庭贫困，自己和家人受到外人的冷言冷语，这很容易让求助者形成“我是无能的”核心信念，对此，求助者选择“过度努力”的补偿策略，努力学习并取得成功，考入重点大学并留在省城，这对农村孩子来说是莫大的成功。

养育孩子后，求助者依然延续努力策略，试图做一个好妈妈，她努力学习养育孩子的方法，采取了与父母专制教育方式不同的民主平等方式，注重孩子的感受，尊重孩子的想法。这样的教育方式看起来也是成功的——孩子的学习成绩优秀。

对女儿的表现，求助者有自己的看法，如“女儿对老师不满意是不对的”和“女儿很腼腆”等，但从尊重孩子的想法和注重孩子的感受出发，她既不能表达出来，也不能干预女儿，因为她有过失败经历——批评女儿影响了女儿的情绪和学习。对此，求助者对女儿的问题感到无能为力，她的负性核心信念（我是无能的）被激活了，求助者也就体验到了焦虑、担忧等负面情绪。

通过纵向概念化分析，我们看到求助者的成长经历形塑了“我是无能的”负性核心信念，并发展出“过度努力”的补偿策略，基于这个补偿策略，形成了“民主、尊重”的教养方式。也许是求助者对民主平等的教养方式的理解有偏差，对于孩子存在的问题，不敢管，不敢教育，生怕孩子不高兴，使得她在孩子出现问题时畏首畏尾，进而出现焦虑等负面情绪。

对于上面这个案例，我们得出了以下结论。

（1）求助者的主要问题是存在焦虑、担忧等负面情绪。

（2）引发这些情绪的外部因素是孩子的某些表现（对老师抱怨、宅家、打招呼声音小等）。

（3）导致焦虑等情绪的直接原因或内在原因是求助者在这些情境中的自动思维。在这些情境中，如果求助者换个想法，她就可能体验到不同的情绪，例如，当女儿抱怨老师时，她如果这样想：女儿只是在表达自己的感受和情绪，她只是和我倾诉她的不满，也没有和老师发生直接冲突。她就会比较放松而不是焦虑了。

（4）导致求助者产生上述自动思维的深层原因是其负性核心信念——我是无能的，由于其民主平等的教养方式，使得她无法干预女儿的问题，也没有办法解决女儿的问题，她无能的核心信念就被激活、暴露出来了。

通过认知概念化，我们不仅明白了求助者的临床症状，而且了解了引发临床症状的外部因素和内在的认知原因，也就是表层、直接的原因——自动思维，深层、根源性的原因——核心信念。

1.2 补偿策略与诱因事件

按照大多数人的理解，既然负性核心信念早已形成，心理问题的种子早就种下了，就应该在成长早期出现心理问题，为什么直到今天才出现心理问题呢？

为了解决这个问题，在认知概念化的基础上，我们还需要理解诱因事件（引发求助者心理问题的生活事件）和补偿策略在心理问题产生中的作用。只有这样，我们才能对求助者为什么今天才出现心理问题，而不是更早出现心理问题，有一个更为完整的说明。

在成长过程中基于与重要他人长期互动的反馈（肯定或否定的反馈），多数人形成“我是无能的、不可爱的、没有价值的”负性核心信念。意识到自己无能、不可爱或没有价值，是一种糟糕的体验，个体往往会采取一些举措来避免这种体验。常见的做法有努力、顺从、回避、警惕等，个体尝试应用这些方法应对生活中的各种问题，如果能够得到重要他人的认可，减少或避免重要他人的否定，这种策略就会被更多地应用，并最终成为个体为人处世的行为方式，这种行为方式就被称为补偿策略。

我们上一节提到的母亲忧虑女儿的个案，求助者小时候受到外人的冷言冷语，被人否定的结果是，她形成了"我是无能的"负性核心信念。求助者采取努力策略，通过自己的努力，取得了优异成绩，赢得了老师和同学的认可，以及村里周围人对她学习好的羡慕。他人的正面反馈让她感到自己是有能力的，这表明她的补偿策略（努力策略）有效。在后来的日子里，她继续采取这个补偿策略，也取得了成功。

补偿策略是对负性核心信念的补偿。成功的补偿策略，使得个体感到自己是有能力的、可爱的和有价值的。如果补偿策略一直有效，能够有效应对个体面临的所有问题，尽管存在负性核心信念这个病根，个体也不会表现出心理问题。

如果补偿策略一直有效，求助者就不会表现出心理问题。很不幸的是，在外部环境发生变化的情况下，原来有用的补偿策略可能变得不再有效了。这个时候求助者就可能会出现心理问题。

前文案例中这位母亲的努力策略和民主平等的教养方式，在过去养育女儿的过程中挺成功，没有因为养育女儿的事情引发心理问题。但在女儿进入青春期的背景下，女儿有了更多独立思考的能力和独立的想法，家长的教养方式无法应对女儿当下的问题，家长出现心理问题也就很正常了。如果她的女儿没有表现出说话声音小、宅家等问题，求助者的教养方式就仍有效，也就不会出现心理问题了。

在心理咨询中，我们把那些诱发求助者心理问题的生活事件称为诱因事件。诱因事件突破求助者补偿策略的防线，即原有补偿策略不再有效，一时间求助者又没有找到更好的办法来解决这个问题。时间一天天过去，问题依然在那里，如果变得更糟糕，求助者就容易出现心理问题。当然，如果随着时间流逝问题不存在了，求助者的心理问题也可能会自然消失，个体恢复正常的生活状态。

诱因事件的出现，使得求助者原来的补偿策略失效，其结果就是（1）求助者无法成功应对当前的挑战，问题依然存在；（2）激活其负性核心信念，自动思维中体现负性核心信念；（3）表现出情绪问题、行为问题和生理症状，显现出心理问题。

既然诱因事件对引发求助者的心理问题非常重要，心理咨询师就需要了解存在什么样的诱因事件导致求助者出现心理问题。在咨询实践中，有些心理咨询师通过会谈并没有找到具体的诱因事件，就认为并不是诱因事件引发的心理问题。

实际上，这些心理咨询师是把诱因事件理解为某个具体事件了，我们可以把诱因事件理解为求助者面临的现实生活挑战，现实生活中某些改变也可以视为诱因事件。具体来说，诱因事件可以有如下五个类别，在具体咨询案例中，心理咨询师可以对照下面情况找到引发心理问题的诱因事件。

（1）遭遇具体生活事件或创伤事件

因为参加考试或遭遇失业引发心理问题，那么参加考试或失业就是诱因事件。这种类型的生活事件非常容易理解。也就是在求助者遭遇某件事后出现心理问题，在这件事情之前，求助者心态正常，没有表现出问题。

这类诱因事件特别容易理解，也容易识别。求助者在学习方面考试失败，工作方面绩效垫底，婚姻方面遭遇出轨或离婚，健康方面面临重病等容易引发心理问题。一旦引发心理问题，这些事件就成为诱因事件了。当然，创伤事件更是诱因事件，如地震、战争、强奸、人质危机等。

（2）与重要他人的关系问题

许多时候，诱因事件并非某个具体的重要事件，而是一系列的微小事件。在心理咨询中，求助者与重要他人（父母、老师、恋人、好朋友）的关系问题，也被视为诱因事件。求助者与重要他人的互动过程中，可能存在这样那样的不满意，让自己感到愤怒、沮丧或焦虑等，由于他们之间互动比较多，由此带来消极情绪体验的事情也就很多。我们很难说哪一件事情之后求助者出现了心理问题，而是这一系列互动之后，求助者出现了心理问题。

这时心理咨询师就需要把求助者与重要他人的关系问题视为诱因事件，如果需要明确病程，就可以从他们之间产生矛盾或求助者体验到的消极情绪体验开始计算。

（3）进入新环境

求助者的生活环境改变也是诱因事件。心理咨询经验告诉我们，许多人的心理问题往往就是由于环境改变引起的。

迁居是环境改变的常见形式。一个人从北方去了南方，从中国去了澳大利亚，从农村到了城市，从一个单位到了另一个单位，都有适应新环境的问题，如果不能很好地适应环境改变带来的挑战，求助者就非常容易表现出心理问题。

家庭成员变化也是环境改变的一种形式。家里增加了人口，家庭成员之间的互动方式就会发生改变，家庭成员要适应这个改变，否则就会出现心理问题。例如，子女结婚，家里增加了儿媳或女婿，孩子出生，其他人（老人或其他人）进驻家庭，这就存在其他成员如何对待新来者的问题，家庭成员之间也有相互适应的问题。当然，家庭成员减少也会带来适应问题。

其他诸如上级领导改变、单位管理制度变化、学生任课教师改变、考试科目或考试方式改变等，也可能给求助者带来困扰，最终因为自己无法适应这些改变而出现心理问题。

（4）面临新发展阶段

进入新环境是从空间维度来说明的，而面临新发展阶段则是从时间维度来说明的。一个人进入新的发展阶段，往往会带来环境的改变。在这里，我们侧重从发展阶段来说明心理问题产生的外部因素。

对于学生来说，进入幼儿园，进入小学、进入初中、进入高中、进入大学，每一次升学都是进入一个新发展阶段，每次升入高一级的学校，学生就面临学习内容、学习方式、师生关系、同学关系和作息时间等方面的改变。对这些改变的不适应，学生也容易出现心理问题。

对于成人来说，初入职场，经过打拼后升职，新的岗位要面对不同以往的课题（如需要管理下属），临近退休从重要岗位上退下来并不再发挥重要作用，以及退休后赋闲在家，这些职场的改变也是个体需要适应的问题。

从家庭发展阶段来说，人在儿童时期听从父母，到青春期后获得独立，然后恋爱并结婚，而后是养育孩子，再往后是空巢家庭，最后则是伴侣辞世。这些家庭阶段的发展变化同样会带来适应问题。

（5）精神活性物质使用

有些时候求助者出现心理问题，并不是遭遇了某个生活事件，而是使用了某种精神活性物质（或药物）。作为心理咨询师，如果我们按照上面四个类别寻找诱因事件而一无所获时，就需要考虑求助者是否使用某种精神活性物质（如烟、酒、咖啡、抗焦虑药物、抗抑郁药物、治疗失眠药物），是否因为治疗某种疾病而服用某种药物。如果上述情形存在，心理咨询师就需要考虑求助者是否因使用上述物质导致心理状态异常，这可以从物质使用的时间与求助者心理状态发生异常的时间是否吻合来判断。

讨论完上述五种诱因事件类型后，我们再分析前面案例的诱因事件。我们很容易想到求助者的诱因事件是"女儿对誓师大会老师要求她声音大一点的不满"，因为母亲认为女儿不对但又没有办法解决，也就是补偿策略失效了。

其实这样认识问题并不全面，这是因为，母亲对女儿不喜欢出去也感到无可奈何。这个时候，如果我们从"与重要他人的关系问题"的角度来看待就更准确了。这位母亲表面上尊重孩子的想法，实际上还是希望孩子能够听从自己的想法。当这种愿望不能实现时，问题就出现了。

在与孩子关系的问题中，母亲对孩子的不满意除了上述两件事情，还有女儿打招呼声音小，自己感到尴尬的问题。这个问题在孩子很小的时候就有了，只不过并不突出，家长忽视了，加上女儿学习成绩优异，家长并没有表现出问题。

如果从病程的角度来看，我们可以把女儿不喜欢外出事件的产生作为一个标志，因为这件事到现在还没解决，而且母亲担忧孩子将来存在社交困难，这个问题也需要解决。至于女儿说话声音小这件事情，一是问题比较小，家长没有当作大事，二是并未给家长带来明显的心理问题。

1.3 心理问题的内因与外因

在心理咨询理论中，一个比较典型的倾向是重视内因的作用，如精神分析和人本主义学派注重个体心理动力（欲望的满足或潜能的实现）的作用，认知行为疗法则重视认知观念（非理性的信念和想法）的作用。他们都认为个体自身存在的因素是心理问题产生的根本原因，会有意无意地忽视外部生活事件的作用。

唯物辩证法的内因与外因观点比较好地纠正了各种倾向。唯物辩证法认为，任何事物的产生、发展和灭亡，都是内因和外因共同作用的结果，内因是事物发展的根本原因，外因是事物发展的次要因素。外因是变化的条件，内因是变化的根据，外因通过内因起作用。把事物发展变化的原因完全归结为外因，则陷入了“外因论”，只讲内因不讲外因，忽视事物发展的外部条件也是片面的，这两种观点都是形而上学的。

上面这段话应用在心理咨询上就是：心理问题的发生和心理问题的恶化，以及心理问题的最终解决，都是内因和外因共同作用的结果；在内因和外因两个方面的原因中，内因是根本原因，是心理问题得以解决的依据，外因是改变的条件，是位于第二位的原因。尽管外因是第二位的，但它也是心理问题变化的条件，我们在看待心理问题产生和发展，解决心理咨询问题的过程中，也需要引起重视。

阿尔伯特·埃利斯（Albert Ellis）的理性情绪疗法关于情绪 ABC 理论的观点很好地说明了内因与外因的作用。埃利斯认为，情绪是事件的后果（Consequence，C），它是在个体经历或面临某件事情（Antecedent，A）的时候产生的。并非 A 直接引发了 C，而是要经历一个 B（Belief），这个 B 就是个体的信念（即认知），是个体对 A 的评价和解释。这三者的关系用如下公式表示。

$$A（事件）\times B（信念）= C（情绪）$$

在情绪 ABC 理论中，我们可以看到，个体体验到某种情绪，如焦虑或沮丧，是因为遭遇某件事情（A），这个事情相对个体而言是外部的，即外因，而个体对事情的评价和解释，即个体的信念（B），这是个体自身的，即内因。A×B 表示两者共同作用产生了 C 情绪体验后果，这就是唯物辩证法内因与外因观点的具体体现。

我们举个例子来说明内因与外因观点，某个学生即将参加考试（事情 A），因为担心考不好对不起家长（信念 B），于是感到焦虑（情绪 C）。在这个概念化中，如果没有考试，或没有担心对不起家长的想法，焦虑情绪就可能不会发生，是考试与担忧考试结果共同作用下产生的焦虑情绪。随后考试结果出来，分数比上次考试还低（事情 A），这个结果太让人失望了（信念 B），于是感到沮丧（情绪 C）。在这个概念化中，考试分数下降和对结果感到失望共同作用产生了沮丧情绪。

那么是外因重要还是内因重要？这对心理咨询师来说并不是什么问题，因为我们都相信自身因素（即内因）的重要性，精神分析和人本主义强调心理动力，而认知行为疗法强调认知观念的重要性。

从心理咨询角度看，个体生活的环境和面临的现实生活挑战，构成了心理问题发生的外因，具体来说，就是我们上一节提到的五类情形——遭遇具体生活事件或创伤事件、与重要他人的关系问题、进入新环境、面临新发展阶段和精神活性物质使用。

就内因而言，我们可以把它简单地分为生理和心理两个类别的原因。生理方面的原因对心理的影响是显而易见的。《精神障碍诊断与统计手册》（第五版）（我们业内通常说的 DSM-5）中有两类疾病就说明了生理原因对心理问题的直接影响，一类问题是神经发育障碍，包括智力障碍、孤独症（自闭症）谱系障碍、注意缺陷 / 多动障碍（ADHD）、交流障碍、特定学习障碍、运动障碍和抽动障碍等，这类心理障碍的产生主要是由于个体先天存在的生理缺陷或成长过程中大脑损伤所致的；另一类问题被称为神经认知障碍，这类疾病是指大脑器质性病变或其他躯体疾病引发的心理问题，包括帕金森病、亨廷顿病等。除了这两类心理障碍，其他心理障碍或多或少都有生理方面的原因。

至于心理原因，不同心理咨询流派从自身角度出发进行了回答，从认知行为疗法的角度看，心理方面的原因就是认知信念（自动思维、中间信念和核心信念）及行为方式（对应补偿策略）形成的。

当我们用内因与外因结合的观点来看待心理问题时，大家会发现在医学领域目前占主流地位的医学模式——生物 - 心理 - 社会医学模式——与我们刚才讨论的观点一致。1977 年，美国精神病学和内科学教授 G.L. 恩格尔（G.L.Engle）提出应当用生物 - 心理 - 社会医学模式取代现今的生物医学模式，要充分考虑个体心理、生活方式、生物遗传、社会环境等方面因素对疾病和健康的重要影响，全方位探求影响人类健康的因果关系问题。在这个医学模式中，社会因素就是引发疾病的外因，心理和生理都是引发疾病的内因。

我们以精神分类症病因为例来说明生物 - 心理 - 社会医学模式，精神病学一般从遗传因素、大脑结构异常、神经生化异常（如多巴胺、5- 羟色胺）、神经发育不良、子宫内感染与产伤等生物学因素和社会心理因素方面进行分析。具体到社会心理因素方面，精神病学认为："社会心理因素包括文化、职业和社会阶层、移民、孕期饥饿、社会隔离与心理社会应激事件等，这些社会心理因素可能与精神分裂症的发生有关。临床上还发现，大多数精神分裂症患者的病前性格多表现为内向、孤僻、敏感多疑，很多患者病前 6 个月可追溯到相应的生活事件。"

在上述表述中，从心理咨询角度看，"文化、职业和社会阶层、移民、孕期饥饿、社会隔离与心理社会应激事件"等属于外因，而患者病前性格"内向、孤僻、敏感多疑"等属于内因中的心理因素，而"遗传因素、大脑结构异常、神经生化异常（如多巴胺、5- 羟色胺）、神经发育不良、子宫内感染与产伤等"属于内因中的生物学因素。

健康心理学有关应激（Stress）的研究也说明了社会生活事件（即外因）在心理障碍和躯体疾病中的作用。应激或称为压力，是指个体遭遇的外部挑战，它引发个体躯体唤醒和心理紧张，个体需要调动身心资源来应对这样的挑战。如果个体能够在短期内处理挑战问题，个体身心状态则恢复正常状态，如果问题长期得不到解决或问题接二连三地出现，个体身心资源就会消耗殆尽，进而出现"一般性适应综合征"。

什么样的社会生活事件能引发躯体疾病呢？

霍尔姆斯和瑞赫（Holmes & Rehe，1967）开创性地用定量方法研究生活事件对健康的影响，他们统计了生活中常见的事件，并根据事件的不同影响赋予不同的分值，然后统计过去一年里个体遭遇事件的总分。经过研究发现，如果个体在过去一年内遭遇的事件分值大于300分，可以确定有70%以上的可能患病；如果分值在150分～300分，则有50%的可能患病；如果分值低于150分，则个体基本健康。

霍尔姆斯和瑞赫把43个事件编制在社会再适应评定量表（Social Readjustment Rating Scale，SRRS）（见表1-1）中，这些事件分值最高的是配偶死亡（100分），分值最低的是轻微违法行为（11分），除了消极事件，也包括我们看起来是好事的积极事件，如结婚（50分）、复婚（45分）、家庭成员增加（39分）、个人突出成就（28分）。

表1-1　社会再适应评定量表[①]

事件	分值	事件	分值	事件	分值
配偶死亡	100	调换工作岗位	39	个人习惯改变	24
离婚	73	经济状况改变	38	与上级矛盾	23
夫妻分居	65	好友死亡	37	工作事件或条件改变	20
拘禁	63	工作性质改变	36	搬家	20
家庭成员死亡	63	夫妻不和睦	35	转学	20
外伤或生病	53	中量借贷	31	娱乐改变	19
结婚	50	归还借贷	30	宗教活动改变	18
解雇	47	职别改变	29	小量借贷	17
复婚	45	子女离家	29	睡眠习惯改变	16
退休	45	司法纠纷	29	家庭成员数量改变	15
家庭成员患病	44	个人突出成就	28	饮食习惯改变	15
怀孕	40	妻子开始工作或离职	26	休假	13
性生活问题	39	上学或转业	26	过圣诞节	12
家庭成员增加	39	生活条件变化	25	轻微违法行为	11

① 季建林主编．医学心理学[M]．上海：复旦大学出版社，上海医科大学出版社，2001: 68.

那么，比“轻微违法行为”更小的事件就不会导致疾病吗？

拉扎洛斯（Richard Lazarus）及其同事研究发现，小小烦恼累积起来同样会带来疾病或心理问题，如上班路上轮胎爆炸、打碎心爱的瓷器和丢了钱包等。这就说明，无论是离婚、结婚这样的大事件会引发问题，那些轮胎爆炸等小事情累积起来同样会产生问题。这就从一个侧面说明外因（即社会生活事件）在心理问题产生过程中的重要作用。

我们可以用哪些方法来区别心理问题和躯体问题呢？前者可以由心理咨询师处理，后者则需要医生来解决。

心理学认为，心理的本质是人脑对客观现实的反映。这说明外部客观现实在心理的发展中必不可少。也就是说，没有外部的客观现实，就不会有心理。这句话套用在心理问题上就是，没有外部的社会生活事件（或社会生活挑战）就不会有心理问题。

也就是说，求助者的问题（无论是心理问题还是躯体疾病）是否存在社会生活事件影响，是判断这个问题归属的关键。如果不存在社会生活事件影响，就属于医生负责的躯体问题，如果存在社会生活事件影响，则属于心理问题或心理生理问题，前者由心理咨询师或精神科医生处理，对于心理生理问题，心理咨询师则可以参与其中。总而言之，如果求助者的问题找不到社会生活事件的影响，这个问题就不是心理咨询师能够应对的，心理咨询师就应该将其转介到医疗机构。

前文关于内因与外因的讨论，着重说明的是求助者表现问题的当下，社会生活事件是外因，而求助者自身的生理和心理因素是内因。从历史的角度，特别是个人成长史的角度，我们可以看到内因（特别是认知行为疗法关注的个体认知信念）也是在外因的作用下产生的。

我们可以从个体心理是怎样产生的角度来说明这一点。让·皮亚杰（Jean Piaget）提出的发生认识论很好地回答了这个问题。发生认识论研究认识（即心理）是怎样产生的这个问题，该理论认为，认识并非行为主义所主张的是对环境的简单反应，也并非由遗传决定的生物体机能的结果，它是个体生物活动与外界环境互动的结果，即个体凭借其生物体赋予的机能与外部环境产生互动，互动结果便产生了心理。

个体与外界的互动是持续不断的，个体获得的经验也是逐渐增多的，新获得经验与旧的经验以怎样的方式发生联系，个体获得的经验又以怎样的形式组织起来呢？对于这个问题，皮亚杰提出了图式概念，以及同化和顺应两种吸纳新经验的方式。

图式是个体内部的认知结构，随着经验的累积（同化或顺应），图式变得更加丰富。例如，对妈妈这个概念，最初时期，妈妈只是一个符号，指代某人的称呼。随着生活经验的积累，幼儿发现其他小朋友也有妈妈，这时，妈妈就变成了照顾幼儿的年轻女性的代表，妈妈概念更丰富了，不仅有年轻女性的特征，也有照顾幼儿的内涵。后来，幼儿发现妈妈也有妈妈，妈妈就不再局限于年轻女性，妈妈就变成了生育和抚养孩子的人。当孩子长大后，他发现祖国也可以是妈妈，黄河也可以是妈妈，对于妈妈的理解就不仅限于人了，也可以指那些滋养了我们的所有对象。

婴幼儿在不断丰富自己对妈妈这个概念的理解过程中，有关妈妈的知识在头脑里存储的方式就被称为图式，随着孩子对妈妈这个概念理解的加深，头脑中有关妈妈的图式也在发生变化。如果新的经验只是丰富了原来的经验，我们把新经验直接放在原有结构中，这种吸纳新经验的方式，被皮亚杰称为“同化”。如果新的经验与原有结构不一致，就需要把原有经验进行重组才能适应新经验，这种通过调整原有经验结构以适应新经验的方式，被称为“顺应”。孩子原来把妈妈理解为自己的妈妈，是称呼某人的一个符号，当他看到其他小朋友也有自己的妈妈时，这个新的经验就不能被原有经验结构（即图式）直接吸收，只能调整原来关于妈妈的认识（即图式）了，把妈妈理解为照顾幼儿的年轻女性，这个时候就是“顺应”。当他看到更多小朋友的妈妈时，原来的图式不用改变“照顾幼儿的年轻女性”，他只需要把这些经验放在原有结构中就可以了，这种方式就是“同化”。

图式也是许多认知行为疗法专家喜欢的概念，甚至心理专家杰弗里·E.杨（Jeffrey E. Young）提出了图式疗法，在认知行为疗法中，我们通常用图式说明认知信念的结构和变化。我们知道关于自我的负性核心信念有无能、不可爱、没有价值等内涵，个体是怎样形成这样认知信念的呢？

个体与重要他人互动的成败经验，对这些经验的同化与顺应丰富或修正了早期关于我的图式。例如，小孩帮妈妈拿东西，妈妈称赞孩子“你真棒”，这个时候“我真棒”就进入了经验中，假如这是孩子第一次获得有关自我认识的话，我的图式就与“真棒”发生了直接连结，在后来的日子中，小孩没有听从妈妈的招呼，把手伸进饭盆里，妈妈在劝阻的同时说“宝宝不乖”，这个关于“我不乖”的经验与“我真棒”的经验并不吻合，于是我的图式就发生顺应，变成了“真棒”与“不乖”两个并列的特征。如果下次再有“真棒”或“不乖”的经验出现，就可以直接放入原有图式中，而不用修改图式了，新经验就以同化的方式进入了原有图式中。

在孩子成长过程中，各种各样的经验进入记忆中，若新经验与原有经验一致便被同化。这样你就会发现，图式中的某些特征或内容有更多的经验支持，这些特征或结构就变得特别突出或强大；有些特征或经验少有经验支持，这些特征或结构就会弱化，甚至变得微不足道，最后可能就会消失了。在上面自我图式“真棒”和“不乖”的两个特征中，如果“真棒”图式特征有大量经验支持（就是生活中有非常多“自己真棒”的事情产生），而“不乖”图式特征少有经验支持，则个体会形成“我真棒”的图式，不太会形成“我不乖”图式。

当原有图式累积太多经验而变得非常稳固时，“顺应”就变得非常困难，即使个体体验到新经验，鉴于这些经验与原有经验不一致，原有图式也不愿意顺应，以便吸纳新的经验，这个时候最容易发生的事情是对新信念进行符合原有图式的重新解释[①]。例如，一旦形成“我真棒”图式，在遭遇恋爱失败时，个体就可能把失败归因于对方，因为这个经验与“我真棒”图式并不一致，如果是对方导致恋爱失败，“我真棒”图式就不用修正了。“我不乖”图式也一样，当个体发现有人喜欢自己时，这个经验与原有图式也不一致，这时，我们也容易把它解释为对方另有所图或是虚情假意，这样这个经验也与原有经验一致了。

当然，并不是说原有图式一旦稳固就不能改变（顺应），只是说难度比较大。通常来说，至少在下面两种情况下，原有图式是可以发生改变的。

① 注：对新经验的重新解释并非皮亚杰理论的内容，而是认知行为疗法的观点。

第一，巨大的成功或创伤事件，因为事情过于巨大，以至于自己无法用原来图式加以同化。生活中我们经常看到有人一夜成名便变得狂妄自大，认为"自己无能"的图式被自己"无所不能"的图式取代。生活中也有人因为遭遇重大打击而变得萎靡不振，原来"我很行"图式变成了"我不行"图式。第二，连串新经验出现也可以改变原有图式。众多新经验的出现，使得原有图式无法通过重新解释的方式消解新经验的冲击，由于新经验的积累，个体便产生了新的图式结构。

例如，个体原来"我很笨"的图式，在心理咨询师的帮助下，他发现自己不仅能够处理夫妻关系，也能很好地处理与孩子的关系。个体处理夫妻冲突和矛盾的经验，以及处理孩子问题的成功经验，都与"我很笨"的图式不吻合，由于这样的经验太多，原来的图式只能被修正（即顺应），变成"我比较笨，但在处理夫妻关系和亲子关系方面还行"的图式了。

通过上述讨论，我们可以得出这样的结论：现实生活事件（特别是与重要他人互动）促成了个体内部认知信念的形成和发展，而已经形成的认知信念又与当下的现实生活挑战共同促成了心理问题的发生。

1.4 心理障碍形成机制

因为学习、工作、婚姻、育儿和健康等问题导致求助者出现情绪和行为问题比较容易理解，但求助者为什么会出现强迫症、恐怖症、焦虑症、进食障碍这样的心理障碍，甚至精神分裂症等重型精神疾病呢？理解这些心理障碍或精神疾病的形成机制，对心理咨询或疗愈心理障碍至关重要，我们只有理解了它，才能找到正确解决问题的路径。

1.4.1 心理问题分类与层级

要理解心理障碍的形成机制，我们需要先对心理问题进行简单的分类，然后才能更好地讨论这个问题。按照引发原因和求助者反应性质，心理问题可以分为如下三类。

第一类是适应或发展问题。这是由现实生活出现问题（如学习、工作、人际关系、健康等方面的问题）引发的情绪困扰，个体不当的应对方式使得问题持续存在或恶化。对于这类问题，求助者要知晓自己的心理问题是由什么事情引发的（如职场压力、婚外情、孩子早恋等）。许多人都有类似的经历，因此对旁人而言，这些问题是可以理解的。

第二类是心理障碍。求助者表现出典型且突出的情绪问题、行为问题或与生理相关的问题（如睡眠、饮食、性），由于其情绪、行为和生理反应明显超出正常人的反应范围，严重影响其社会功能，达到了障碍的程度，因此被精神医学称为精神障碍或心理障碍（Mental Disorders）。它包括抑郁障碍、焦虑障碍、恐怖症、强迫症、物质使用障碍、性欲倒错障碍、厌食症、暴食症、躯体变形障碍等。这些心理障碍常常在我们普通人不出心理问题的地方表现出心理问题（如大多数人不怕猫，有些人却对猫感到异常恐惧），故此，这些心理障碍不能被一般人所理解和接受。普通人对心理障碍类的问题感到不可理解，求助者往往也不能接受自己存在这样的心理问题。

第三类是重性精神疾病。求助者的言行举止与外部现实生活脱节，无法根据环境要求做出适当的反应，表现为妄想、幻觉、言语紊乱、紊乱或紧张的行为和阴性症状（如意志减退、言语贫乏、情感淡漠、快感丧失）等典型症状。

上述分类是从心理咨询的角度进行的，这些心理问题是由社会生活事件引发的心理或心理生理问题，那些由生物学因素引发的心理障碍不在其中，如神经发育障碍（如智力落后、自闭、“多动症”等）、神经认知障碍（如谵妄、帕金森病），大脑器质性病变造成的精神障碍等。

对于这三类心理问题，如果从产生顺序和严重程度来分析，我们可以把它们重叠成三层的金字塔模型（见图 1-2）。求助者面临的现实生活问题（即适应或发展问题）是所有心理问题的基础，也就是说求助者先表现出适应或发展问题，如果这些问题迟迟得不到处理或解决，在某些因素的作用下，就可以发展出心理障碍（如焦虑症、抑郁症、强迫症、恐怖症等）。

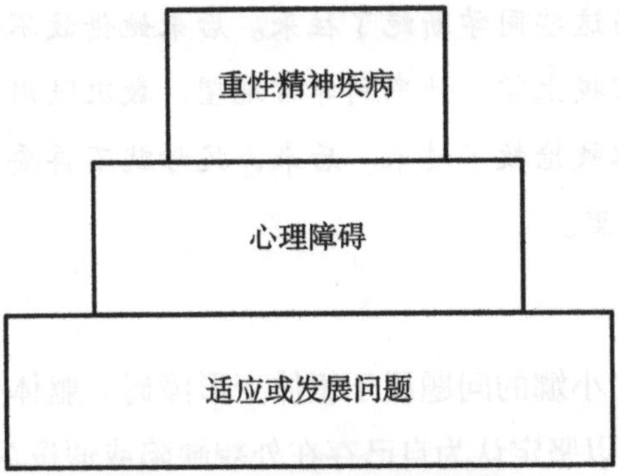

图 1-2　心理问题分类与层级

个案 3　躯体变形障碍个案

小娜，女，26 岁，高中没有毕业就休学，目前一直待在家里，既不继续学习，也不走入社会参加工作。小娜待在家里拒绝外出学习或工作的原因是她认为自己“奇丑无比”：身体太胖、臀部太宽、双腿太粗。她认为自己走在路上，与她擦肩而过的男孩投来的目光都是厌恶、不屑或嘲弄。

对小娜的看法，她的家人并不认可，他们认为小娜身材很好，有着修长的双腿，是人们眼中的“美女”。他们极力向小娜解释自己的看法，试图说服小娜“不是丑而是美的”，但小娜却始终坚持自己的想法。即使家长邀请周围的人告诉小娜“她很漂亮”，但小娜依然不为所动，认为他人对自己的赞美是“刻意地反讽”。

由于认为“自己是丑陋的，他人会讨厌自己”，小娜觉得待在家里是安全的，故而拒绝上学或参加工作，整天待在家里不出门。如果必须出去，她就用各种办法把自己隐藏起来，把自己认为的“丑陋”部位隐藏起来。出门对小娜来讲是一个巨大的考验，为了出门她通常要花 2 个多小时进行准备。

小娜认为自己丑陋这个想法是从 17 岁时开始的。那时，她与同学发生过几起矛盾冲突，自己特别在意的同学（特别是男同学）没有站在自己的立场上，而是偏袒了那个漂亮女生——一个被称为“校花”的同学。这让她非常受挫，便与这些同学断绝了往来。后来她借故不去学校上学，父母想尽办法催促她回校上学，她感到非常绝望，数次服用过量的安眠药或止痛药自杀，好在都被抢救了过来。后来，父母就不再要求她去上学了，直到今天一直待在家里。

依据 DSM-5，小娜的问题属于躯体变形障碍。躯体变形障碍是心理障碍中的一种，它是以坚定认为自己存在外貌缺陷或瑕疵为特征的心理疾病，虽然求助者能够从身体上找到某些证据来证明自己存在外貌缺陷或瑕疵，但这些证据在大多数人看来是“微小的”或“观察不到的”，也就是说，大多数人不认为求助者存在其所声称的外貌或形象问题，但求助者坚信自己存在这些缺陷。小娜的表现就属于这种情况，外人认为她是漂亮的，但她却认为自己是丑的，而且找出身体太胖、臀部太宽、双腿太粗等作为证据。

为什么一个外人看起来漂亮的女生却认为自己奇丑无比，为什么她会罹患躯体变形障碍这样的心理疾病。究其原因，这是求助者适应或发展问题无法解决进而转化为心理障碍的结果。在小娜 17 岁时，她没能处理好与同学之间的矛盾冲突，没有赢得其他同学（特别是男同学）的支持，她感到被孤立、没面子。过去能够得到同学们的喜欢，她也许是仗着自己长得漂亮。现在同学们没有支持她，她在处理人际关系方面出现了问题，这个问题就是适应或发展问题。

在这个情境中，似乎漂亮不起作用了。但小娜不这样看，她认为是自己不漂亮了（特别是和那个女生相比自己不漂亮），要不然他们为什么不站我这边呢？基于这样的认知，她便开始把注意力集中在身体上面，试图找出自己存在哪些缺陷，这一找果然有“收获”：身体太胖、臀部太宽、双腿太粗。

由于小娜断绝了与同学的往来，改善与同学之间的关系就没有了可能，同学关系问题就会持续存在下去。由于同学关系问题（适应或发展问题）没有得到解决，她就需要一个比较合理的解释，这个解释就是自己不漂亮了，自己奇丑无比——尽管家人或其他人都认为她漂亮，她的同学关系问题就演化出了躯体变形障碍。

我们需要知道，即使求助者表现出心理障碍问题，原来的适应或发展问题也依然存在。对于小娜来说，当她存在躯体变形障碍时，她原来的同学关系问题依然存在，只是躯体变形障碍掩盖了同学关系问题，同学关系问题不再引发她的关注。

当求助者的适应或发展问题无法处理，并转化为心理障碍后，就有可能继续发展进而变成重性精神疾病。这时候，第二层级的心理障碍就发展为第三层级的重性精神疾病，重型精神疾病中的幻觉和妄想往往就是心理障碍发展的结果。

个案 4　重性精神障碍个案

阿豪，22 岁，他对异性始终不感兴趣。在他眼里男同学和女同学都是同学，没有什么分别，自己不会多看女生一眼，不会对女生好一点。实际上，他与男同学也没有什么交往，他基本上都是独来独往。

这种状况在大四时发生了改变，他被一个女生吸引。当他注视这个女生时，这个女生也看到了他，微笑并礼貌地说了声“你好”。当他想和对方进一步搭讪，并要对方的联系方式（加微信）时，对方拒绝了他。

阿豪告诉心理咨询师，几个月后他发现白天这个女生对他的态度很友善而且很开放，但是到了晚上就会反过来。他知道一定是这个女生传递给了自己无法得知的信息，这让他感到害羞和无措。他注意到自己的思想开始变得天马行空，许多时候自己都无法厘清思绪。

到了寒假，他开始确信这个女生也在思念自己，同时认为有些东西阻碍他们在一起。当他有这种感觉时，这种想法就好像被广播出来一样，以至于他相信别人都能听得到。于是他给女生写信，虽然写信的方式很土，但他认为只有长长的书信才足以表达自己的感情。实际上，他的信件都没有寄出去，多数被他撕掉了。

新学期开始了，他回到学校，发现周围的同学都在试图帮助自己，他们会通过眨眼或不经意的手指暗示这个女生就在附近。

与心理咨询师会谈期间，他能够静坐，没有显得烦躁。会谈过程中的对话和表达逻辑连贯，也没有出现自创字词。

尽管上述案例的信息描述不完整，我们也可以根据其中的重要表现判断阿豪存在三个层级的心理问题：第一层级适应或发展问题是同学关系问题，特别是异性同学关系问题，因为他表现出对异性没有兴趣，与同学之间没什么互动；第二层级心理障碍考虑为分裂样人格障碍，依据是他独来独往和对他人没有兴趣；第三层级重性精神疾病可能是妄想障碍，主要依据是钟情妄想（确信这个女生也在思念自己）等相关内容。

那么，阿豪是怎样走到重性精神疾病这个层级的呢？初期，阿豪存在与同学相处的问题，从一开始上学他就面临这个问题，也许是他与同学互动方式欠佳，加之其可能存在先天的生物学因素影响，与同学之间的互动结果并不理想，于是他选择了与同学保持距离，独来独往。当他独来独往的时候，同学关系这个适应或发展问题并没有得到解决而是搁置在那里了。由于他长期保持独来独往、对人不感兴趣的行为模式，必然对他的社会功能造成损害，如亲密关系发展，这样的模式就符合心理障碍（特别是分裂样人格障碍）的诊断标准。

只可惜阿豪的问题并没有停止在人格障碍层级，而是继续发展了，最终发展成可能诊断为妄想障碍的重性精神疾病。究其原因，就是他碰到了一个自己喜欢的女孩（这可能是生物本能驱使），由于他缺乏处理同学关系、亲密关系的技能，与女孩的互动遭遇挫败，于是他便用妄想来合理化自己遭遇的事情。只不过这种合理化解释在正常人看起来是不可能的，不着边际，没有事实基础，故称之为妄想。

在阿豪案例中主要提到以下三个片段。

其一，他观察到女生白天对他的态度很友善而且很开放，晚上就会反过来。这个观察应当是歪曲的，凭借生活经验我们相信不会是这样的。比较合理的解释是求助者白天和晚上的行为方式不同，使得对方的反应会有差异。有人会觉得黑夜能够掩藏自己的尴尬或胆怯，行为就变得更加大胆，和白天的行为方式有所不同。

其二，他确信这个女生也在思念自己。这是没有任何依据的，他只是这样相信。比较合理的解释是他思念女生，所以认为对方也在思念自己，因为相爱的人是相互思念的。

其三，他观察到周围的同学在眨眼或不经意的手指。这个观察是客观的，人肯定会眨眼，也会有下意识的动作，但求助者基于自己喜欢这个女生，便认为这些人成全他，给他提供女生就在附近的信息。这些人又是怎么知道他喜欢这个女生的呢？对此，阿豪是这样认为的，他觉得自己的想法好像被广播出来，别人也就接收到这个信息了。

从这个案例中，我们可以了解到妄想虽然怪异，但还是可以理解的。妄想实际上是求助者对观察现象歪曲认知基础上的虚构解释，也就是说，妄想由两级歪曲认知构成，一是对客观现象的初级歪曲解释，二是基于歪曲解释的次级歪曲分析。在第一个片段中女生白天和晚上行为差异，存在对观察现象的歪曲解释；第二个片段中阿豪确信女生也在思念自己是一种次级歪曲分析；第三个片段最能体现妄想症状的特点，一方面，观察到他人眨眼或手指动作，他对此歪曲解释为他们暗示女生就在附近，另一方面，他认为自己的想法像广播一样被他人知晓，这就是一种次级歪曲分析，这种分析或想法是为了合理化他观察到的现象（他人眨眼或手指暗示女生位置信息）。

我们之所以把求助者认为女生钟情自己等内容视为妄想，是因为这些想法不符合事实，更为重要的是，我们通常不能通过说服或开导的方式动摇求助者的观念。在心理障碍中，求助者的许多歪曲观念都是很难动摇的，而不仅仅只有妄想症状，如前面案例中小娜认为自己丑的观念（躯体变形障碍），也是很难动摇的。

虽然观念难以动摇，但不等于无法改变。认知行为疗法针对求助者的认知歪曲（特别是初级歪曲解释），通过寻找支持或反对证据的方式，应用代价收益技术，还是可以修正求助者的妄想的。

1.4.2 适应或发展问题转化为心理障碍的机制

鉴于重性精神疾病属于精神科医生的职责范围，我们就不过多讨论了。虽然心理咨询师的主要业务范围是普通人常见的心理问题，也就是我们前面所说的适应或发展问题，但在心理咨询实践中，经常碰到心理障碍患者，他们希望知道自己为什么会得诸如强迫症之类的心理障碍疾病。当然，认知行为疗法心理咨询师也非常有兴趣知道，从认知行为疗法的角度怎样分析心理障碍产生的机制。

我们把心理障碍问题的形成过程总结为如下五种机制。

1.4.2.1 过度控制

沃尔特·坎农（Walter Cannon）最早提出了应激（Stress）概念，并提出在面对应激事件时，存在两种典型的反应——战斗或逃跑反应（Fight-or-Flight Response）。假如你深夜回家，走在离家不远的小路上，一个高大威猛、手持砍刀的人拦住了你的去路。在这种情况下，你的身体便会被动员起来，心脏剧烈跳动、呼吸加快、手心出汗、肌肉紧张……这个身体反应是人在面临危险情境时的应激反应，目的是使你更好地应对当前的情境。对你来说，有两种反应是与生俱来的，也是我们从遗传中学到的方法——战斗或逃跑。

对你来说，你是选择战斗还是逃跑取决于你对自己实力和环境的判断。如果你觉得有赢的机会，而且你无路可逃，你就会倾向于做出战斗的选择；如果你觉得打不过对方，自己也有逃跑路线，且觉得自己的腿脚比较利索，你就会倾向于做出逃跑的选择。无论你是战斗还是逃跑，都需要动员身体能量来完成战斗或逃跑反应。

一旦你脱离危险，你的躯体反应就将归于正常。当我们把应激概念用于日常生活时，我们发现许多事件可能会持续非常长的时间，或者有接连不断的小事件需要我们去应对（参见 1.2 小节关于社会生活事件在心理障碍中作用的讨论），战斗或逃跑反应就可能停不下来，我们可能持续处于战斗或逃跑的状态。

如果个体既可战斗也可逃跑，但他依然选择战斗，就是因为他对自己的能力有信心，过去有成功经验，他相信自己能够成功，即使遭遇挫折，他也愿意努力，直到取得成功。

在心理障碍形成机制中，过度控制的机制源于应激的战斗反应模式，最能体现过度控制机制的心理障碍是强迫症。强迫症患者的行为或思维就是其过去的成功经验，他相信自己这样做能够解决问题并取得成功，尽管诸多事实已表明他是不会成功的，但他还是要坚持战斗，持续做出这样的努力。由于求助者努力的方向是自我的过度控制，故此我们把这个机制称为“过度控制机制”，同时这种机制非常典型地体现在强迫症上，我们也可以把这种心理障碍模式称为“强迫模式”。

个案5　强迫症个案

求助者，女，20岁，大学二年级学生。生活中的很多事情让她感到担心和焦虑，影响到她的学习和生活。例如，打完电话，她担心没有挂断，便反复检查确认；收到诈骗短信，她担心自己会照做，就经常检查自己是否回复短信或电话（记录）；洗衣服时，担心会不会将洁厕剂倒进洗衣盆，因为穿上染了洁厕剂的衣服身体会被腐蚀，于是她必须仔细回忆洗衣过程，有时要多次回忆以确定自己没有疏漏，因此她减少了洗衣服的频率；小便后，她担心没有擦拭干净，有臭味，被人嫌弃，就要反复擦拭20多次。因为她每天要花4小时以上做以上事情，她感到十分痛苦，严重影响到了她的学习（经常缺课，到课率30%左右）和社交功能（极少参加聚会活动）。

回顾这位求助者的成长史和强迫症状发展史，心理咨询师得到了以下信息。

求助者的父亲是工厂经理，母亲没有固定工作。小时候，父亲忙于挣钱，母亲照顾她学习。后来因为生意失败，父母外出打工挣钱还债，她则由奶奶抚养。

奶奶重男轻女，对她比较冷落。在她的记忆中，自己一直脏脏的，穿着打扮比较土气，常被男生欺负。小学3年级时，一次在上学路上她不小心踩入粪池弄脏了鞋子，被同学们嘲笑，感到非常难过和自卑。

她在学习上非常刻苦努力，希望能考上好大学，改变自己的命运。小学时，她的学习成绩一直名列前茅，受到老师和同学的称赞，这多多少少弥补了打扮土气的不足。此外，她比堂兄弟的成绩好，奶奶经常拿她的成绩去数落他们，听到奶奶这么说，她的心里也感到一些慰藉。

进入初中后，她的成绩还是非常拔尖的。到初二的时候，由于新增了物理等学科，学习任务加重，作业增多，考试也比较多，她的成绩出现明显下滑。从那时起，她就开始担心丢东西，担心没有锁好门，总要反复检查才能放心。

好在她中考时发挥不错，考入了本市的重点中学。那个时候她家的经济状况已有所好转，父母从外地回到市里并买了房，她也离开乡下与父母住在一起。整个高中时期，她的学习压力非常大，加上每个月都考试，她常常为考试而感到焦虑。这时，她的强迫症增加了新的症状，她开始对清洁卫生和细菌很在意，如担心接触公共卫生间的门把手而感染细菌，要反复漂洗衣服直到完全没有泡沫等。

我们先来看一下求助者的强迫行为有哪些特点，对打电话、收到诈骗短信、洗衣服和小便等情形，她的行为反应都是“过度重复”——反复检查确认。求助者为什么要反复检查确认呢？因为这种行为方式是她过去的成功经验。

学生们都知道，要想避免在作业或考试中因为粗心马虎而出错失分，加强检查是一个很重要的方法。也许你检查过了依然有错误，这个时候，你可能会觉得多检查几次就能最大限度地减少出错的可能。基于这样的假设，心理咨询师询问求助者应对作业或考试中粗心错误的做法时，求助者的回答与心理咨询师的预期一致——她就是通过反复检查来避免错误的。

据求助者回忆，她在小学和初中前半段时期，学习成绩之所以能够名列前茅，就是坚持多次检查。初二成绩下滑后，她想要回到班级前三位置，主要措施就是在作业和考试时多次检查。尽管如此，每次考试结束，她依然发现自己还是犯下了不应该犯的错误。

她一方面为自己的粗心而感到自责，另一方面又为成绩不理想而感到焦虑。慢慢地，她把对学习的关注转移到生活上，要求自己在生活中也不能犯粗心的错误。依据经典条件反射原理，这种转移属于泛化，即类似的刺激引发相同的反应。经由这种机制，她开始担心丢东西、门没有锁好等问题，到高中阶段还出现担忧清洁卫生等症状。

无论求助者怎么努力，粗心或错误都是不可避免的，但她就是想要控制自己的粗心或错误。正因为如此，求助者陷入强迫症而无法自拔。至于更多的强迫症患者，有的人反复回忆自己做过的事情，有的人反复思考没有意义的问题（如人为什么要吃饭），直到想清楚才行，这些表现和上面这位求助者的过度检查性质相同，都是在重复过去的成功经验。

还有的强迫症患者看到特定内容就会产生不好的联想（如看到女人就想到和她性爱的画面），也有患者看到儿子的脖子就感觉自己有掐死儿子的冲动。对于这些联想和冲动，患者总是试图压制，试图根除这样的联想和冲动。这样做的结果是问题没有消失反而症状变得更加严重了。实际上，这样的努力是不可能取得成功的，因为这样的联想和冲动在普通人身上也存在，只是普通人不以为意，因为他们知道自己不会这样做，也就不苛求自己了。强迫症患者则不能接受这些不道德东西的存在，试图完全消除它（即过度控制），失败就很自然。人是很难战胜本能的。

通过对强迫症的讨论，你也许会发现治愈强迫症的办法就是接纳不完美，不与本能做斗争。只是对陷入强迫症状的求助者而言，他们做不到这一点。只有经过一段时间的心理咨询，他们才能接受自己的不完美，解决强迫症的问题。

1.4.2.2 退缩回避

面对现实生活的挑战，无论是学习上的问题，还是工作上的问题，抑或是人际关系方面的问题，我们首先想到的就是应对这些挑战，想办法解决它。如果一次尝试没成功，我们可能还会继续尝试，但如果一次次努力都没有效果，我们可能就会感到“绝望”，不想尝试了，想要“逃跑”。解决不了学习问题时学生就不想上学，整天待在家里；成年人出现婚姻问题时，许多人就会选择从当下这段婚姻关系中逃走，也就是离婚。

“逃跑”是坎农提出的面对应激挑战时战斗或逃跑两种反应中的一种，是个体最为常见的反应模式之一，这种反应可以说是本能的、不用学习就会的。当我们遇到无法应对的挑战时，我们通常会想到逃跑。就像我们前面提到的情境：深夜你走在回家的小路上，一个高大威猛、手持砍刀的人拦住了你的去路。如果你打不赢的话，逃跑就是最好的选择，正所谓“三十六计，走为上计”。

偶尔的“逃跑”不会带来严重的问题，一旦危险解除，生活就恢复了常态。但如果危机一直存在，逃跑也不能解决问题，心理障碍就产生了。

当学生无法应对学习或学校挑战时，他选择了“逃跑”——不上学待在家里。尽管回到家里，但他还是被父母要求去上学。这样一来，学习或学校的挑战没有解决，又增加了与父母的矛盾冲突，引发了更多的问题。

一旦我们从生活的挑战中逃离，我们就不想再回去，除非准备好了。心理学中“习得性无助”概念能更好地帮助我们理解这个问题。1968 年，积极心理学家马丁·塞利格曼和同事在动物实验中发现了一个令人震惊的现象：有的狗受到痛苦的电击又无能为力时，它会放弃逃跑的努力，只是低低地哀鸣，被动地忍受电击。即使后来实验条件改变，可以轻易逃离了，它们也不会尝试。狗之所以放弃了逃跑，是因为它们在过往多次尝试中认识到“努力是没有用的”，于是便放弃了努力，被动地接受悲惨的结局——一次次痛苦的电击。

如果学生或其他人在生活的挑战中失败，他就不愿意重新回去。他们会预期自己在面临挑战时，依然会失败，就像上次失败一样。这就是习得性无助概念表达的意思，即无助或无能为力的认识是学习得来的，是从失败经验中习得的。一旦认识到努力没有用，或者自己没有能力解决问题，从挑战或困难中退却就是一个非常自然的选择了，尽管这个选择也不那么让人感到舒服。

从某个生活场景中败走往往不会引发严重的问题，我们可能选择其他的出路。但如果应对挑战失败激活了个体负性核心信念（我是无能的、不可爱的、无价值的），问题就会变得更加严重。个体会把应对某个挑战的失败，扩大为自己整个人的失败，表现为对自我的否定、对未来的绝望和对世界的悲观，这三个负面的认知（对自我、未来和世界）恰恰就是亚伦·贝克认为抑郁症的三个认知特点。当个体处于抑郁状态时，他们往往会否定自己，认为自己无能、不可爱或没有价值，基于过去经验和自我否定，他们也会认为事情不会好起来，未来不会变好。当然，在自己无能为力时，他们发现周围的人并没有提供帮助（实际上更可能的是自己并没有向他人求助，抑郁症患者倾向于躲起来不让他人知道自己处于糟糕状态），进而对世界也感到绝望。

当个体习得性无助后，遭遇挑战个体自觉无力应对，很自然地会从情境中退缩并回避起来，因为退缩回避没有解决问题，反而产生更多问题，心理障碍也就出现了。这时，我们把因为回避生活挑战而产生心理障碍的机制，命名为退缩回避机制。退缩回避机制产生的心理障碍，比较典型的疾病就是抑郁症，我们把这种机制呈现出来的心理障碍模式，称为“抑郁模式”。

除了抑郁症，拖延症（虽然精神疾病诊断中并没有这个疾病名称，但在生活中我们可以经常观察到许多人对某些事情的拖延和回避）也是比较典型的退缩回避方式。当个体面对自己搞不定或很难应对的问题时，他不是面对而是选择回避，能躲则躲，能推则推。回避那些自己不胜任的事情，能够让他感觉好些，他们也许做一些开心的事情，如娱乐、游戏，也许在那些并不重要也不紧急的事情中，可以用琐碎的事情填充自己的时间。

1.4.2.3 逃避沉迷

从某个挑战的场景中败走，并不必然陷入抑郁模式之中。如果个体可以找到其他出路，生活就回到正常状态。例如，学生发现自己在学业或学校遭遇失败，他从学校退学，决定不再读书，而是选择去工作，如果他能够适应工作状态，他的生活就恢复了正常。例如，某人从糟糕的婚姻中解脱出来，自己一个人单独生活，或者走入新的婚姻，如果适应良好，他（或她）的生活也就恢复了常态。

如果个体无法应对生活的挑战，又没有找到新的出路，长期持续下去就会出现心理问题，抑郁症是其中一种问题模式，而成瘾则是另外一种模式。

个案6 游戏使用障碍

求助者，男，15岁，初中学生，休学在家。因上网导致学习成绩不理想，与老师和同学关系不好而休学在家。奶奶希望他能够继续上学所以来求助心理咨询师。

一年半前，通过同学们的聊天求助者第一次了解到网络游戏。大家都在讨论如何上分，今天游戏又推出了什么新活动，谁又买了新皮肤。出于好奇他也下载了这款游戏，一开始还不太会玩，但随着游戏中的新手任务、训练营教学，他很快就学会了如何操作。求助者被精美的游戏画面、丰富的人物角色和胜利带来的快感深深吸引。

一开始他只是放学写完作业玩，后来逐渐变成一到家就玩手机，甚至不惜为了上分熬通宵，再后来上课时他也在拿着手机玩游戏。休学以前，他每天的手机上网时间有5～6小时。休学后他每天的上网时间达14小时以上。

心理咨询师询问他为什么会这样，想过克服上网的欲望吗？求助者回复说自己也想控制，毕竟上网影响学习，但自己控制不住，多次向父亲、奶奶和老师表态不再上网，最终还是没有做到。

上学期间，求助者一直成绩不理想，经常因为成绩差、上课睡觉和玩游戏等被老师批评，后来被学校处分。由于同学经常嘲讽他，他便不爱与同学交流，缺少朋友。最后他不再去上学，休学已有2个多月。休学后他整天待在家里，既不学习，也不外出与人交往。

求助者说，自出生以来，父母就经常争吵，妈妈经常拿自己出气。1年前父母离婚，求助者归父亲抚养，实际住在奶奶家里，父亲外出打工，很少回家。奶奶顾不上管他学习和作业这些事情，即使管求助者也听不进去。

求助者认为自己之所以玩游戏，主要是为了和同学有共同话题，大家能够聊到一起去。后来因为受到学校处分，自己感到无法见人，就不再去学校了。

求助者一天中的绝大多数时间都在玩游戏、玩手机，这种表现符合游戏使用障碍的诊断标准，也就是我们常说的游戏成瘾。

求助者为什么会游戏成瘾呢？

一方面，求助者遭遇学业或学校挑战，学习成绩差，同学经常嘲笑他，老师也经常批评他，他无法解决这些问题。他接触手机游戏的初衷是为了改善与同学的关系，结果同学关系还是没有改善，没有交到朋友。换句话说，求助者应对学习或学校挑战失败，他选择了逃离学校和学习，于是他不再上学了。

另一方面，休学在家的日子是无聊的，这时他把时间投入手机游戏里，游戏让他感到快乐与充实。相比无所事事的空虚无聊，以及上学被老师批评和同学嘲笑，玩游戏是快乐的，是值得拥有的。一面是快乐与充实，另一面是空虚无聊或批评与嘲笑，他自然会选择快乐与充实。尽管玩游戏的快乐是暂时的，未来存在严重的消极后果，但对于求助者而言，过好当下最重要，没法顾及未来了。

从这里我们就看到了心理障碍形成的另一种机制——逃避沉迷机制，求助者面临生活挑战失败，从挑战中退却，但这种挑战依然存在，这时机缘巧合，求助者的生活中刚好存在让自己感到快乐、放松或内心充实的物质（酒精、尼古丁等）或活动（赌博、玩手机、偷窃）。基于差异强化的行为矫正原理，求助者便选择了让自己快乐的物质或活动，由于对快乐结果的追求，他便更加沉迷于这些物质或活动，同时愈发逃避原来的生活挑战。

鉴于最能体现逃避沉迷机制的心理障碍是成瘾障碍，我们就把这种机制表现出来的心理障碍的模式称为“成瘾模式”。酒精成瘾、锻炼成瘾、赌博成瘾、游戏成瘾这类与物质相关的及其成瘾障碍的主要形成机制就是逃避沉迷机制。

另外，神经性贪食症和暴食障碍也有这个特点。神经性贪食症和暴食障碍患者面临生活挑战无法解决，经常处于焦虑状态，虽然做不到完全逃避，但他们还是可以让自己暂时逃离出来。他们把自己沉浸在快速、大量进食状态中，这段时间里他们是快乐的。求助者越感到焦虑，就越有贪食暴食的冲动和行为。

1.4.2.4 焦点转移

求助者面临现实生活挑战时，往往会衍生出其他问题，一旦他们认为这些问题妨碍了自己应对现实生活挑战，并相信把这些问题处理好了，现实生活的问题也就容易解决了，这时求助者就会把注意焦虑转向这些衍生问题，反而不太在意原来的现实生活问题了。我们把这种心理障碍形成的机制称为焦点转移机制。这种机制的内在基础是求助者的认知归因，即求助者主观认为衍生问题是现实生活问题的原因，从而实现了焦点转移。

失眠障碍是比较典型的焦点转移机制心理障碍，我们在本章开头介绍的失眠障碍个案（个案 1），求助者晓惠为了在学习上取得领先地位，便拼命读书，花大量时间学习，她不仅要求自己有更多的学习时间也要保持更好的学习状态。她发现睡眠不好妨碍自己以更好的状态学习，便把注意焦点从学习压力转移到睡眠问题，并把睡眠不好的原因归咎到其他同学睡觉打呼噜。

晓惠睡眠状态不好其实是由她的学习焦虑引起的，是学习压力衍生的问题。在学习压力没有改变的情况下，她的睡眠状况很难得到改善。她却颠倒因果，把结果看成原因，试图解决睡眠问题，效果自然不理想——每晚只能浅睡 3 ～ 4 小时，即使她服用安眠药也没有什么效果，换其他地方睡觉（在家或酒店），总体睡眠状态也不好。

从心理机制角度看，当晓惠把注意力从学习压力（现实生活压力）转移到睡眠问题（衍生问题）时，就回避了现实生活压力，她不再关心学习问题了，转而关心睡眠问题。相比学习压力，似乎睡眠问题更容易解决些。因为她已经用尽自己所能想到的办法来解决学习问题，但问题依然存在，她觉得自己还可以想各种办法解决睡眠问题，如认为他人睡觉打呼噜影响自己睡眠，她想到了自己到校外租房的解决方案。如果不能单住，睡眠问题得不到解决，就是他人影响的结果，并非自己造成的，这种外归因（把责任推到他人或客观条件）的方法能减少她内心的不安。

躯体变形障碍也是焦点转移机制形成的心理障碍，求助者人际关系方面存在问题，却被认为是自己外表或形象存在缺陷造成的。我们在 1.4.1 节介绍了躯体变形障碍个案（个案 3），小娜本来长相漂亮，而且一直以此作为自己的优势或资本，与其他同学维持良好的人际关系，但在几次与同学的矛盾冲突中，其他人站在了被称为“校花”的漂亮女生那边，她感到了挫败。但她并没把问题归咎在具体冲突事件的是非上面，而是认为自己没有那位“校花”漂亮，这时自己是否漂亮就成了同学间冲突或矛盾的衍生问题。她把注意焦点从处理同学间矛盾冲突转移到自己是否漂亮上了。她认为只要自己够漂亮，在同学矛盾和冲突等问题中，其他人就会站在自己这边，自己就赢了。

神经性厌食症常常也是经由焦点转移机制形成的心理障碍。许多神经性厌食症患者已经非常瘦了但她们依然认为自己偏胖，究其原因，是她们在处理人际关系问题（特别是恋爱关系）方面存在困难，她们便认为是因为自己胖。在以瘦为美的时代，这是一个明显缺陷，于是她们认为只要自己瘦下来，魅力上升，人际关系问题就解决了。她们不花时间处理人际关系问题，反而耗费大量精力去减肥，结果就形成了神经性厌食症。

其他心理障碍如性功能障碍和躯体症状障碍，往往也是经由焦点转移机制而形成的，在此就不做进一步分析解释了。通过上述分析，我们可以发现，求助者把对现实生活问题的关注转移到衍生问题上，这个衍生问题往往是躯体功能和躯体健康方面的，最终形成了与躯体功能和躯体健康相关的心理障碍，因此，我们也把焦点转移机制形成的心理障碍模式称为“躯体化模式”。

1.4.2.5 条件反射

巴甫洛夫的经典条件反射对学习心理学或心理咨询的人来说非常简单也非常熟悉。巴甫洛夫给狗喂食物的时候，狗会不由自主地分泌唾液，狗的这种反应是本能的、与生俱来的，分泌唾液是为了消化食物，巴甫洛夫把这种反应称为“无条件反射”，食物出现被称为“无条件刺激”。在此基础上，巴甫洛夫在给狗喂食物的同时响铃（或亮灯），经过多次重复之后，狗听到铃声或看到亮灯时就会分泌唾液。你需要知道，在铃声或亮灯（中性刺激）没有与食物建立联系前，狗没有这样的反应（分泌唾液），这种分泌唾液只有狗在看到食物或咀嚼食物的时候才有。巴甫洛夫对此的解释是，原本由食物出现引发的分泌唾液反应，因为食物出现与铃声（或亮灯）叠加在一起，经过多次重复之后，铃声（或亮灯）与分泌唾液也形成了联系，构成反射通路，铃声（或亮灯）也能引起唾液分泌了。因为这个反射的形成有条件（同时出现或稍早出现），是学习的结果，因故把这种反射称为条件反射，而铃声或亮灯就从中性刺激变成引发条件反射的条件刺激了。

那么，巴甫洛夫的条件反射原理与心理障碍形成有何关联呢？有些心理障碍就是根据条件反射的原理形成的。我们以社交焦虑障碍为例说明条件反射在心理障碍形成中的具体作用。

有位求助者的主要问题是在公众面前讲话感到紧张。为什么她会有这样的症状呢？在心理咨询师的引导下她是这样回忆的，青春期她突然月经初潮，自己不懂这方面的知识，每当月经来临时就感到害怕和羞愧。在中小学时期，她都是好学生，老师经常让她站起来回答问题，有时还需要到黑板前面做题演算。每当她站起来的时候，她都担心别人看到她的裤子上有月经印迹，回答问题的时候就会非常紧张、声音发抖。后来发展到她对所有需要发言的场合都感到恐惧。

这位求助者在公众场合讲话感到紧张的产生过程，非常符合巴甫洛夫的经典条件反射理论，一个原来并不会引发紧张的中性刺激（公众场合）与能够引起紧张情绪后果的刺激（月经来临）同时出现，两个刺激产生叠加，公众场合就能引发求助者紧张的情绪反应了。两个刺激（公众场合与月经）之间没有必然联系，只是因为同一个时空偶然连接在一起，原本对某个刺激（月经）的消极情绪被转移到了新的中性刺激（公众场合）上。

多数求助者的社交焦虑障碍形成都有上述类似的偶然连接过程，社交场合原本是中性刺激，由于求助者在社交场合中的某个表现（说错话、做错事、被人嘲笑、被人欺负）引发了求助者的焦虑痛苦情绪，通过经典条件反射的作用，求助者就变得对社交场合感到焦虑和痛苦了。原本被人嘲笑、被人欺负或是其他表现引发求助者的痛苦，社交场合与其偶然连接，最终社交场合也能引发求助者的焦虑和痛苦了。

斯金纳的操作条件反射也是心理障碍的形成方式之一。斯金纳设计了一种被称为“斯金纳箱”的实验装置。在那里动物（通常是大白鼠）可以通过按压杠杆获得食物。研究人员把大白鼠放入箱子，对大白鼠而言，这是一个陌生的环境，在这里它会做一些探索性动作，这里碰碰，那里闻闻。偶然间，大白鼠的前腿按压到杠杆，这个时候箱子里就掉下一颗食物，大白鼠不明所以，看到食物就把它吃了。大白鼠继续无所事事地闲逛，再一次偶然间它又按压到杠杆，它再次获得食物。经过多次重复上述动作，大白鼠终于明白，只要按压杠杆就可以获得食物。对此，斯金纳认为，在特定情境中（这个箱子里），有机体做出某个行为（大白鼠按压杠杆），随后出现某个后果（获得食物），这个后果使得这种行为出现的可能性增加，这种现象被称为“强化”。

斯金纳操作条件反射的强化原理，是许多以行为为典型特征心理障碍的形成机制。我们来看一个性欲倒错障碍的案例。

个案 7 性欲倒错障碍个案

罗纳德是一名 39 岁的律师，他偶尔在家乡的地方法院担任临时法官。他因为担心一名女性会告发自己在小区公用游泳池展示勃起的阴茎而出现焦虑症状，所以前来寻求治疗。

“我以为她在用一种感兴趣的眼光看着我”，他边说，边往后捋了捋他的假发，“她穿着非常轻薄的比基尼，我觉得她是在邀请我自我暴露，所以我用一种能够让她看到我游泳裤腿的方式坐着。”

罗纳德在市中区平民区长大，离家不远的地方有一家脱衣舞夜总会。上小学的时候，他有时会和朋友偷偷溜进那里并通过侧门观看部分表演。

15岁时，他鼓起勇气，在两个正要离开大楼的脱衣舞女面前脱掉裤子。这些女人大笑并鼓掌，后来他幻想着她们正在爱抚自己，并进行了手淫。

多年以后，从大学到法学院，罗纳德偶尔会开车兜风，他称之为“钓鱼”，寻找一个在僻静处独自行走的年轻女性。在合适的环境组合（一个合适的女性在一个偏僻无人的地方），他会跳下车，把勃起的阴茎暴露在那个女人面前，通常女人脸上的惊讶会使罗纳德射精。

与妻子结婚后不久，罗纳德就从法学院毕业了，他的露阴活动暂时停止了。虽然与妻子的性关系让他们两个人都很满意，但他还是会继续想象着自己在陌生人面前暴露然后幻想和她们做爱。作为一名执业律师，他有时几个下午被一项持续性的法庭案件搞得很闹心，他可能就会再去“钓鱼”，有时一个月里会有好几次，其他时候他可能在几个月内都不进行这项活动。

关于那个在游泳池内的女性，罗纳德说：“我真的认为她想要。”她的比基尼非常暴露，好几天他都想着和她做爱。他调整姿势坐好，几乎可以肯定她会看见自己大腿的中间位置。当她注意到自己想让她看的东西时，这位女性却说：“这符合我对律师一直以来的认识。”自那时起，一想到她会通知律师协会告发自己，罗纳德就会处于惊慌失措的状态。

罗纳德的问题可以被诊断为性欲倒错障碍（露阴癖），他的露阴癖是怎样形成的呢？我们回顾他第一次露阴的经验，15岁那年他在脱衣舞女面前脱掉裤子，这些女人大笑并鼓掌，后来他进行了手淫，女人鼓掌和手淫带来的快感，给他留下了愉快的经验。这个最初的经验形成“露阴（行为）——愉快感受（后果）”反应联结，愉快后果强化了露阴行为的可能性。

后来的日子里，罗纳德感到焦虑时，偶然在女性面前露阴，女性惊讶的表情让他射精并获得快感。这个时候，他获得了一种经验，露阴是一种获得快感并缓解焦虑的方式。在“露阴——愉快感受”感受基础上增加了“焦虑”情境，构成了“焦虑（情境）——露阴（行为）——愉快感受（后果）”操作条件反射的强化机制，愉快感受是对焦虑时露阴行为的强化，每当他感到焦虑的时候，他更有可能去露阴。“他有时几个下午被一项持续性的法庭案件搞得很闹心，他可能就会再去‘钓鱼’，有时一个月里会有好几次。”

关于条件反射在心理障碍形成中的作用，经典条件反射通常用来解释焦虑或恐惧等情绪反应的形成，而操作条件反射通常用来解释回避等问题行为的形成。如在社交焦虑障碍中，我们用经典条件反射解释了焦虑情绪的产生，一旦求助者在社交情境中感到焦虑，他们常常会选择回避或过度准备等行为，当他们这样做的时候，他们会发现自己的焦虑情绪得到了缓解，于是他们在未来日子里，面对社交场合时，他们更愿意选择回避或过度准备等行为了，这是因为他们的行为受到了焦虑缓解的强化（即负强化）。

通过上述讨论，你可能已经发现条件反射机制能够比较好地解释那些以焦虑情绪为主要特征的心理障碍，如社交焦虑、惊恐障碍、场所恐怖症、特定恐怖症、疾病焦虑障碍、性欲倒错障碍、广泛性焦虑等。由此，我们也把条件反射机制所体现的心理障碍命名为“焦虑模式”。

上面给大家介绍了五种心理障碍形成机制，它们分别是过度控制、退缩回避、逃避沉迷、焦点转移和条件反射机制，为了帮助大家比较形象地理解这些心理机制表现出来的心理障碍模式，也给出了五种对应的心理障碍模式，它们分别是强迫模式、抑郁模式、成瘾模式、躯体化模式和焦虑模式。

虽然对每种形成机制或心理障碍模式都以典型心理障碍为例进行说明，但是这不意味着该心理障碍只有这种形成机制，也存在其他形成机制的可能性。只是本节重点在于讨论心理障碍有哪些形成机制，对于特定心理障碍到底有哪些形成机制在这里就不赘述了。

1.5 心理问题之间的关系

作为心理咨询师，当我们面对真实求助者的时候，经常会发现求助者存在多个心理问题，而不是精神疾病诊断或心理咨询评估教科书中呈现出来的只有一个问题或一种诊断。对于求助者存在的多个心理问题，如果心理咨询师不能理出头绪，就会无处下手，无法解决求助者的问题。

1.5.1 求助者心理问题的结构

要想把求助者的众多心理问题理出头绪，就要明白求助者心理问题结构。我们先看一个案例。

个案 8 学业抑郁个案

求助者，女，16 岁，因持续情绪低落家长带其前来咨询。心理咨询师经过与求助者的会谈，了解到求助者这样的状态已经持续一个多月了。

在一个月前的一次考试中，求助者由于扭头斜视其他同学而被监考老师认为作弊，老师没收其试卷，求助者就开始担心被学校处罚，被家长指责，给老师和同学留下不好的印象。

求助者这段时间食欲下降、睡眠困难，常常要花费 30 分钟到 50 分钟才能入睡，和同学交往少，与父母也不怎么说话，避免与老师互动，听课效率下降，作业差错率增加。

心理咨询师给她安排了心理测试，测试分数如下：SDS 标准分 70 分（重度），SAS 标准分 50 分（轻度）。心理咨询师通过询问了解到求助者无躯体疾病，也无精神活性物质使用。

从上面的描述中，我们了解到求助者存在这样的症状：情绪低落、存在各种担心（被学校处罚、家长指责、留下不好印象）、食欲下降、睡眠困难、和同学交往少、与父母不怎么说话、不与老师互动、重度抑郁 SDS70 分，轻度焦虑 SAS50 分。

对于这些症状，我们用什么框架结构来梳理求助者存在的问题呢？认知行为疗法横向概念化模型（见图 1-1）就是理解求助者问题很好的框架，我们只需要在此基础上补充“社会功能损害”部分就可以了。

我们把求助者心理问题结构用图 1-3 来说明，在认知行为疗法横向概念化模型中个体的情绪反应、行为反应和生理反应被情绪问题、行为问题和生理问题所取代，这里表达的意思是，如果个体的情绪、行为或生理反应持续一段时间（如一个月甚至更长），就可能表现为临床问题。临床问题就可能导致求助者学习、工作、社交、家庭等方面的功能受到损害，因此我们在情绪问题、行为问题和生理问题后面增加了“社会功能损害”内容。这一方面说明，社会功能损害是求助者心理问题结构之一，另一方面也说明社会功能损害是临床问题的后果。至于情境和自动思维，则是说明求助者心理问题产生的原因，前者是外因，后者是内因。

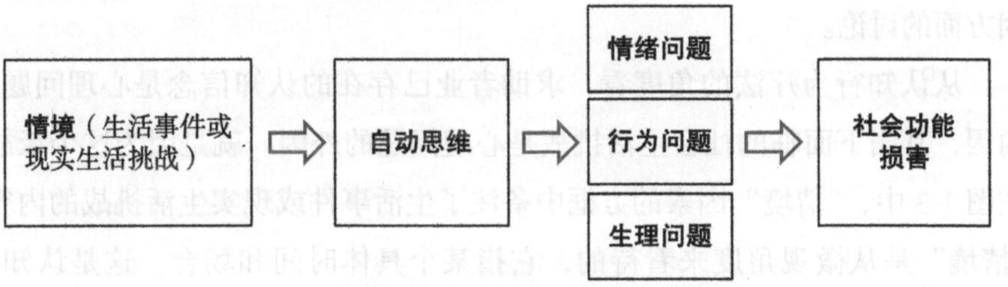

图 1-3　心理问题结构

求助者心理问题临床表现可以从情绪问题、行为问题、生理问题和社会功能损害等四个方面进行描述。在评估性会谈中，心理咨询师需要从上述四个方面了解求助者心理问题的具体表现。

（1）是否存在消极负面情绪，如焦虑、抑郁、愤怒、悲伤。

（2）是否存在问题行为，如玩手机、酗酒、拖延、强迫行为、冲动行为。

（3）是否存在生理方面问题，如失眠、厌食、贪食、性欲低下等。

（4）是否存在社会功能损害，如学习成绩下滑、失恋或离婚、失业、没有朋友等。

我们用上面框架分析本节开头的个案（个案 8 学业抑郁个案），对于这个学生来说，她的心理问题结构如下。

（1）存在情绪问题，如情绪低落、焦虑，重度抑郁、轻度焦虑。

（2）存在行为问题，如回避与同学交往、回避与老师互动、减少与父母交流。

（3）存在生理问题，如食欲下降、入睡困难。

（4）存在社会功能损害，如师生关系、同学关系、与父母关系受影响，听课效率下降、作业差错率增加。

1.5.2 心理问题的逻辑关系

上面我们只是从情绪、行为、生理和社会功能损害的角度描述了求助者心理问题临床症状和功能损害后果的结果，还没有涉及引发心理问题原因方面的讨论。

从认知行为疗法的角度看，求助者业已存在的认知信念是心理问题的内因，其当下面临的社会生活挑战是心理问题的外因。就是因为这个缘故，在图 1-3 中，“情境”因素的方框中备注了生活事件或现实生活挑战的内容。“情境”是从微观角度来看待的，它指某个具体时间和场合，这是认知概念化所需要的；生活事件则是从中观角度来说明求助者所面临的一件事情，而现实生活挑战则是从宏观角度来说，它指求助者当下面临的诸多问题。

例如，某个求助者辅导孩子数学作业两个小时后，孩子依然出错，求助者感到愤怒和沮丧，这时辅导作业两小时孩子依然出错就属于具体情境，而孩子学习成绩不理想，家长需要把他的成绩提高上去就属于生活事件层次问题了，家长要提高孩子的学习成绩必然涉及诸多情境，如作业辅导、督促作业完成、少玩手机等。作为家长，我们相信他们面临的挑战不只是提高孩子的学习成绩，工作、夫妻关系、社交、与原生家庭关系等方面都可能面临挑战，我们用现实生活挑战来描述就更合适了。

从认知行为疗法的角度看，无论是情绪问题，还是行为问题、生理问题，乃至于社会功能损害都是因生活事件或现实生活挑战引发的。接下来，我们就从生活事件或现实生活挑战的角度来分析心理问题之间的关系。

如果从生活事件（或现实生活挑战）来看，求助者通常存在多个需要面对或解决的问题，这些问题之间又是什么原因呢？

现实生活问题之间的关系有三种情况：一是因果关系，也就是说一个问题引发了另一个问题，如失业导致没有工资收入，就可能导致夫妻矛盾和房贷还不上的问题。再如，考试成绩优秀超过了好朋友，就有可能导致朋友之间关系疏远等问题。

我们在前面讨论过，心理障碍和重性精神疾病层级问题由现实生活中的适应或发展问题引发，这就说明心理障碍或重性精神疾病与适应或发展问题之间存在因果关系，适应或发展问题为因，心理障碍或重性精神疾病为果。例如，求助者既存在失眠障碍（个案 1）也存在学业压力，就这两个问题而言，学业压力是因，它导致了求助者失眠障碍的产生。

二是平行关系，即两个问题之间并没有联系，他们都是独立发生的。如求助者与父母关系不好，拒绝沟通，这个问题已经出现十来年之久，另外求助者面临孩子学习成绩不好的问题，这个问题是最近半年才出现了。这两个问题的时间（即病程）相差太远，一个十年，一个半年，很难想象二者之间有因果关系，所以这两个问题是平行的，互相独立存在。

三是同类关系，求助者存在多个问题，表面上看起来属于不同情境，但这些问题都是基于相同原因出现的，问题之间属于同类关系，我们把它归属于同类问题。从诊断角度来看，对于这些属于同类关系的问题，实际上就是同一个心理问题的不同表现而已。

例如，求助者（个案 5）打完电话，她担心没有挂断，便反复检查确认；收到诈骗短信，她担心自己会照做，就经常检查自己是否回复短信或电话（记录）；洗衣服的时候，担心洁厕剂会不会倒进洗衣盆里，于是她必须仔细回忆洗衣服的过程，并减少洗衣服的频率；小便以后，担心没有擦拭干净，有臭味，被人嫌弃，就要反复擦拭 20 多次。

这位求助者存在四个问题（或问题情境），分别是打电话、收到诈骗短信、洗衣服和小便。这四个问题的对象不同，病程也不同，有些问题初中时候就有了，有些问题高中时候才产生，但她都有着相同的情绪（焦虑）和行为（反复检查）模式，因此我们把它看作是同一个类别的问题，把它诊断为强迫症。

有位求助者，三十多岁，已婚，主要存在如下问题：与朋友关系不好，经常发生矛盾，两人之间的关系也是分分合合；与同事关系也比较紧张；他与配偶也经常处于冷战中；和父母断绝关系，不再往来；工作不稳定，一年中有两三个月处于失业状态；经常酗酒，常常大醉归家。

上面这位求助者存在六个问题，其中四个问题都与他人相关（朋友、同事、配偶和父母），能够与这么多人同时存在关系问题，通常就是他处理人际关系的方式存在问题，这四个问题就属于同类关系，如果能收集到更多信息，就可能诊断为人格障碍。另外两个问题，工作不稳定和酗酒问题，非常有可能是人格障碍（或人际关系问题）的结果。

上面我们介绍问题情境或现实生活问题之间存在三种关系，摆在大家面前的问题是，我们怎么判断求助者问题属于什么逻辑关系？判断关系性质要考虑如下两个因素。

第一，考虑每个问题的病程。如果心理问题之间存在因果关系，按照“原因在先结果在后”的逻辑，作为原因的心理问题病程一定早于或者接近同时出现。如果两个病程相差太大（如数年之后），则属于因果关系的可能性不太大。

例如，个案1中的求助者存在失眠障碍与学业压力两个问题，学业压力是她进入本校读研究生后产生的，失眠障碍也是在本校读研时产生的，两个问题的病程相近，二者之间存在因果关系的可能性就大。再进一步分析两个问题之间的联系，就会发现学习压力大，晚上睡觉的时候也会思考有关学业问题，失眠就容易产生了。

再如，有位求助者面临两个问题，一个问题是孩子学习成绩不理想，这个问题已经有3年之久，另一个问题是失业找不到工作，这个问题已出现3个月。这两个问题的病程相差太大，一个是3年，另一个是3个月，二者之间存在因果关系的可能性就小，如果仔细分析二者的过程，我们也找不到存在逻辑关系的证据。

第二，考虑问题模式。有些问题虽然病程相差太大，但是因为求助者先后接触这些问题情境时间差异造成的，如果这些问题存在相同的问题模式，我们依然可以把它归属为同类关系问题。问题模式判断主要从情绪和行为模式两个角度来分析。

如果求助者对工作情境非常焦虑，后来对健康也非常焦虑，对子女的养育也非常焦虑，这时你就会发现虽然这个求助者存在三个不同问题情境或生活事件，但他都有一个相同的情绪模式——焦虑模式，由此我们可以考虑诊断为广泛性焦虑障碍，即这三个问题属于同类关系。

也有求助者对父母是顺从的，尽管心里有怨气；对领导是顺从的，尽管心怀不满；对孩子是顺从的，尽管打着民主平等的旗号；对老公是顺从的，也许老公是注重自己感受和心情的。在诸多关系中，求助者有一个共同的行为模式——顺从模式，这说明尽管人际关系对象不同，但她有着相同的行为模式，就可以把它视为同类关系问题，可以考虑诊断为依赖性人格（由于这里没有提到顺从的行为模式带来严重社会功能损害，我们就不考虑依赖性人格障碍这个诊断了）。

1.5.3　解决心理问题从哪里入手

一旦我们能够厘清求助者心理问题之间的逻辑关系，我们就能更深入地理解求助者心理问题，据此，我们能根据心理问题的逻辑关系确定解决心理问题的切入点和路径。

在求助者存在多个心理问题的情况下，我们从哪里开始干预，把哪个心理问题放在最优先位置，把哪个问题处理放在后面呢？心理问题的处理顺序可遵循以下三个思路。

第一个思路是由因到果。如果求助者心理问题存在因果关系，我们就可以考虑先处理原因问题，因为只要处理好了作为原因的问题，许多时候作为后果的问题也就解决了。例如，求助者因为失业没有收入导致夫妻之间发生矛盾冲突，这时候，如果求助者解决失业问题，有了工作有了收入，夫妻之间的矛盾冲突也就可以得到缓解。这种把作为原因的心理问题作为心理咨询切入的方法，就是“由因到果”思路的具体体现。

第二个思路是由表及里。如果作为原因的心理问题不那么容易解决，需要耗费较长时间才能见到效果，而求助者又被作为结果的表面症状困扰，心理咨询师就需要先解决表面的心理问题，再解决深层次问题了。例如，求助者因为学业压力而出现睡眠障碍，按照“由因到果”的思路，我们应该先解决学业压力，但考虑到学业压力一时难以解决（可能需要 2 个月或更多时间），这时先处理睡眠障碍就是适合的，一则求助者的主诉是睡眠问题，迫切希望在这个方面取得进展，二则改善睡眠问题也有利于缓解学业压力。

需要说明的是，在这里我们用“由表及里”而不是“由因到果”，主要考虑到这个思路主要应用到不同层级心理问题之间，也就是说如果求助者存在适应或发展问题（如学业压力），同时存在心理障碍问题（睡眠障碍），我们应当优先解决心理障碍问题。然后再解决适应与发展问题。如果求助者存在三个层级问题，适应与发展问题（存在与父母关系和社交关系问题）、心理障碍（存在社交焦虑障碍）和重性精神疾病（存在妄想症状），这时按照“由表及里”思路，我们应该优先处理最高层级的妄想症状，然后再处理社交焦虑障碍，最后处理与父母关系和社交关系等基础性问题。

第三个思路是由易到难。对于属于同类关系的多个问题，我们把哪个问题作为优先呢？我们应该把容易解决的问题放在最前面，把困难的问题安排在后面。解决容易的问题会增强求助者面对困难问题时的信心。

例如，前面提到有位强迫症患者在打电话、收到诈骗短信、洗衣服和小便时存在强迫症状。对于这四个症状我们先处理哪个呢？我们可以从相对容易的症状着手，也就是最容易见到效果的症状开始。认知行为疗法处理强迫症症状的思路是证明威胁性认知为假，即向求助者证明她的担心是多余的，按照这个思路我们会发现，打电话和收到诈骗电话最容易确认担忧内容为假，而洗衣服和小便情境的证明就困难些。因此，比较合理的做法是把打电话问题情境或收到诈骗电话问题情境作为切入点。

由易到难思路还可以应用在这些场合：如果按照前面的思路安排咨询，你会发现心理咨询一时难以取得进展，在这种情况下，你需要以一些容易取得进展的边缘或小问题作为开始。因为在咨询初期，求助者需要看到咨询效果才愿意继续咨询。

例如，我们刚才提到的求助者因为失业问题引发夫妻矛盾冲突的情况，按照由因到果思路，我们应该先处理失业问题，但是在短时间内找到工作可能不太容易，这样就可能导致个案流失了。如果我们先处理夫妻矛盾冲突让他们不再吵架，或者处理求助者因为失业或夫妻关系问题引发的焦虑情绪，也就是说将情绪管理作为初期咨询目标，就可以快速见到效果，增强求助者咨询信心。这时情绪管理作为切入点就是比较好的选择。

第2章 咨询目标与议程展开

“目标导向”是认知行为疗法心理咨询的特色，心理咨询师明确求助者心理问题清单后，与求助者确定咨询目标。有了咨询目标，心理咨询便可以从问题清单开始，向咨询目标前进。

心理咨询向咨询目标前进是通过每次会谈议程实现的。对许多新手咨询师来讲，他们能够明白求助者的问题清单，也能与求助者确定咨询目标，但他们不知道怎样把问题清单与咨询目标转化成一次次咨询会谈议程，也就无法通过咨询会谈议程处理实现咨询目标。还有的心理咨询师基于求助者问题性质和严重程度判断，认为求助者的问题需要 30 次或更多会谈，但他们无法回答这么多次会谈要讨论哪些问题，为什么需要这样长的时间。

之所以存在这些问题，是因为心理咨询师并不清楚从问题清单到咨询目标这个过程中要经历哪些阶段或过程，不能把问题清单和咨询目标转化为具体的议程，并排定会谈顺序安排。

有鉴于此，本章从认知行为疗法“关注当下”的特色开始，协助心理咨询师把求助者对过去的抱怨或未来的忧虑转化为当下的问题，通过聆听主诉和全面访谈明确求助者问题清单，然后根据求助者的期望和可行性与求助者协商咨询目标，在此基础上把问题清单和咨询目标转化为会谈议程，有了这个会谈议程，心理咨询师对会谈展开、咨询会谈进程和咨询目标实现就心中有数了。

2.1 关注当下，聚焦问题

和其他心理疗法相比，认知行为疗法最大的特色就是“关注当下，聚焦问题”。关注当下是指在“过去 - 现在 - 未来”时间轴上认知行为疗法聚焦“现在”，精神分析疗法对“过去”感兴趣，认为“现在是过去之和”，与此形成对比的是，存在 - 人本主义学派则是指向“未来”，关注人存在的价值和意义，关注潜能的自我实现。

在心理咨询实践中，“关注当下”就是重视求助者当下存在什么问题，有哪些问题需要解决，而不是解决求助者过去或未来的问题。尽管我们关注当下的问题，但求助者感兴趣的可能是过去的问题或者未来的问题。

例如，求助者花了大量时间抱怨父母非常强势，决定自己的一切，包括学习、工作和婚姻，认为自己现在的不幸福都是他们造成的。很显然，求助者的关注点是过去。一些缺乏经验的新手咨询师往往会顺着求助者的思路，认为求助者现在的问题就是过去父母强势造成的，只要把求助者过去的问题解决了，当下的问题自然就解决了。于是心理咨询师花时间处理求助者的童年创伤经验，但很快发现，求助者只是对父母的抱怨和不满有所降低，并没能实现求助者与父母的和解，求助者当下的问题依然存在。

把会谈焦点放在过去，貌似是我们前面提到的“由因到果”咨询思路，实际上不是。这是因为我们前面讲的咨询问题，无论是作为“因”还是“果”的问题都是当下存在的，而求助者提到的小时候父母的强势和控制都是过去已经发生并已经结束的事情。我们无法通过时空穿越去修正过去事情的走向，使事情朝着我们期望的方向前行。

认知行为疗法认为，求助者之所以执着于过去的伤害，是因为求助者目前过得并不好，生活中存在这样那样的问题，他们认为这些问题是父母或其他人造成的（实际上可能并非如此）。只要求助者的生活没有改变，他们对过去的事情就难以释怀。如果我们能够让求助者当下的生活变好，就消除了过去创伤造成的影响。这种情况下，求助者对过去的恩怨就容易释怀了。

我们想象这样一个场景：你正在写作的时候，不满三岁的小儿子跑过来按下计算机电源键，你写了十多万字的稿子没有保存，重启计算机之后你发现一个字都没有了。这时你感到非常愤怒，就算是把孩子打一顿也不解气，在接下来的几天里你都不想搭理他。你把计算机送到数据修复中心，工程师对硬盘数据进行修复，找回了95%以上的数据，这个时候你感到非常高兴，至少绝大部分工夫都没有白费。回到家，你对孩子的态度就变化了：你原谅他了，毕竟孩子小不懂事。从这里我们就知道，当后果得以挽回的时候，你更容易原谅他人的错误，如果后果无法挽回，你就很难原谅他人。

因此，当求助者花过多的时间倾诉他对过去创伤经验的不满时，心理咨询师需要引导求助者把不满转移到当下存在的问题上，看看求助者当下的生活中哪些问题，正是这些问题让求助者认为早年创伤经验造成了今天的一切。

对于前面这位求助者，心理咨询师应在倾听求助者抱怨后，引导求助者讲述，今日的生活中自己对哪些方面感到不满意或不幸福。

通过求助者的讲述，心理咨询师整理出了求助者对当下生活中的三个方面感到不满。第一，对父母不满意。自己快50岁了，儿子都上高中了，父母还控制自己的生活，对自己的做法指指点点，说自己这不对那不对；自己不想和他们来往，又不能不管他们。第二，对工作不满意。教师这份工作包括当初考入师范院校都是父母选择的，自己对当老师并不感到开心。一是有些学生家长经常无理取闹，搞得自己不知道该怎样教学和带学生；二是单位人际关系复杂，有些老师当面一套背后一套；三是领导偏心，好的培训进修机会不给自己。第三，对婚姻不满意。现在这个爱人就是父母挑选的，他整天埋头工作，对家里的事情不管不顾，对孩子的教育不闻不问，夫妻之间没有什么交流，他在不在家没有什么区别。

得知求助者对当下生活的不满后，心理咨询师就可以针对这些问题开展工作，帮助求助者解决这些问题，一旦这些问题得到解决或者大部分解决，求助者对过去的抱怨就会减少，也有助于求助者与父母和解。

2.2 问题清单

问题清单是认知行为疗法心理咨询的起点，如果心理咨询师知道求助者存在哪些问题，心理咨询就可以围绕这些问题展开，并致力于解决这些问题。这就是认知行为疗法“对症治疗”思想的体现，即心理咨询应该针对求助者存在的问题开展工作。

既然问题清单是心理咨询的起点，那么心理咨询就要从评估性会谈开始。通过评估性会谈，心理咨询师聆听求助者的主诉，了解求助者存在的焦点问题，然后通过引导性提问，了解求助者当下存在的其他问题。总之，心理咨询师对求助者问题的了解要力求全面、完整，在此基础上，就上述问题与求助者协商，是否要将这些问题列入咨询会谈中。一般情况下，求助者可能会认为某些问题并不严重或并不重要，这些问题就可以从上述列表中删除，最终保留需要解决的问题，这些需要解决的问题就构成了心理咨询的问题清单。

一个完整的问题清单应当包括如下内容。

（1）现实生活问题或心理障碍问题，如考试或学业压力、面临离婚或配偶出轨、职场晋升空间小。

（2）情绪问题，如焦虑、抑郁、恐惧、沮丧。

（3）行为问题，如玩手机、酗酒、拖延、强迫行为、冲动行为。

（4）生理方面问题，如失眠、厌食、贪食、性欲低下等。

（5）社会功能损害，如学习成绩或排名下滑、失恋或离婚、失业、没有朋友等。

看过这份问题清单后，你可能会发现它就是由情绪问题、行为问题、生理问题和社会功能损害四个方面的问题和现实生活问题或心理障碍问题这类外因构成的。现实生活问题或心理障碍问题情境是引发心理问题的外因，而情绪、行为、生理是心理问题的直接表现，社会功能损害是心理问题的后果（见图 1-3）。

并非所有个案中都存在上述五个方面的内容，如果某个方面的问题不存在或不突出，心理咨询师也不用将其列在问题清单中。在评估性会谈中，上述五个方面的问题清单项目可以指导心理咨询师搜集资料，得到比较完整的信息。

下面还是以前述求助者抱怨父母个案为例说明问题清单的操作。通过会谈心理咨询师已经知道求助者对现在的生活存在三个方面的不满。

（1）对父母不满。父母对自己的生活指指点点，说自己做的不对；自己不想和父母来往，但基于孝道又不得不照顾他们。

（2）对职场关系不满。有的学生家长难缠，无理取闹；有的老师当面一套背后一套；领导偏心，不给自己培训机会

（3）对爱人不满。爱人对家里的事情不管不顾，对孩子的教育不闻不问，夫妻在家里没有交流。

这个清单中的内容只呈现了问题清单中的第一项内容“现实生活问题或心理障碍问题”，没有涉及情绪问题、行为问题、生理问题和社会功能损害等内容。因此，心理咨询师还需要通过进一步询问来补充相应内容。

通过询问，心理咨询师得到如下信息：在情绪体验方面，求助者经常有心烦、愤怒、沮丧等情绪，心理测试发现求助者 SAS 测试标准分 62 分，为中度焦虑，SDS 测试标准分 66 分，为中度抑郁；对于上述场合中的不满，求助者通常的做法是隐忍，既没有表达，也没有对抗行为；至于生理方面，求助者睡眠情况比较差，平均每天睡眠 8 小时，实际只有 5.5 小时的睡眠时间，食欲方面一直不好，体形比较消瘦，BMI 指数在 18.5 上下波动；至于社会功能损害方面，求助者的教学工作和班主任工作还可以，处于中上水平，家庭生活照顾得井井有条，孩子发展也很正常；和父母关系方面，虽然求助者与父母时有争吵，但该做的事情她还是照做。

获得上述信息后，我们可以得到一份完整清单。

（1）对父母不满。父母对自己的生活指指点点，说自己做的不对；自己不想和父母来往，但基于孝道又不得不照顾他们。

（2）对职场关系不满。有的学生家长难缠，无理取闹；有的老师当面

一套背后一套；领导偏心，不给自己培训机会。

（3）对爱人不满。爱人对家里的事情不管不顾，对孩子的教育不闻不问，夫妻在家里没有交流。

（4）存在中度焦虑和抑郁情绪，有心烦、愤怒和沮丧情绪体验。

（5）存在隐忍、顺从、自我牺牲的行为。

（6）存在睡眠问题（日均 5.5 小时），食欲差，BMI 指数在 18.5 左右。

（7）社会功能损害。正常维持工作、家庭和父母关系，但求助者感到痛苦。

通过上述问题清单，心理咨询师就可以完整了解求助者的问题了。对于上述问题清单，特别需要提及的是社会功能损害方面的内容，虽然求助者能够正常工作和生活，也能与周围人维持正常关系，但这是以求助者自我牺牲为代价的，也就是以求助者自身感到痛苦为代价的。精神病学诊断心理障碍在严重程度标准方面的要求是存在临床意义上的痛苦或社会功能损害，这个求助者感到痛苦，故此也可以诊断为求助者存在心理问题。

在个案督导过程中，曾经有新手咨询师询问督导老师：求助者 15 岁，初三学生，医生诊断为重度抑郁，目前不上学，在家休息，请问怎样干预？采用什么咨询技术？

这时，我们通常不会马上考虑干预方案或咨询技术问题，我们首先要做的是完善问题清单内容。心理咨询师可以依据问题清单内容进行相关提问。目前我们已知，求助者重度抑郁，这属于情绪问题信息，休学在家，这属于行为问题信息。至少还需要知道，求助者的生理问题方面信息（有无饮食、睡眠方面问题），社会功能损害后果（学习影响、人际关系影响等）信息，最重要的是引发求助者抑郁的现实生活挑战是什么？是学校学业问题、学校人际关系问题，还是与父母关系问题等。只有在我们了解上述信息，对求助者问题有一个全面了解后，才能考虑制定咨询方案和选择咨询技术问题。

值得一提的是，心理咨询是在现实生活中进行的，求助者每天发生的事情都有可能成为求助者的困扰，进而被求助者列入问题清单中，要求心理咨询师协助解决。也就是说，问题清单并非一成不变，随着咨询的深入问题清单可能会实现动态更新。

2.3 咨询目标

咨询目标在认知行为疗法中是心理咨询非常核心的因素。许多心理咨询师感到咨询无法进行下去或者不知道该怎么办的时候，往往是咨询目标出现了问题——他们不明白咨询目标是什么，或者即便有咨询目标但已确定的咨询目标无法指导咨询会谈。

咨询目标应该是什么呢？

在认知行为疗法看来，目标就是问题的另一面。也就是说，咨询目标应当与求助问题相对应，是求助者问题解决之后的一种状态。求助者问题与咨询目标的关系（见表 2-1）就像河的两岸，是此岸与彼岸的关系，心理咨询就是帮助求助者从此岸到彼岸的过程。

表 2-1　问题清单与咨询目标的对应关系

问题清单项目	咨询目标项目
（如果）存在现实生活问题或心理障碍问题	（则）解决现实生活问题或心理障碍问题
（如果）存在消极负面情绪，如焦虑、抑郁	（则）缓解消极情绪，发展积极情绪
（如果）存在行为问题，如玩手机、酗酒、拖延、强迫行为、冲动行为	（则）修正问题行为，发展出良好行为
（如果）存在生理方面问题，如失眠、厌食、贪食、性欲低下等	（则）解决生理功能问题，恢复正常生理功能
（如果）存在社会功能损害，如学习成绩或排名下滑、失恋或离婚、失业、没有朋友等	（则）修复因心理问题而损害的社会功能

表 2-1 从具体问题的临床表现来描述，就是针对症状的每个具体表现，我们都有一个对应的目标状态，即如果存在现实生活问题或心理障碍问题，我们的咨询目标就需要解决现实生活问题或心理障碍问题。当然，如果不存在某个方面的问题，在咨询目标项目中就没有这个方面的目标，如没有生理方面问题，就不用讨论生理功能问题，更无须恢复正常生理功能。

我们从心理诊断层面看待求助者问题和咨询目标，就会发现问题和目标之间也存在对应的关系。对于强迫症、焦虑症、抑郁症、神经性厌食症等心理障碍，它的咨询目标就是确定的，要消除求助者的临床症状和社会功能损害后果，恢复个体正常生活。

如个案 5 求助者的临床表现为：打完电话后反复检查确认；收到诈骗短信后经常检查自己是否回复短信或电话（记录）；洗完衣服后仔细回忆洗衣服的过程，并减少洗衣服频率；小便后要反复擦拭 20 多次。她每天要耗费 4 个多小时在以上症状上，已严重影响到她的学习（经常缺课，到课率只有 30% 左右）和社交功能（极少参加聚会活动），她感到十分痛苦。

对于这位求助者的心理问题，从心理诊断来说她就是存在强迫症，咨询的整体目标就是消除强迫症。具体来讲，就是要消除上述四种情境（打电话、收到诈骗短信、洗衣服和小便后）中存在的焦虑痛苦情绪和过度检查等问题行为。一旦这些问题得到解决，我们就可以认为求助者的强迫症已得到解决。当然，这只是从自动思维阶段和对症治疗思路来看待的，如果从核心信念和治本的思路考虑，就需要更进一步的咨询会谈。

对于求助者的现实生活挑战，可能不像心理障碍那样存在唯一的咨询方向，可能存在多个咨询方向，至于以哪个方向作为咨询目标，求助者需要做出决定。有时，选择咨询方向需要耗费一些时间，求助者需要权衡利弊才能做出决定。这样在会谈初期没有明确目标方向也是可以的，咨询师陪伴求助者去探索，经过几次会谈，求助者最终选择某个方向作为咨询目标。有了目标后，心理咨询会谈就可以朝这个目标前进。

有这样一位求助者，16 岁，女，高一学生，在国内一线大城市出生并长大，因为要回到省内参加高考，她与父母一同回到老家。由于父亲和母亲的原生家庭都是大家族，亲戚众多，过年、过节和老人生日等都要聚会。求助者与他们不熟悉，她不想去参加这些聚会。她的这个想法得到了父母的理解，但亲戚长辈们纷纷指责她不懂礼貌，尽管父母替她做出了解释，但她还是免不了受到了责备，对此她感到非常苦恼。

这位求助者的咨询方向是什么呢？对她而言，不愿意参加家族聚会，也不愿意因此受到责备，她陷入了两难。她希望的结果是既不参加聚会亲戚也不指责她，可嘴巴长在亲戚身上，心理咨询师或家长也没办法让他们闭嘴。

对于求助者面临的问题，存在如下几个咨询方向：不参加聚会，接受亲戚们的责备，只要自己不在意就好了；安排时间参加聚会，降低或消除陌生感，让自己尝试享受聚会带来的快乐；适度参加，控制好参与次数或方式，降低聚会对自己学习的影响。至于选择哪个方向作为咨询目标，就需要求助者做出决定。

心理咨询师在制定咨询目标时，需要考虑如下方面的因素。

第一，求助者心理问题的诊断结果。如果求助者的问题属于心理障碍性质，咨询目标就是要干预临床症状，就像我们在前文讨论的强迫症个案一样。如果属于适应或发展问题，咨询目标或方向可能需要和求助者协商确定，就像上面这位中学生要不要参加亲戚聚会的问题。

第二，考虑求助者具体问题清单，依据问题清单，明确相应的咨询目标内容。例如，我们在前文提到的中年女求助者对父母不满的个案中，她的问题清单和咨询目标见表 2-2。表格中的咨询目标项目的每一条都是针对问题清单项目罗列的，在心理咨询实践中可以进行合并，以便符合求助者的阅读习惯。

表 2-2　求助者的问题清单和咨询目标

问题清单项目	咨询目标项目
对父母不满	改善与父母的关系，减少父母对自己生活的干预
对职场关系不满	改善职场关系，有效应对与学生家长、老师和领导的交往
对爱人不满	减少对爱人的不满，引导爱人参与家庭事务和孩子教育等问题
存在中度焦虑和抑郁情绪，有心烦、愤怒和沮丧情绪体验	缓解焦虑抑郁情绪，增加愉快、放松等积极情绪体验时间
存在隐忍、顺从、自我牺牲的行为	调整隐忍行为方式，学习表达自己并协调沟通
存在睡眠问题（日均 5.5 小时睡眠时间），食欲差，BMI 指数在 18.5 左右	改善睡眠（日均 7 小时睡眠左右）和食欲，BMI 指数提升 20 以上
社会功能损害：感到痛苦	降低痛苦感受（低于 20%）

第三，考虑求助者的期望和咨询目标的可行性。为了取得求助者的合作，咨询目标制定需要征得求助者的同意。为此，心理咨询师需要了解求助者对心理咨询的期望，还要考虑求助者的期望是否具有可行性。由于存在外部客观条件或求助者自身因素的限制，可能无法达到求助者的期望（如考试名列第一，让某某人爱上我）。咨询目标应当切实可行，咨询目标应当是可达成的。

第四，客观目标与个人成长。我们可以换个角度看待咨询目标。许多面临现实生活挑战或受其所困的求助者期望的咨询目标就是问题得到解决，如找到好工作，或者与意中人恋爱并结婚，或者让青春期的孩子与自己交流等。我们可以将求助者的这类期望称为咨询的“客观目标”，也就是求助者希望咨询能够达到的客观效果。正如前面所述，求助者期望的结果受到多种因素的影响，未必现实，如果遇到这种情况，心理咨询师需要和求助者就客观目标进行协商，并达成一致。

从心理咨询角度看，求助者的客观目标达成是通过个人成长实现的。在认知行为疗法咨询过程中，求助者面临的问题情境及其解决是通过改变认知、改变行为和情绪改善等手段实现的。因此，在确定咨询目标的时候，我们既要把求助者追求的客观效果列入清单，为了指明咨询会谈的方向和求助者需要做出的改变，我们也把情绪改善、行为改进（有时也可以把认知改变）这些个人成长的内容列入，共同构成咨询目标。

如果从这个角度看，在咨询目标项目中（表 2-1），现实生活问题或心理障碍问题的解决、社会功能损害修复和恢复正常生理功能三个部分的内容就属于客观目标部分，缓解消极情绪、修正问题行为就属于个人成长目标部分的内容。

2.4 会谈议程展开

大家知道，认知行为疗法每次的咨询会谈都是围绕议程进行的。咨询会谈与问题清单和咨询目标是什么关系呢？我们如何在咨询会谈中体现问题清单或咨询目标呢？

对此可以用“咨询会谈议程三角”图（见图 2-1）予以说明。简单来说，我们需要把求助者问题清单中的项目具体化为一个个咨询会谈的议程，每个会谈议程问题的解决指向咨询目标的实现。从这个图中，我们可以发现，从问题清单到咨询目标的转变并非直接完成的，而是通过会谈议程中求助者转变达成的。

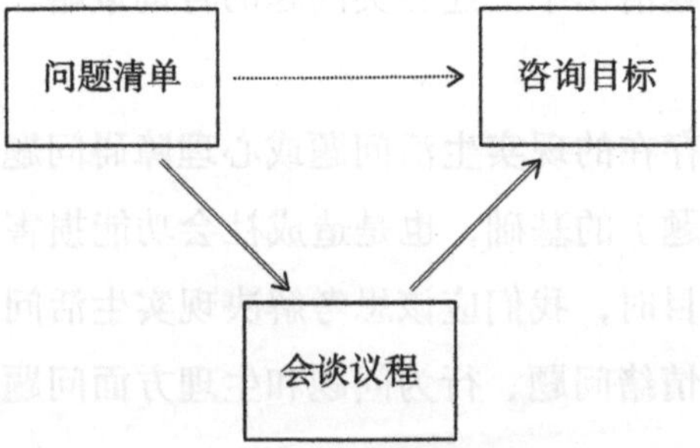

图 2-1　咨询会谈议程三角

图 2-1 只是从理论层面就议程与问题清单和咨询目标的关系予以说明，心理咨询实操又怎样体现上述思想呢？

我们先回到问题清单上，因为问题清单是心理咨询会谈的起点。我们在前面的讨论中已知晓，一份完整的问题清单可能包括以下五个方面的内容。

（1）现实生活问题或心理障碍问题，如考试或学业压力、面临离婚或配偶出轨、职场晋升空间小。

（2）情绪问题，如焦虑、抑郁、恐惧、沮丧。

（3）行为问题，如玩手机、酗酒、拖延、强迫行为、冲动行为。

（4）生理方面问题，如失眠、厌食、贪食、性欲低下等。

（5）社会功能损害，如学习成绩或排名下滑、失恋或离婚[①]、失业、没有朋友等。

---

① 注：像失恋或离婚等生活事件，既有可能是引发求助者情绪、行为和生理问题的现实生活问题，也有可能是由其他问题如夫妻关系、原生家庭关系、职业发展等现实生活问题产生的结果。如果是后者，我们可以把它放在社会功能损害项目下。

按照“咨询会谈议程三角”的指引，心理咨询师需要把问题清单中的项目具体化为若干议程项目，然后在具体议程中实现求助者个人成长，最终促成咨询目标的达成。因此，把问题清单具体化为若干会谈议程就是整个问题的关键。这既是本章讨论的重点，也是认知行为疗法咨询师需要突破的关键点。

我们先讨论问题清单中上述各类问题的咨询策略，然后讨论咨询会谈议程规划问题。

首先，求助者存在的现实生活问题或心理障碍问题是其他问题（如情绪、行为、生理问题）的基础，也是造成社会功能损害的外因。在考虑解决问题清单上的项目时，我们应该思考解决现实生活问题或心理障碍问题能够带动解决哪些情绪问题、行为问题和生理方面问题，能够在多大程度上改善社会功能。

第二，如果负面情绪与具体事件或问题情境相关，心理咨询师就可以通过“改变认知以改变情绪”的方法解决，也就是在横向认知概念化的基础上，通过应用咨询技术改变求助者的认知，从而带动情绪改变。如果这种情绪是广泛且持续的，许多时候没有特定的问题情境，心理咨询师就可以应用“改变行为以改变情绪”的策略，如利用肌肉放松训练来缓解焦虑，用行为激活改善抑郁状态。

第三，对存在的行为问题需要区别行为类型。求助者的行为成为问题，通常存在两种情况：一种是“无效行为”，即求助者采取的行为措施并没有解决问题，使问题持续甚至恶化，如孩子犯错家长就打骂，结果家长发现打也打了骂也骂了，孩子依然犯错，甚至可能导致孩子离家出走等更糟糕的结果；另一种是“内耗行为”，即求助者的问题行为本身消耗了大量的时间精力，妨碍其正常的社会生活，比较典型的就是成瘾行为、思维反刍等。

心理咨询师可以通过概念化、认知干预后改变行为的策略来调整“无效行为”，帮助求助者找到当下问题情境的有效行为策略，必要时还可以通过行为试验方式找到更好的做法。鉴于“内耗行为”本身就是问题，它成为问题就是持续时间过长，我们的目标是要减少它。心理咨询师可以考虑采用行为矫正的技术来处理，如强化、惩罚、代币、差异强化等策略，降低内耗行为的持续时间。

第四，对生理方面的问题，我们要区别以下两种情况。第一，如果生理问题是由心理因素引起的，如求助者认为睡眠不好就会影响工作，体型太胖就不招人喜欢，对异性有性欲是不好的等，从而引发了睡眠问题、饮食问题、体重问题以及性功能等方面的问题，这时就可以通过“改变认知以改变生理状态”的方式解决，也就是说，心理咨询师只需要改变求助者的认知，他的生理方面问题就能得到解决。第二，有些问题是纯粹或主要是生理方面原因造成的，在疾病产生的过程中并没有多少心理因素的影响，这时应用认知行为疗法干预技术就不会有什么效果。在这种情况下，“接纳”就是比较好的咨询策略，心理咨询师可以帮助求助者接纳已经存在的问题，协助求助者求医，叮嘱他遵从医嘱配合治疗。

最后，对社会功能恢复或客观目标的达成，还是需要通过求助者行为改变来实现的。在前述求助者行为改变的基础上，如果还不能达成咨询目标，心理咨询师就可以考虑引入家庭治疗策略（如亲子问题、夫妻问题），通过更多人的共同努力达成目标。对某些具体困难情境（如失业导致缺钱），心理咨询师可以应用问题解决策略，利用多方面资源，想多种办法解决求助者面临的问题。

前面介绍了问题清单中各类项目的咨询策略，接下来我们讨论基于问题清单的议程规划，把问题清单中的各种具体问题具体化为会谈的议程。问题清单中的议程可以分为两类，一类是基于现实生活问题或心理障碍问题的议程，另一类是剩余临床症状的专项议程（见图 2-2）。

我们先讨论基于现实生活问题或心理障碍问题的议程。无论从横向认知概念化（见图 1-1），还是心理问题结构图（见图 1-3），我们都知道，求助者面临现实生活挑战或遭遇心理障碍具体情境时，会出现情绪、行为和生理方面的反应，这些反应一旦持续，就表现为情绪问题、行为问题和生理问题，这些问题就可能造成社会功能损害。

我们可以把求助者面临的现实生活问题或心理障碍问题列为议程，通过这些议程干预，不仅解决了求助者的现实生活问题或心理障碍问题，而且可以带动求助者解决情绪问题、行为问题和生理问题，修复受到损害的社会功能。

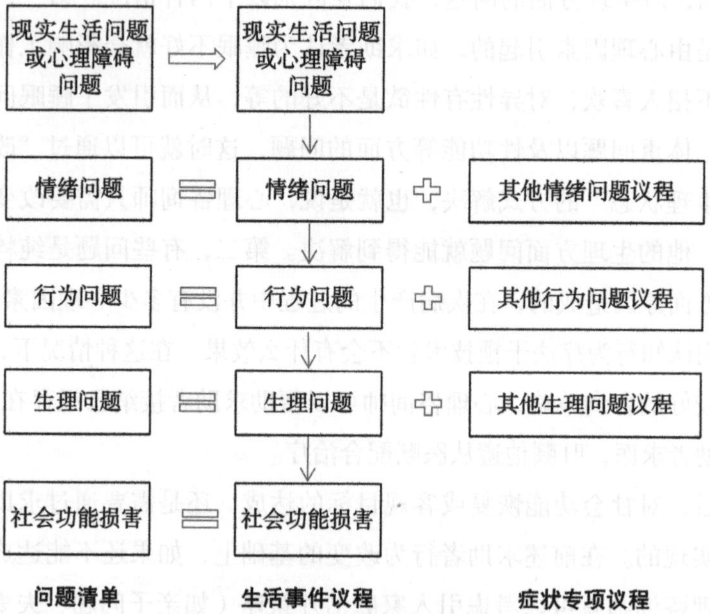

图 2-2　问题清单与会谈议程展开

议程规划很简单，心理咨询师只需要把求助者问题清单中遭遇的现实生活问题或心理障碍问题具体化为若干问题情境，并针对这些问题情境进行干预就可以了。

例如，我们在本章中介绍的抱怨父母非常强势的成年女性求助者，她对现实生活的不满体现在对父母、职场关系和爱人上面，这些不满意也罗列在她的问题清单上，心理咨询师就可以针对这些不满意设置议程。

设置议程的方法就是把她的每个不满意具体化为若干问题情境类别。例如，她对父母的不满主要聚焦在两个大的方面：父母对自己的生活指指点点，说自己做的不对；自己不想和父母来往，但基于孝道又不得不照顾他们。这两个方面就是求助者对父母不满意的问题情境类别。由于求助者对父母的不满意表现在两个方面，我们就可以规划出两个连续的议程：父母对自己的生活指指点点议程和自己与父母来往议程。

对应每个问题情境类别，都会有许多类似的问题情境，心理咨询师可以与求助者讨论某个具体情境，然后进行认知概念化，应用认知行为技术干预求助者的认知和行为，一旦得到新的认知和行为，求助者就可以在未来类似情境中进行实践和应用，直到这个问题情境不再成为问题为止。

我们以“父母对自己的生活指指点点”议程为例说明会谈议程展开。心理咨询师可以将某一天父母指责求助者某件事情做的不对列入会谈议程，心理咨询师应用概念化评估情绪强度和自动思维相信程度，应用认知行为技术干预得到新的认知和行为方案，再次评估情绪强度和自动思维相信程度。接下来，求助者就需要把得到新认知和新行为的方案付诸实践，应用在与父母的互动中——下次父母再次对自己的生活指指点点的时候。

我们知道求助者不会在一次会谈中就完全相信替代思维，也不会只通过一次会谈就可以掌握行为方案所需要的技巧，因此，在实践过程中出问题或效果不理想是非常常见的现象。当求助者实践之后，就可以将实践的情形列为下次会谈的议程，安排后续讨论和干预，然后求助者再次实践。通过反复实践和议程讨论，求助者对替代思维的相信程度达到理想水平，行为方案也有效应对具体情境，这个问题对求助者来说也就解决了。

按照上面的思路，这位求助者的现实生活问题有三个方面，共八个议程。

- 对父母不满问题。议程 1，父母对自己的生活指指点点，说自己做的不对；议程 2，自己不想和父母来往，但基于孝道又不得不照顾他们。
- 对职场关系不满问题。议程 1，有的学生家长无理取闹；议程 2，有的老师当面一套背后一套；议程 3，领导偏心，不给自己培训机会。
- 对爱人不满问题。议程 1，爱人对家里的事情不管不顾；议程 2，爱人对孩子的教育不闻不问；议程 3，夫妻在家里没有交流。

心理障碍的议程处理方式类似，心理咨询师根据心理障碍的具体表现（特别是问题情境）规划议程就可以了。个案 5 中的求助者强迫症有四种情境（打电话、收到诈骗短信、洗衣服和小便后），心理咨询师针对每种情境分别列议程，逐一干预解决就可以了。每个强迫症状情境议程也需要跟踪、连续会谈才能解决。

我们刚才说过，现实生活问题或心理障碍问题的解决会带动求助者情绪问题、行为问题、生理问题的解决，修复受到损害的社会功能。有些时候求助者现实生活问题或心理障碍问题的解决，会带动他全部情绪问题、行为问题、生理问题的解决，也会带动社会功能损害的修复。只不过这种情况比较少见，它通常发生在求助者问题比较单一、病程较短的情况下。

例如，有的求助者当众发言时会感到紧张，且演讲前有失眠现象，除此之外，求助者没有其他问题。从这里我们可以看到，求助者的紧张情绪、回避或过度准备行为，以及失眠的生理问题都围绕当众发言这个问题产生。一旦当众发言问题得到解决，上述情绪问题、行为问题和生理问题也就得到解决了。

多数时候即使现实生活问题或心理障碍问题议程处理完毕，也会剩下一些情绪问题、行为问题、生理问题（见图 2-2），对这些无法通过上述现实生活问题或心理障碍问题议程连带解决的问题清单项目，我们就需要设置单独的议程来干预。

我们回到那位抱怨父母强势的中年女性求助者的问题清单上，除了三个具体现实生活问题项目，还有以下四个项目。

（1）存在中度焦虑和抑郁情绪，有心烦、愤怒和沮丧情绪体验。

（2）存在隐忍、顺从、自我牺牲的行为。

（3）存在睡眠问题（日均 5.5 小时睡眠），食欲差，BMI 指数在 18.5 左右。

（4）社会功能损害。正常维持工作、家庭，以及与父母关系，但求助者感到痛苦。

在这四个项目中，有多少项目或者在何种程度会因为前面三个现实生活问题解决而得到解决呢？

对情绪问题项目，如果求助者的情绪只是在面临现实生活问题或心理障碍问题的时候才出现的话，通过前面议程的讨论，就不会有剩余的情绪问题了。这位求助者的心烦、愤怒和沮丧情绪应当与某个具体问题情境有关，可以通过前面议程处理得到解决。鉴于求助者的焦虑和抑郁情绪已达到中等程度，通过咨询会谈，心理咨询师发现她一天中会有相当多时候的焦虑或抑郁并没有具体的问题情境。这就意味着，即使处理了前面的现实生活问题，求助者还会存在部分焦虑或抑郁情绪。在这种情况下，心理咨询师就需要把焦虑问题和抑郁问题从现实生活问题议程中单列出来作为单独的议程。

对行为问题项目，如果求助者的行为与上面所述的现实生活问题或心理障碍问题相关，即它属于"无效行为"性质，那么这样的问题行为就可以随着现实生活问题或心理障碍问题议程一起得到解决。如果求助者的问题行为与上述问题情境无关，特别是当它属于"内耗行为"性质的时候，就需要单列出来作为议程。像思维反刍这样的问题行为，就需要单列出来讨论并干预。上面这位求助者的"隐忍、顺从、自我牺牲的行为"，与前述人际关系有关，可以放在人际关系中讨论，就不用单列出来作为议程讨论了。

对生理问题项目，如果问题并不突出，通常不用单列议程讨论，它会随着求助者现实生活问题或心理障碍问题的解决而改善。如果问题突出，心理咨询师还是需要把它单列出来讨论。对上面这位求助者来说，她的睡眠问题比较严重，需要改善睡眠，提高睡眠质量；另外她的体重轻、BMI指数偏低，从健康角度来说需要增重。因此，睡眠和增重两个问题需要单列议程讨论。

对社会功能损害项目，一般而言不用专门列出项目来讨论。这是因为社会功能损害是上述问题的结果，一旦前面问题得以解决，社会功能损害就能得到修复。但也存在一种例外情况，就是通过求助者的努力无法修复社会功能，心理咨询师就需要考虑引入外部资源，让家人、老师或其他人参与到会谈中，为求助者提供帮助，这时就存在新增议程的问题了。对这位求助者来说，上述问题可以通过她自身努力得到解决，就不需要增加议程了。

通过上述讨论，我们知道基于问题清单和咨询目标，在会谈初期就明白整个咨询过程涉及哪些会谈议程，对整个心理咨询进展就做到了心中有数。对上面这位抱怨父母强势的成年女性求助者而言，她的会谈议程大致包括 12 个议程（见表 2-3）。

表 2-3　求助者会谈议程清单

议程类别	问题	议程
现实生活问题或心理障碍问题议程	对父母不满问题	（1）父母对自己的生活指指点点，说自己做的不对 （2）自己不想和父母来往，基于孝道又不得不照顾他们
	对职场关系不满问题	（3）有的学生家长无理取闹 （4）有的老师当面一套背后一套 （5）领导偏心，不给自己培训机会
	对爱人不满问题	（6）爱人对家里的事情不管不顾 （7）爱人对孩子的教育不闻不问 （8）夫妻在家里没有交流
症状专项议程	中度焦虑和抑郁情绪	（9）缓解焦虑情绪 （10）缓解抑郁情绪
	睡眠和体重问题	（11）改善睡眠问题 （12）增加体重问题

第3章 修正中间信念

中间信念的理解与应用是认知行为疗法咨询的重点和难点问题，本章先从行为方式入手讨论中间信念，因为行为方式比较容易观察，而且行为方式背后对应的就是中间信念，引导大家从行为方式的角度认识中间信念。此外，本章还给大家介绍了中间信念形成过程和失效原因，目的是加深大家对中间信念的理解。

上面讨论的内容只是序曲，本章的重点是讨论中间信念咨询目标，即何为新的中间信念（或应对策略），以及如何依据新的中间信念（或应对策略）指导咨询思维会谈。将新的中间信念作为会谈指南，自动思维会谈也就有了方向，避免自动思维讨论的多角度或随意性。

3.1 何为中间信念

虽然业内对中间信念的定义有许多讲解和说明，但还是有一些咨询师学员不明白“中间信念到底是什么”。这里我们从行为方式的角度说明中间信念。

3.1.1 理解中间信念从行为方式入手

我们可以从行为模式或行为方式入手理解中间信念。

每个人对待事情的态度和行为方式不同，如有的人在乎吃不在乎穿，而有的人在乎穿而不在意吃。因此，我们在讨论中间信念或行为方式（或行为模式）的时候，要先界定其生活领域或侧面，如工作、学习、夫妻关系、育儿、健康等。每个人在同一生活领域内通常表现出相同的行为模式。

如果你希望加深对中间信念的理解，最好的方式就是观察在相同生活领域中不同的人有哪些不一样的行为方式，然后了解这些行为方式背后的认知信念（即中间信念）。

举一个生活中常见的例子：一个人陪朋友去超市购物，这个人并没有打算购物。在朋友购物的过程中，这个人挑选了一件价值 35 元的小商品，结账的时候朋友支付了这件商品与自己的商品的费用。

接下来会发生什么事情呢？

选择了 35 元物品却由朋友付款的人有两个选择：给钱或不给钱；替朋友支付 35 元物品的人也有两个选择：收钱或不收钱。你可以发现不同的人有着不同的反应。

第一个反应是朋友替自己支付了 35 元，这个人将钱付给朋友，朋友收下了；第二个反应是这个人把钱付给朋友，朋友没有收，自己便不再坚持支付；第三个反应是这个人把钱付给朋友，朋友不收，自己坚持要给对方；第四个反应是第三个反应的延续，这个人坚持支付，但朋友坚持不收；第五个反应是这个人觉得小钱不算什么，没有把钱转给对方，对方也不在意；第六个反应是这个人没给钱但对方非常在意，介意对方没有把钱转给自己。

在上述 6 个反应中，第一个、第二个和第五个反应没有什么矛盾，但第三个、第四个和第六个反应容易发生矛盾，特别是第四个和第六个反应的矛盾就很明显了。

在上述情形中，为什么有人替自己付款，自己一定要把钱付给对方（第三个反应），或者说自己替人付款但对方没给自己的时候，才耿耿于怀希望对方能够把钱还给自己（第六个反应）呢，这两个反应都是相同的行为模式——**不要占便宜**，自己不要占他人便宜，他人也不要占自己便宜。为什么有人坚持不收对方的钱（第四个反应），为什么有人不把钱付给对方（第五个和第六个反应）呢？这两个反应也是相同的行为模式——**不要见外**，钱不要分得太清楚。

由此，我们可以发现不要占便宜和不要见外两种行为模式。如果我们希望深入了解他人行为方式的原因，就涉及中间信念。如果我们用中间信念描述上述两种行为方式背后的认知信念，中间信念就呼之欲出了（见表 3-1）。

表 3-1　朋友间钱财方面的行为方式与中间信念

<table>
<tr><th colspan="2">行为方式</th><th>不要占便宜</th><th>不要见外</th></tr>
<tr><td rowspan="4">中间信念</td><td>态度</td><td>占便宜是糟糕的</td><td>和人见外是糟糕的</td></tr>
<tr><td>规则</td><td>我们要人亲财不亲</td><td>我们应该不分彼此</td></tr>
<tr><td>积极假设</td><td>如果彼此分清财务，大家就更好相处</td><td>如果在钱财方面不分彼此，感情就会更深厚，关系会更牢固</td></tr>
<tr><td>消极假设</td><td>如果占人家便宜，就会被人家看不起</td><td>如果钱财分太清，关系就会显得疏远</td></tr>
</table>

以此可见，如果我们能够识别人们在相同领域的不同行为方式，就可以进一步认识中间信念。对于希望深度了解中间信念的新手咨询师来说，观察特定情境中不同人的行为反应就是比较好的练习方式了。

育儿是心理咨询中常见的问题，接下来我们分析一下家长育儿的行为方式和中间信念。在育儿这个问题上，父亲和母亲对待孩子的态度与行为方式存在差异是很自然的。作为家长我们都希望孩子好，希望孩子能够成为国家栋梁之材，但在对待孩子时会表现出不同的行为模式：一些家长试图控制孩子，让孩子服从自己的安排；一些家长对孩子不断提高要求，特别是在孩子取得成功后更加明显；一些家长为孩子付出时间和金钱；一些家长则关注孩子是否开心，尽量让孩子感到快乐。大致说，家长的育儿行为模式有六种（见表 3-2）。

表 3-2　常见的六种育儿行为模式

育儿模式	行为表现
控制模式	要求孩子听话与服从，担心对抗
要求模式	对孩子高要求，希望孩子成绩好、表现好，让自己有面子
付出模式	付出金钱和时间，为孩子创造良好条件，强调自己尽责
溺爱模式	表达自己对孩子的爱，满足孩子，博得孩子喜欢
忽视模式	不关心孩子，孩子成败与我无关，自己不擅长也不参与育儿竞赛
顺从模式	不替孩子做决定，遵从孩子意愿，避免被埋怨

3.1.2 判断行为方式从具体情境中观察

虽然上文介绍了六种常见的育儿行为模式，但是我们并不知道自己、周围的人或求助者的行为方式。我们可以通过具体问题情境来观察，通过个人行为反应差异推断其行为方式。

行为方式或行为模式是指个体长期一贯的做法。也就是说，我们要将从某个特定情境中得到的行为反应和其他类似情境中的反应进行比对，如果一致、有共同特点，就可以认定为行为方式，否则就不能认为该反应是一贯的行为方式了。

我们假设一种情形：孩子数学考试成绩为 80 分，全班排名倒数。在这种情境下，不同育儿行为模式的家长反应会有何差异（见表 3-3）。一般而言，当育儿遭遇挫折的时候，家长会强化原来的教养行为。如果孩子考试成绩不理想，控制模式的家长会认为自己控制得还不够，需要加强控制；要求模式的家长就会对孩子提出更具体、更细致的要求；付出模式的家长会愿意付出更多；忽视模式的家长会更加不重视学习，如此等等。

表 3-3　不同育儿行为模式的家长在孩子考试成绩不理想时的典型反应

育儿模式	典型反应（情绪、自动思维和行为意向）
控制模式	感到生气，认为孩子是因为不听自己的才没考好，以后要好好抓他的学习了
要求模式	感到失望，认为是孩子不努力、不专心导致失败，要把孩子盯紧一点，不让孩子玩
付出模式	感到沮丧，认为自己工作不到位，应该给孩子报班
溺爱模式	感到失落，孩子没考好不开心，要哄哄孩子，让他开心起来
忽视模式	感到遗憾，孩子学习没有天赋，长大了干点别的吧
顺从模式	感到沮丧，孩子的事情他自己看着办，如果孩子想报班，我们还是愿意出钱

3.1.3 行为方式背后就是中间信念

决定行为方式的是认知信念，与行为方式对应的信念就是中间信念。就像我们在本节开头给大家讨论朋友替付 35 元商品时的两种行为方式（不要占便宜和不要见外）及其中间信念的内容。个体采取这样的行为方式是基于他的认知信念，他认为这样的做法能够达到自己期望的结果，避免了糟糕结果的出现。

个体行为方式背后的认知信念（即中间信念）可以归纳为态度、假设和规则三个部分。态度是个体担心的内容，规则体现了个体的行为倾向，它对应个体的行为方式；在态度和规则中间是积极假设和消极假设。这两个假设用来说明规则产生的原因。

个体认为占便宜是糟糕的（态度），是因为他觉得占人家便宜，会被人家看不起（消极假设），进而他想到“如果彼此分清财务，大家就更好相处（积极假设）”，于是他觉得“我们要人亲财不亲”（规则），基于这样的认识，在与他人的财务往来过程中，当他人替自己付钱后，自己一定要把钱给人家，避免占他人便宜，当自己替他人垫付钱财后，希望他人把钱归还自己，避免自己吃亏，被人家占便宜了。

那么回到育儿行为模式上，看看这些育儿行为模式背后的中间信念应该如何表达，在这里我们以三种行为模式为例加以说明（见表 3-4），需要说明的是，具体到某个求助者，虽然他的养育模式相同的，但他中间信念的内容可能还是存在差异，表格中的内容主要是帮助大家理解和在实战中参考。

表 3-4 家长关于孩子学习的中间信念

模式	控制模式	付出模式	忽视模式
态度	成绩差是很糟糕的	成绩差是很糟糕的	教育失败是糟糕的
规则	我应该让孩子听我的，按照我的要求学习	我应该多花时间在孩子学习上	我不用管他的学习
积极假设	如果孩子听我的，就能学习好	如果我多操心，孩子的学习成绩就能提高	如果孩子是学习的“料”，就能学习好
消极假设	如果孩子自行其是，学习就不会好	如果我不管孩子，孩子的学习就上不去	如果我没教好他，就说明我教子无方

本节只是从行为方式的角度帮助大家理解中间信念，至于怎样识别和表述中间信念在这里就不再赘述了，如果想了解更多，可以阅读本丛书中的《认知行为疗法入门》和《认知行为疗法进阶》两本书中的相关章节即可。

3.2 中间信念形成与失效

3.2.1 补偿策略的形成：成败经验

精神分析学派重视早期成长经验对个体心理形成或心理问题产生的作用。对该学派的不同疗法来说，侧重点各有不同，既有弗洛伊德基于生物驱力的人格结构理论，也有基于人际关系追求的客观关系理论，还有自体心理学、主体间性心理理论和依恋理论等观点。这些解释基于少数观察现象和多数猜想得到的理论，给个体早期成长经验蒙上一层神秘的面纱。

我们每个人都有成长经验，我们只需要借助自己的成长经验和对儿童成长的客观观察，就可以得到一个简单且直观的关于成长经验的结论，无须做过多的猜想。

个体刚出生的时候，由于缺乏独立生存能力，只有与重要他人（特别是养育者）互动，才能从重要他人那里得到自己生存和发展所需要的各种条件或资源（如饮食、睡眠、安全、健康、照顾等），对重要他人的依恋是个体早年生存的前提。

“有奶便是娘”这句话虽然有点贬损的意味，但从心理学角度分析，这句话指明了“娘”的身份与“奶”之间的关联。在这里，“奶”就是指孩子成长所需的资源或物质，那些能够提供资源或物质的人就可以称为养育自己的“娘”。如果血缘上的生母没有提供孩子成长所需的条件或资源，就不能被称作“娘”。相反，那些没有生育孩子却养育孩子的人，把他们称作“娘”是没有问题的，爷爷、奶奶、姥姥、姥爷、姑姑、姑父在养育孩子的时候，虽然不是“娘”，但实际上履行着养育孩子的“娘”的责任。

孩子需要依恋养育者才能生存，这就决定了孩子在与重要他人的关系中处于不平等的位置，重要他人对互动结果有决定性作用。对于年幼的孩子来说，他们还不会从他人立场看待问题，只能从自身角度认知与重要他人互动的具体情形以及事件结果，家长的反应也强化了孩子从自我角度认识世界的倾向。当孩子做了某个行为，如果家长认可或喜欢，往往就会说“你真棒”并露出愉悦的表情，当孩子做了家长不认可或反对的行为，家长往往会说“你不乖”并露出生气或不悦的表情。在这种情况下，孩子会认为，自己生活中发生的好事情是因为自己做了好的行为，生活中发生的糟心事情是因为自己做了坏的行为。

对孩子来说，养育者的喜怒哀乐是至关重要的，只要他们高兴，自己就可以得到想要的东西，如果他们生气不满，自己不仅得不到想要的东西，还有可能会受到惩罚。因此，对他们来讲，最希望达到的结果就是让养育者多开心、少生气。基于这样的目标，他们会对自己的行为进行反思总结，找到自己“成功”的策略。

孩子自身的无能、对养育者的依赖以及养育者喜怒哀乐的重要性，这三个要素是其补偿策略形成的前提条件。孩子与养育者互动的过程中，有些行为方式管用，可以得到养育者认可，有了这样的成功经验，这种行为方式就会被保留下来；有些行为方式不管用，没有得到养育者的认可，有了这样的失败经验，这种行为方式就会被放弃了。

我们以学习为例来说明行为方式的形成。如果孩子考试得了95分，但家长并不满意，孩子就要想办法解决家长生气的问题。有的孩子可能想到要考更高的分数，要多复习、多做题；有的孩子则可能认为自己因为粗心犯错而被扣分，以后不要再出错了；还有的孩子可能认为听从父母是个好办法，家长让自己怎样做就怎样做；也有孩子发现不把成绩给家长看，家长就不会生气了，于是他想到了把成绩单藏起来的办法。孩子上述行为方式是否管用，还要观察后续进展，如果这个行为方式取得了良好效果，就更容易被保留下来。

通过上一节的学习，我们知道行为方式背后就是中间信念，个体在形成某种行为方式的同时，也形成了与之对应的中间信念。例如，家长对孩子的考试成绩不满意，孩子想到需要多复习、多做题。如果多复习、多做题的方式见效了，成绩提高了，父母满意了，以后他就更可能应用这种方式来解决学习问题。与多复习、多做题的行为方式对应的中间信念大致表述[①]为：成绩不理想是糟糕的（态度），我应该努力学习（规则），如果我花时间学习，成绩就能提高（积极假设）；如果我疏于学习，成绩就会变差（消极假设）。

虽然补偿策略是基于核心信念提出来的，但它也是对中间信念的概括，是一个简便的表达。上面这位学生对待学习的规则是“我应该多努力学习”，我们可以把它归纳为努力策略（补偿策略），具体来说，就是在学习上多花时间、多复习多做题（行为方式）。

简而言之，个体在与重要他人互动的过程中，逐渐学会了比较有效的行为方式。个体形成某种行为方式，就意味着有关领域中间信念形成，以及对应其核心信念的补偿策略形成。

3.2.2 迁移和分化：丰富不同领域的策略

个体最初生存的场景是家庭，随着年龄增长，个体活动区域不断扩大，这就涉及新场景中使用何种策略的问题。一般情况下，个体会倾向于把原来的行为方式或补偿策略应用到新的场景中。

一个对父母采取顺从策略的孩子在幼儿园面对老师的时候也倾向于顺从，而一个要求父母满足自我需要的孩子在幼儿园面对老师的时候也会倾向于要求老师关注自己、满足自己。一个在读书时期通过个人努力取得优异成绩的学霸进入工作领域后，也会倾向于努力做好自己的工作来赢得领导或同事的认可，而一个读书时候成绩平平但通过与老师同学建立良好人际关系的人进入职场后，也会倾向于用相同策略与领导同事相处。

无论是孩子还是成人，当我们遭遇新的情境时，我们先想到的就是把原来的某种策略应用到新的领域，这种做法叫作补偿策略迁移，它扩大了补偿策略的应用范围。

补偿策略迁移在心理咨询中也存在，求助者会把生活中对待他人的方式应用到心理咨询师身上。求助者有可能把生活中的医患关系、朋友关系、

① 这只是大致的说法，即便有个相同行为方式的求助者，在中间信念的具体表述上也可能存在差异，心理咨询师需要通过询问求助者本人才能得到属于他的中间信念。

亲子关系、亲密关系、商业合作关系或职场关系中的某种关系模式应用到心理咨询关系中。当求助者把某种关系不当地应用到咨询关系中而影响心理咨询正常开展时，我们就需要进行处理。精神分析把这种因为补偿策略迁移错误而引发求助者和咨询师某种特殊情绪体验的情况称为移情或反移情。

分化是补偿策略发展的另一个方向。

当个体将某个生活领域起作用的补偿策略应用到新的场景时，他可能发现这个策略并不管用，这时他就要尝试应用新的策略来解决问题。一旦他找到应对新场景的有效策略，补偿策略就得到了分化。“分化”的意思是原来的补偿策略在原有的情境中依然有效，只是到了新的情境中需要不一样的策略——用一个新的策略来应对这个新的情境。

例如，我们前面提到有的孩子对父母采取顺从策略，到幼儿园以后对老师也采取顺从的策略，如果他以顺从方式对待老师没出现什么问题，就会把原来对待父母的策略迁移到老师身上。对于要求家长满足自己的孩子，当他把这种方式用在幼儿园老师身上时就会出现问题，他发现老师不像父母那样满足自己，他需要学习怎样和老师打交道，他可能发现顺从老师的方式管用，也就发展出了新策略。从原来要求家长满足自己的策略中分化出了顺从老师的策略，这样他就有了满足自我和顺从他人两种策略，他将满足自我的策略应用在家长身上，将顺从他人的策略应用在老师身上。

我们在前面也提到，一个在读书时期通过个人努力取得优异成绩的学霸，进入工作领域以后也会倾向于努力做好自己的工作来赢得领导或同事的认可，而一个读书时候成绩平平但通过与老师同学的互动建立良好人际关系的人进入职场后也会倾向于用相同策略与领导同事相处。如果这些在学校中的策略能够成功应用到职场，原有策略就顺利迁移到了新的场景中——职场，如果原有策略并不管用，职场新人也需要学习新的策略。

对学霸来讲，他们往往注重个人努力，习惯自己的事情自己做，这是在学校环境中习得的有效策略，但这种策略与职场环境的要求不吻合，职场中既要求团队协作又存在竞争，就意味着原有策略不适应职场需求，职场新人就必须学习与人合作又竞争的策略，一旦他们习得这种策略，补偿策略的分化就完成了。对于学习任务，他沿用原来策略，对于工作，他应用合作与竞争的策略。

在分化新策略的过程中，个体可以通过三种途径来学习，一是尝试错误，即从自己的成败经验中总结出有效的行为方式，二是观察他人做法，模仿他人成功经验，三是来自他人指导，有经验的指导者（如家长、老师、咨询师）会引导个体采取有效方式处理当前问题。

独生子（女）在家庭中没有与同龄人打交道的经验，当他走出家门与同龄小朋友相处的时候（如他看上一个小朋友手中的玩具），他把自己对待父母或其他长辈的方式迁移到其他小朋友身上后，他发现这种方式不管用（他直接拿对方的玩具，但对方不同意）。这时他可以尝试其他方式看是否管用（或抢夺或哭泣），或者从观察其他小朋友的成功经验中获得启迪（如交换），或者成人指导他请求对方同意等，经过诸多尝试他可能找到了解决办法——平等协商达成双方所愿。这时与同龄朋友相处的新策略就从与父母长辈相处的原有策略中分化出来了。

3.2.3 补偿策略失效：外部条件改变

如果能够成功分化出新的策略，个体学习到新的行为方式，适应了新的情境，就意味着个体顺利发展成长。如果个体不能成功应对变化的情境，原有策略不管用也没有分化出新策略，就会产生心理问题。

补偿策略失效的根本原因是外部条件的改变。以亲子关系为例，家长过去用来管教低幼年龄段孩子的做法，对已到青春期阶段的孩子来说就不管用了。对学习而言，你原来应用在中小学阶段的学习策略（争取进前 10 名），在进入大学阶段后可能就不管用了，即使名列前茅也不能得到想要的东西（如爱情或工作）。对与领导相处而言，如果换了领导那么原来的相处方式可能就不适用了。对管理下属而言，如果下属不一样了，你原来那套做法也就不适用了。

个体生活中客观条件的改变会使其原来的补偿策略不再成功应对挑战，这时补偿策略就失效了。如果个体没能发展出新的、有效的行为方式，持续下去就会出现心理问题。补偿策略失效的后果是不仅求助者面临的现实生活问题没有得到解决，个体还会出现心理症状，如体验到负面情绪、出现不当行为反应，也可能出现生理机能不正常（如失眠、性欲或食欲低下）或躯体疾病。

个案9　广泛性焦虑障碍个案

男，32岁，工程师，未婚，住职工宿舍。因无故紧张害怕导致身体不适，无法高效率地工作，遂利用企业EAP项目前来咨询。

他说，自己近来经常感到发慌，无缘无故紧张，心里想的都是一些令自己担忧的事情，如害怕同事关系处理不好，给人留下不好的印象，害怕工作表现不突出被领导批评，害怕上班迟到，害怕公司解聘自己。

心理咨询师问他身心状态如何，他说自己觉得特别累，精力状态不好，容易疲倦，脖子肩膀等部位肌肉特别紧张，也存在睡眠问题，主要表现为早醒，早上经常不到5点就醒了，醒来后很难再次入睡。他无法正常工作，身体状况也不佳（人消瘦，体重下降4kg左右），去医院检查却未发现任何器质性病变。

心理咨询师通过观察和交谈发现，求助者始终紧绷着脸、眉头紧锁，坐立不安，显得很紧张和不自信。但其意识清楚，语言沟通基本流畅，无幻觉、妄想，无智能障碍，自知力完整。

心理咨询师问及病程和事件起因，求助者说自己是从8个月前逐渐显现上述问题的，那时他刚被提拔为部门主管。自己是一个好强的人，多来年一直渴望能得到晋升，得到此机会后感到既高兴又不安。不安的是，怕自己工作表现不好，在同事中没有威信。因此，自己每天都拼命工作，结果却是经常出错，虽然下属没有表达不满，但自己内心明白。

心理测试结果：抑郁自评量表（SDS）标准分55分（轻度抑郁）；焦虑自评量表（SAS）标准分70分（重度焦虑）。

这位求助者存在各种各样的担心，也表现出肌肉紧张、睡眠不好等躯体症状，依据DSM-5诊断标准可以诊断为广泛性焦虑障碍。经过求助者自述，可以了解到他的广泛性焦虑障碍源自于他被提拔为部门主管。对他而言，从普通员工到部门主管，这是外部条件的改变，以前他只需要做好自己分内的工作，现在他还要管理他人，在管理他人的过程中，他开始操心下属服不服，是否认可自己的领导地位等，对自己能否做好部门主管工作存在忧虑。他自己过往并没有管理他人的经验可以迁移到当下情境中，自己也没有发展出一个应对管理职位的策略。

随着时间的推移，他对管理职位的焦虑逐渐扩散，泛化到生活中的其他方面，进而对其他方面的事情也感到焦虑，怕与同事的关系处理不好，怕工作表现不突出被领导批评，怕上班迟到，怕公司解雇自己等。

既然外部条件改变导致补偿策略失效，进而引发心理问题，那么存在哪些可能导致补偿策略失效的外部改变呢？对于这个问题，我们在第 1 章补偿策略与诱因事件部分做了介绍，主要存在以下五种情形。

a. 遭遇具体生活事件或创伤事件。

b. 与重要他人关系问题。

c. 进入新环境。

d. 面临新发展阶段。

e. 精神活性物质使用。

在上面五种情形中，严格来说第五种情形“精神活性物质使用”并不能算作外部条件改变，前面四种情形可以视为外部条件改变，直接导致求助者补偿策略失效。精神活性物质使用主要是个体自己采取某种行为的结果，使用某种精神活性物质是求助者存在其他心理问题的后果。例如，求助者存在失业或婚姻问题，他就可能通过酗酒的方式排解烦闷心情。虽然精神活性物质使用是其他心理问题的后果，但也可以引发更多心理问题，因此，我们把它也视为心理问题诱因事件之一。

3.3 中间信念改变的目标

3.3.1 人际互动三焦点框架

在引发求助者问题的外部挑战中，有些是因为做不好事情（如考试、面试、升学、就业），有些是人际关系出问题（如夫妻冲突、亲子矛盾、领导偏心、客户挑剔）。细究起来，这些都可以归纳到和他人关系的范畴中。如考试，它可能与老师有关，与家长有关，与自己前途有关等。

基于上述简单分析，我们可以得到一个结论：从心理咨询的角度看，人的所有问题最终都是人际关系问题。心理咨询疗法中有诸多专门针对人际互动或人际关系的心理咨询或治疗理论可以证明这个观点，如客体关系理论、依恋关系理论、人际心理治疗（IPT）和相互作用分析理论（PAC）等。

那么，我们用什么样的框架来描述心理问题是人际关系问题呢？我们可以从认知行为疗法的视角来思考这个问题，通过分析求助自动思维内容和核心信念内容，我们就会发现，人际互动包含自我、他人和事情三个部分的内容，对不同的个体，他们关注的内容或焦点并不相同。

例如，在一个公众演讲的场合中，有的人关注自己的表现，担心自己表现不理想，让自己感到遗憾；更多的人则关心他人怎么看待自己，是否会给他人留下不好的印象；较少的人会关注自己是否将演讲的内容表达得清晰完整。

再如，学生即将参加一场重要的考试，有的学生把时间精力用在复习和考试的准备上，有的学生则是担心自己考不好，对自己的能力缺乏信心，还有的学生却关心他人（如老师、家长、同学）怎么看待自己。

为了描述个体在具体事件或人际互动中关注的焦点，我们总结了一个人际互动三焦点框架（见图 3-1）。在这个框架中，个体遇到事情或者与人互动，可能关注的焦点有三个：一是关注自我，二是关注他人，三是关注事情本身。应用上述三焦点框架，我们就可以看清求助者自动思维的倾向性，方便心理咨询师找到求助者的问题所在，应用三焦点框架，我们也可以很容易地理解求助者的核心信念内容：如果个体关注的焦点是事情，那么自我相对于事情就可能是无能的，如果个体关注的焦点是他人，那么自我相对于他人就可能是不可爱或没价值的。

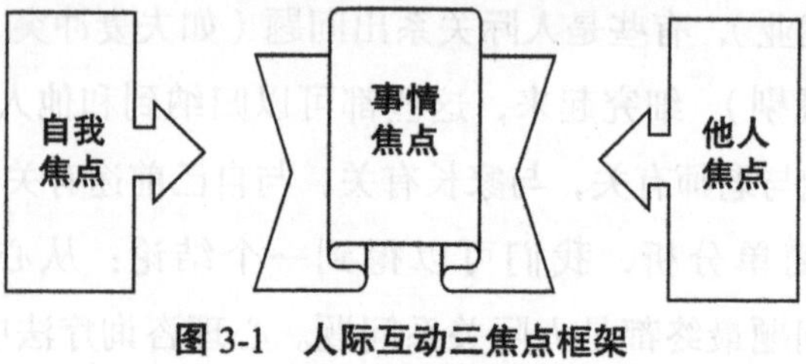

图 3-1　人际互动三焦点框架

维吉尼亚·萨提亚（Virginia Satir）在讨论个体沟通姿态时提出了四种不健康的沟通姿态（如讨好、责备、超理智和打岔）以及一种健康的姿态（表里一致），她应用生存模型（情境、自我和他人）对五种沟通姿态进行了说明（见图 3-2）。萨提亚提出的生存模型与人际互动三焦点框架有相似的地方。从内容要素来看，萨提亚和三焦点框架在“自我”与“他人”两个部分相同。不同的地方主要有两点：一是在“情境”和“事情”内容上，萨提亚关注的是人际互动发生的背景（即情境），三焦点框架关注的则是人际互动的内容，即发生在两人互动中的事情；二是在图形结构上，不同要素在圆内各占一块，三焦点框架则是把事情放在两个人中间，突出两人因事情而互动、因事而建立关系的本质。

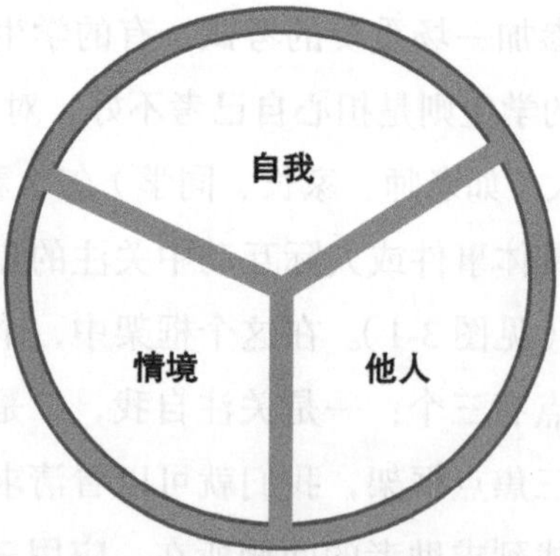

图 3-2　萨提亚的生存模型

求助者采取的补偿策略，有些是针对事情的，有些是针对他人的，当我们讨论中间信念修正的时候，就需要一个参考框架来说明求助者补偿策略的缺陷和中间信念修正的方向，这时人际互动三焦点框架就是比较好的模型。

3.3.2 中间信念改变三种模型

当求助者补偿策略无法应对外部挑战时，就需要对补偿策略（或中间信念）进行修正，我们需要把补偿策略（或中间信念）修正成为什么样子，或者说新的应对策略或中间信念应该是什么样的呢?

这个问题非常重要，因为它涉及咨询方向。如果心理咨询师对中间信念（或补偿策略）的修正方向或目标不清楚，那么自动思维阶段会谈就是随意的、不聚焦的，没有多大效果。心理咨询师在评估性会谈期间清楚了解求助者原有的中间信念（或补偿策略）后，就可以根据求助者中间信念（或补偿策略）的性质，初步制定中间信念修正的目标。

心理咨询师应当从什么角度认识特定的补偿策略（或中间信念），并遵循什么样的思路修正它呢？我们可以应用人际互动三焦点框架来认识和修正它。考虑到有些补偿策略的问题解决没有涉及全部三个方面，如果用三焦点框架来呈现，反而使问题变得复杂，不太容易被求助者理解。因此，我们依据补偿策略修正时涉及的维度把三焦点框架细分为一维模型、二维模型和三维模型。

3.3.2.1 一维模型

如果求助者补偿策略的大方向没有问题，只是在程度上过于苛求，心理咨询师就可以调整求助者补偿策略的程度，使之达到合理水平。这种调整补偿策略程度的方式是在一维度的坐标轴上进行的，所以我们把它称为一维模型，又因为它只是在程度上进行调整，也可以称之为程度模型（见图 3-3）。

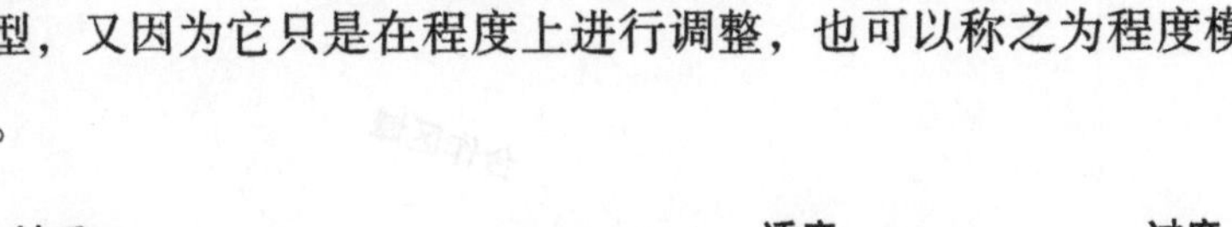

图 3-3　中间信念改变一维模型

如果个体遵循完美主义的努力策略，但他发现付出努力后并没有得到更好的结果，这时个体就需要调整自己努力的程度，把过度努力调整为适度努力，也就是在争取有限付出的情况下得到更好的结果。以个案 1 为例，求助者发现了自己和他人的差距，试图通过过度努力的方式缩小差距并赢得优势地位，结果不仅没有实现目标，甚至还出现了睡眠障碍。在这种情况下，求助者将过度努力策略变为尽力策略（即适度努力），在关注学习的同时也关注生活中的其他方面（包括健康状况）。

再如，个体对自身健康的关心和对疾病的警惕是没有错的，但如果求助者过于在意自己的身体状态，生怕每一次心跳加快都意味着心脏病或可能猝死。这种过分担心就是不必要的，也是不应该的。这种求助者应用的就是警惕策略，意味着他对自己的身体缺乏信心，认为自己随时都有可能会死去。

如果求助者的努力策略是在一维模型的右端（过度）位置，而求助者的警惕策略则是在一维模型的左端（缺乏）位置。努力策略是努力过度投入（对学习投入过度），而警惕策略则是信任缺乏（对身体状况缺乏信任）。

两者都需要向中间调整。当心理咨询师需要向求助者解释补偿策略过于极端（缺乏或过度），需要向中间调整的时候，一维模型就是很好的工具。

3.3.2.2　二维模型

如果求助者的补偿策略倾向于某一个方面而忽略了另一个方面，心理咨询师就可以用二维度模型（即平面坐标）的方式来呈现问题并予以说明，引导求助者关注解决问题的另一个侧面（见图 3-4）。

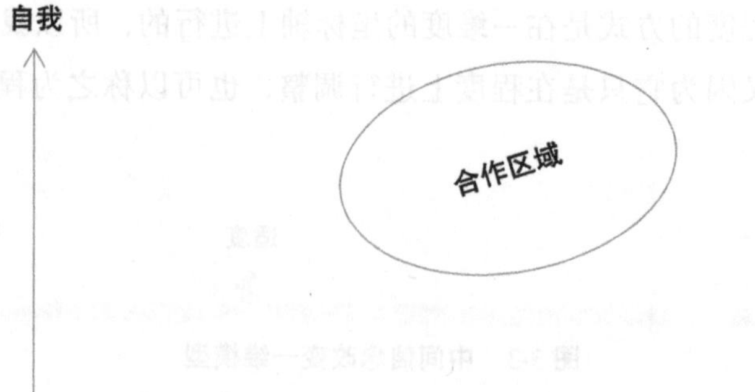

图 3-4　顺从策略的二维模型

我们以顺从策略为例来说明二维模型。不同的求助者使用顺从策略的场景可能有所不同，有人对待父母顺从，有人对待配偶顺从，有人对待同事顺从，当然也有人对待孩子顺从。尽管对象不同，但人际关系模式和后果都一样，他们往往关注他人的想法和情绪，总是试图按照对方的意愿行事，尽管这种做法会违背自己的意愿，但为了两人关系和谐，他们往往会选择牺牲自己。直到有一天，由于过度牺牲或长期牺牲让自己受不了了，想要结束这种关系，此刻补偿策略就失效了。

对求助者的顺从策略修正，心理咨询师可以让求助者同时注意到两个维度（他人和自我），学习新的行为方式既照顾他人需求（这是他原来关注的焦点）也照顾到自身需求（这是他原来忽略的部分），在他人需求和自己需求之间找到平衡——在双方需求都得到照顾的情况下与对方合作。图 3-4 中双方需求都得到相当程度满足的区域就是合作区间，与他人相处就是要找到这样的区间，维持双方需求满足的平衡关系。用包含自我和他人的二维模型（即平面坐标）能很好地说明求助者应当避免只关注他人的一维模型的不足，需要从一维转向二维，同时关注自我和他人的诉求并与对方合作。

3.3.2.3 三维模型

有些求助者的补偿策略过度关注某个人际互动焦点（自我、他人或事情），导致出现心理问题，如果希望改变求助者补偿策略，让求助者意识到并关注另外两个维度，就有可能提出更有效的应对策略和新的中间信念。为了说明人际互动的三个焦点，除了给求助者呈现人际互动三焦点框架，还可以展示中间信念改变三维模型（见图 3-5）。

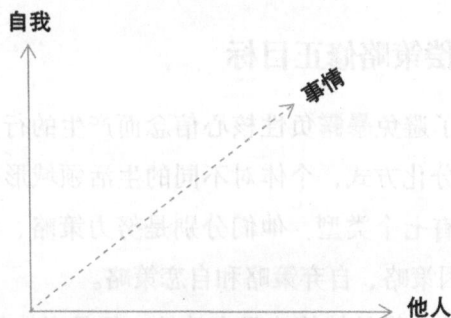

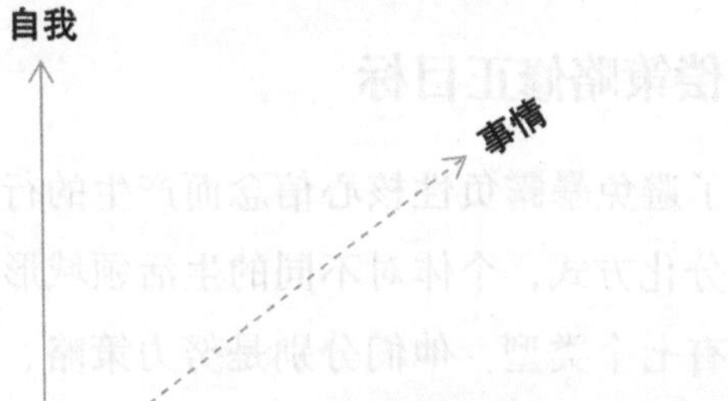

图 3-5　中间信念改变三维模型

我们以自恋策略为例说明三维模型。自恋求助者最关心、最在意的就是自己，他人和事情都不重要。这种以自我为中心的补偿策略，既不能与他人建立良好的人际关系，也无法把事情办好，自恋的结果就是把关系搞砸、把事情搞砸。

为了让求助者看到问题所在，心理咨询师应把三维模型介绍给他。通过分析三维模型，求助者很容易发现，他只关注自我，而忽略了他人和事情两个维度，三维立体模型变成了一维线段。由于忽略他人，求助者不容易和他人建立关系，由于忽略事情，求助者不容易把事情做好。既然已经理解了问题是因为忽略他人和事情所致，那么新的应对策略和中间信念也就容易得到了：求助者需要把注意力从自身移开，关注他人和事情两个方面。

个案 3 的求助者长期以来依靠自己的美貌处理各种问题，这是自恋补偿策略的应用。17 岁时她和同学发生了几起矛盾冲突，她的自恋策略没有起作用，别人并没有因为她漂亮就和她站在一起，她也没能解决同学之间的矛盾。于是她将这一切归因于自己不够漂亮，正是这个认知使她患上了躯体变形障碍。

心理咨询师通过三维模型让她看到了问题所在，她想通过让自己变得更漂亮来解决同学间矛盾或让同学站在自己这边，只是从“自我”的角度来思考问题，实际上并不是这样的。要想解决问题或处理好人际关系，她还需要关注事情本身和他人的诉求。当她把注意力聚焦在解决具体矛盾，或者与他人协调的时候，事情就有了转机。她认识到要在自我、他人和事情之间取得平衡，而不是仅仅从自我角度思考，这就是三维模型的价值所在。

3.3.3 常见补偿策略修正目标

补偿策略是为了避免暴露负性核心信念而产生的行为方式。基于前文我们讨论的迁移或分化方式，个体对不同的生活领域形成了相应的补偿策略。常见补偿策略有七个类型，他们分别是努力策略、回避策略、顺从策略、警惕策略、归因策略、自弃策略和自恋策略。

在形成过程中这七类补偿策略是有效的，但是当外部条件发生变化时，它就会变得不合时宜，需要修正。这时你会思考，这些补偿策略可能的修正方向或目标是什么呢？下面我们给出了补偿策略修正的一些思路。

3.3.3.1 努力策略

“勤能补拙”“笨鸟先飞早如林”等话都表达了努力没有错，努力是我们达成目标的基本手段。

那么，什么时候努力策略会成为问题呢？当你投入更多却没有收获更好的结果，事情反而变得更糟：不仅绩效没有提高，反而产生了更多问题。

例如，个案 5 中的强迫症患者在初二以前学习成绩都是非常拔尖的，主要原因是她努力学习，投入大量时间学习各科知识（特别是反复检查自己是否有粗心错误等）。到初二时学习科目增加，她需要投入更多的时间来学习，可是一个人每天学习的时间总是有限的。在她将所有可用时间投入学习上后，反而出现成绩下滑、班级排名降低的现象，甚至她还出现了强迫症状。这就说明求助者的努力策略出了问题。

我们用图 3-6 说明过度努力和适度努力的区别。对于喜欢努力的人，他会发现随着他投入的时间精力越多，绩效表现就越好，于是他愿意继续增加投入。随着投入增加，他发现绩效不再改善，处于平台期，如果再继续增加投入，绩效反而会下降。因此，努力投入与绩效结果之间存在三个阶段（或区间）：投入增加，绩效同样增加，说明这个时期的努力是不够的；投入增加，绩效不再增加，说明努力是足够的；在绩效不再增加的情况下，继续增加努力投入，绩效不再改善反而变得糟糕，就说明努力是过度的。个案 5 中的这位强迫症患者的努力就是过度的。

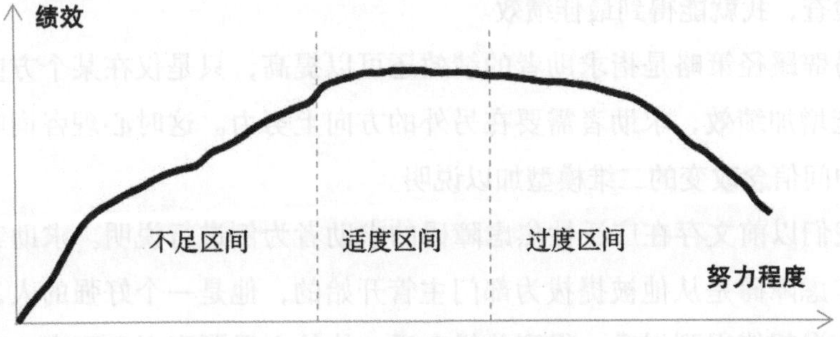

图 3-6 努力程度与效果模型

对于过度努力补偿策略的修正有两个方向：一是适度策略，即减少努力的策略，使努力投入与最佳绩效匹配；二是另辟蹊径策略，改变努力的方向，着眼于改善其他方面取得更好绩效。

适度策略就是心理咨询师应用中间信念改变一维模型向求助者说明，适度能够达成最佳效果，所以求助者需要做的事情就是减少投入，使得效果更佳。

个案中的这位求助者反复检查，这不仅体现在强迫症状上，而且体现在学习过程中的作业和考试方面。这种反复检查就是努力策略的体现，如果用中间信念（关于强迫症状）来描述的话是这样的：

态度：出问题是糟糕的；

规则：我应该多检查防范；

积极假设：如果我多检查几次，就能避免出错；

消极假设：如果我疏于检查，就会出错。

心理咨询师可以应用行为试验的方式，让求助者看到不同检查次数（努力投入）与结果之间的关系，看看检查多少次能够得到最佳的效果（错误率最小）。经过这样的试验，求助者就会发现，在不同情境中，不同数量的检查或重复可以达成最佳效果，低于这个数量问题就比较多（这属于努力不足），高于这个数量效果就不再提升了（这属于过度努力）。求助者需要减少投入，把节约出来的时间和精力等用到别的地方，让它发挥更大的价值。有了上述行为试验的经验支持，求助者就可以得到新的中间信念：适度检查，我就能得到最佳绩效。

另辟蹊径策略是指求助者的绩效还可以提高，只是仅在某个方向努力并不能增加绩效，求助者需要在另外的方向上努力。这时心理咨询师可以应用中间信念改变的二维模型加以说明。

我们以前文存在广泛性焦虑障碍的求助者为例进行说明。求助者的广泛性焦虑障碍是从他被提拔为部门主管开始的，他是一个好强的人，多来年一直渴望能得到提升，得到此机会后，他的心里既高兴又不安。不安的是，怕自己工作表现不好，在同事中没有威信。因此，他每天都拼命工作，结果却是经常出错。他认为下属也会对自己感到不满，虽然他们没有说出来，但自己内心明白。

这位求助者认为当好部门主管的关键是工作要出色，只有这样大家才会信服他。于是，他拼命工作，结果却经常出错，并没有达到他的预期目的。从这里我们就可以看出他对待工作的策略是努力策略。用中间信念来描述的话是这样的：

态度：业绩平庸是糟糕的；

规则：我应该创造更好的业绩；

积极假设：如果我业绩出色，他们就会信服我；

消极假设：如果我业绩一般，他们就会对我阳奉阴违。

很显然，求助者要做好本职工作，做好个人业务是不够的，他还需要学习管理，调动员工积极性，与员工建立更紧密的关系。这时心理咨询师就可以呈现包含业务（就是三焦点框架中的事情）和员工（就是三焦点框架中的他人）的二维模型（见图 3-7）。通过这个模型，求助者认识到在做好本职工作的前提下，他可以尝试花一些时间处理与员工的关系，看看这样做部门整体绩效（而不仅仅是本人绩效）是否有改善。求助者需要把他的精力从原来全部关注个人业绩中转移出来一部分，用于处理员工关系，尝试调动员工积极性和拉近与员工的距离。

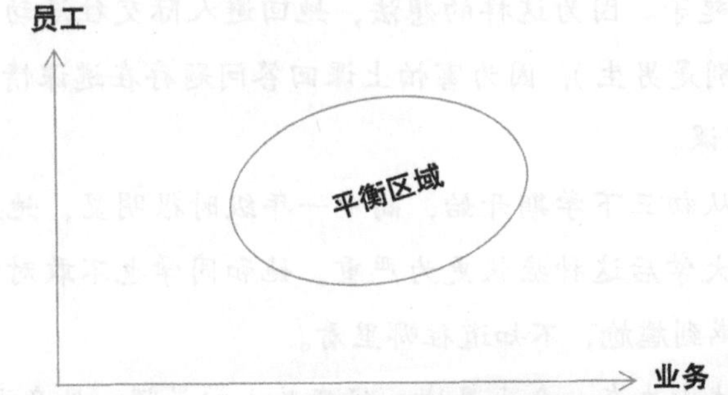

图 3-7　部门主管工作的二维模型

如果求助者能够兼顾个人业务和员工管理，这就是图 3-7 中所示的平衡区域，整体绩效就能实现改善和提升，他就是一个合格的管理者了。经过对求助者管理业务和员工问题的讨论，求助者开始学习把部分精力调整到对员工管理的研究上。他发现部门业绩和员工关系越来越好，很自然的，新的中间信念也就有了：如果我能兼顾业务和员工管理，工作就能做好。

3.3.3.2 回避策略

我们前面介绍过应激有战斗或逃跑两种反应，这就说明当我们解决不了某个问题的时候，选择逃避和回避都可以理解。但是，有些时候逃跑或回避就会造成问题，我们就需要面对，尝试处理存在的问题。

当回避策略失效，也就是我们不能回避问题的时候，心理咨询师又如何引导求助者修正这个补偿策略呢？中间信念改变的二维模型可以帮助求助者改变关注焦点。

个案 10 社交焦虑障碍个案

求助者，女，19 岁，大学一年级学生。自述不敢和别人交往，害怕和别人对视。她说只在独处时感到放松，只要有他人在场，自己就会感到紧张焦虑，担心以后无法结婚和正常工作前来咨询。

求助者自述与人接触的时候，不敢看对方眼睛，只能低着头或看着别的地方，觉得自己很没用，什么都不如别人。与人接触时，她认为别人会发现自己不正常，会发现自己的问题，和自己交往很尴尬，他们并不愿意和自己待在一起等。因为这样的想法，她回避人际交往活动，和他人没有什么交往（特别是男生），因为害怕上课回答问题存在逃课情况，大约每周逃课 5 ～ 10 节课。

上述问题从初三下学期开始，高中一年级时很明显，她上课时不敢和老师对视。上大学后这种症状更为严重，她和同学也不敢对视，在路上遇到认识的人会感到尴尬，不知道往哪里看。

求助者自述出生在一个小县城，父亲是小学教师，母亲没有固定工作。父亲要求自己学习好，自己从小比较听话，怕父亲。母亲很随和，她与母亲没有多少冲突。

求助者在父亲所在的学校读小学，由于她是教师子女所以受关注比较多，学习成绩好很受大家喜欢。她初中就读于本地一所民办学校，过着寄宿生活，进入初中后她不再是老师和同学们关注的焦点，因此她感到失落、很不开心、孤独。求助者特别在意课堂发言，如果发言错误，就会担心老师看不起自己，因此她开始不敢看老师的眼睛，怕看到老师失望的表情。她与同学相处很拘束，没有什么朋友。

升入高中后她进入重点班，班级排名从前5名直接滑落到30名之外，经历人生低潮时期。求助者的上课反应没有同学快，听课吃力，作业会错很多。高一时，她觉得所有女生都不喜欢自己，做什么事都是自己一个人。

这位求助者回避社交场合，回避与人接触，与人交往感到紧张焦虑，符合DSM-5社交焦虑障碍（或称社交恐怖症）的诊断标准。她回避与他人的互动和交往，还回避上课，可见补偿策略是回避策略。因为她将来需要结婚和工作，必须与人打交道，现行的回避策略就难以为继了，所以她前来求助。

求助者在人际交往中的回避策略，用中间信念来描述的话是这样的：

态度：出丑是糟糕的；

规则：我应当避免被人看出来；

积极假设：如果我避免与人接触，就不会暴露自己；

消极假设：如果我与人接触，别人就会看出我不行。

通过求助者的中间信念表述我们可以看出，求助者在人际互动中更关注他人的评价和反应，忽略了人际互动的社交任务。在正常的人际交往过程中，我们应当重点关注的是社交任务，而不是他人会怎么看待自己、怎样评价自己。

例如，你在大街上迷路了，需要询问路人。这时，你应当关注的是怎样询问对方会回答你，如果对方回答并不清晰，又怎样追问才可以得到想要的答案。至于在对方的眼里，你是什么样的人，对方是否看不起自己都不是该关注的重点。

为了纠正社交焦虑求助者这种聚焦他人反应和评价的倾向，心理咨询师可以用包含他人和事情两个维度的模型予以说明（见图 3-8）。

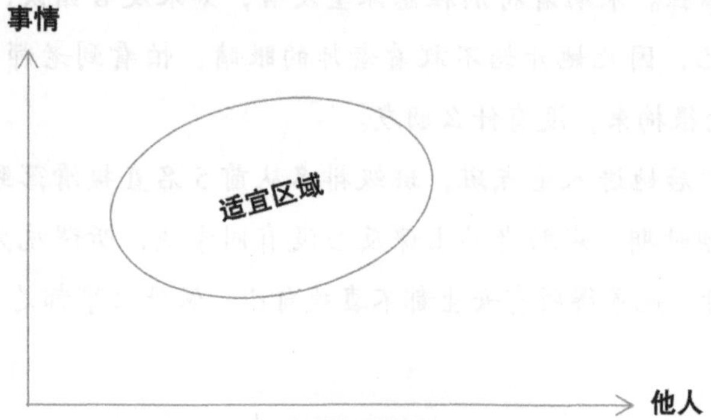

图 3-8　社交焦虑障碍的二维模型

通过该模型，心理咨询师可以让求助者认识到，在与人互动和交往中社交任务是重要的，我们是为了达成某个社交任务而社交的，应当重点考虑如何完成社交任务。图 3-8 中的适宜区域表达的就是重点关注事情的完成程度，减少对他人反应部分的关注。

心理咨询师需要在自动思维阶段，与这位求助者设定特定社交任务的议程（如问路、请教问题、与人打招呼、邀约同学逛街或吃饭），在这些议程中，让求助者关注社交任务，接受自己对他人反应的担心，通过一次次社交任务的行为试验，使求助者发现自己能够很好地完成社交任务，他人对自己的反应是积极友善的。慢慢地，求助者对他人会发现自己不正常、不愿意和自己待在一起的想法就会得到修正。通过自动思维阶段经验的积累和图 3-8 二维模型的说明，求助者可以得到新的中间信念：如果我与他人就具体事务进行互动，多数时候都能得到好的结果。

接下来聊聊拖延症。拖延症的行为表现就是拖着不去处理该做的事情：有的人制订了减肥计划却迟迟不履行，有的人知道要想按时毕业就需要马上着手准备论文却提不起兴致去做，有的人知道需要把脏衣服洗了却还是没有去做。

拖延行为的本质就是回避，和社交焦虑障碍一样，都是回避策略的具体表现。只不过，拖延症或拖延行为是对事情的回避，而社交焦虑障碍是对他人的回避，二者只是回避对象不同而已。

对有着拖延行为的个体来说，他们往往关注的是事情能否做好，如果做不好他们就想回避，因为回避会让他们减少负面情绪体验，但回避会妨碍问题的解决，只是暂时搁置了问题，就像我们刚才提到的，不开始写论文不会自动完成，不洗脏衣服就没有干净衣服可穿。

因此，心理咨询师也可以用二维模型（见图 3-9）来修正拖延行为的补偿策略。拖延行为二维模型由“事情”和“自我”两个维度构成，在这个模型中，个体关注事情能否做好，如果能够做好，他们就愿意面对，如果感到完成有困难，他们就想要回避，这实际上是人际互动三焦点框架中“事情焦点”的具体体现。要想解决拖延问题或者对事情的回避问题，心理咨询师就需要引入“自我焦点”，也就是让求助者关注自我成长。

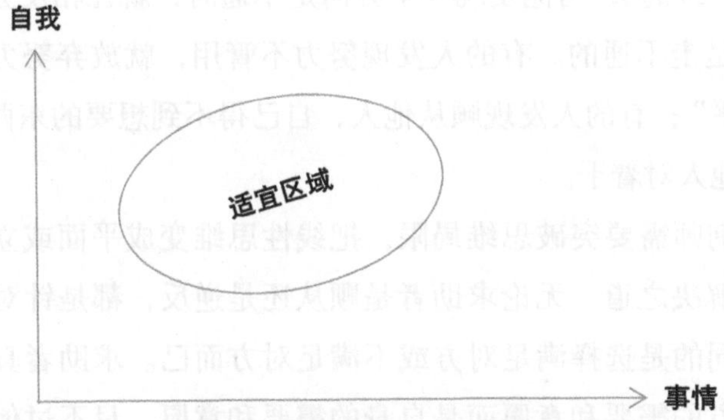

图 3-9　拖延行为的二维模型

我们知道人的能力是在解决问题的过程中提升的，如果我们总是做会做的事情，不做不会做的事情，我们就不会成长。我们要在面对问题的过程中积累经验、提升能力，使自己变得比过去更优秀。如果个体能够注重自我成长，就会愿意面对问题，不再拖延了。

3.3.3.3　顺从策略

顺从他人是许多人在处理人际关系时常用的策略，特别是对方（如上级、家长、老师、专家等）比自己地位更高、能力更强的时候，当然我们在许多平等关系中（如恋爱关系、夫妻关系、朋友关系、同学关系、同事关系）也能观察到顺从的现象。

顺从策略的主要表现是个体按照对方的意愿或意志行事，这样做的结果可能会损害自己的利益，特别是在双方诉求不一致的情况下。当双方诉求不一致，自己又按照对方的意愿执行时，势必会伤害自己的利益，让自己感到不开心。如果这样不愉快的经历不多，求助者还可以“吃亏是福”“退一步海阔天空”“家和万事兴”等语言来开导自己。如果这样的经历多了，求助者就不能接受了。这时他有两种做法：一是结束这个关系，如朋友关系、同学关系和同事关系，也就是两个人不再来往；二是对着干，在亲子关系、夫妻关系中比较常见，当求助者无法中止关系的时候，他们往往想到的是相反做法——逆反。

顺从补偿策略的解决之道并不是逆反。许多人解决问题的方式是线性的（也就是一维的），当他发现一个方向走不通时，就往相反方向走，其实相反方向也是走不通的。有的人发现努力不管用，就放弃努力，选择无所作为地“躺平”；有的人发现顺从他人，自己得不到想要的东西，就选择了“逆反”，和他人对着干。

心理咨询师需要突破思维局限，把线性思维变成平面或立体思维，这样就能找到解决之道。无论求助者是顺从还是逆反，都是针对他人的需要或意愿，不同的是选择满足对方或不满足对方而已。求助者真正关心的问题并不是对方的需要和意愿而是自身的需要和意愿，只不过他关心的问题是自己在满足对方的同时，对方是否会满足自己的需要。可见，二维模型比较适合顺从策略的修正。

家长带着自己正在读高中的女儿前来咨询，因为老师向家长反映孩子把大量时间都用在维护人际关系上了，没有把时间用在学习上。心理咨询师通过与求助者会谈，了解到求助者希望得到每个人的喜欢，只要有人不满意，她就很紧张，会想办法避免他人的不满意。目前让她感到比较头痛的是自己有两个好朋友，她们之间有矛盾。自己只要和其中一个人在一起，另一个人就表示不满，她们都希望自己能站在她那边。这位求助者的补偿策略就是顺从策略，用中间信念来描述的话类似于下面这样。

态度：他人不满是糟糕的；

规则：我应当避免他人不满；

积极假设：如果我按照对方意愿行事，关系就和谐；

消极假设：如果我忽视对方诉求，关系就会搞砸。

我们可以看出求助者关注的焦点是“他人”，担心他人不满意，希望避免他人不满意，采取的策略是顺从对方。结果是以牺牲自己为代价让对方满意了。很显然这种关系是不平衡的，如果持续下去，求助者就会心生不满，认为对方总是占便宜，不会做人，没有像自己那样满足他人心愿，积怨会越来越多，最后求助者只能是以结束关系来止损。

求助者需要从单一地考虑他人需求，发展到既考虑他人也考虑自身需求，求助者需要做到：（1）表达自己的需要和愿望，只有这样对方才可能考虑求助者的需要和愿望，照顾到求助者；（2）如果只能自我牺牲才能让对方满意，那么最好的态度是接纳对方的不满意。即使对方不满意，只要关系的大方面是好的，关系就是可以维持的；（3）找到双赢的方法，让双方的需要都可以得到满足。具体方式有两类：一类是共同的，某个活动或事情是双方都喜欢、都获益（如娱乐活动）的，求助者需要做的就是找到大家共同感兴趣或喜欢的事情，另一类是交易式的，如果大家喜欢的活动或事情不同，我们就可以采取相互配合对方的方式进行，例如，你喜欢打球，我喜欢逛街，那么我陪你打球，你陪我逛街。

对于上面这个高中女生来说，两个好朋友之间有矛盾，但自己与她们并没有矛盾，虽然她们都希望自己和她站在一边。这时，从求助者自身利益和诉求来看，和谁在一边而抛弃另一方都不符合自己的心愿。求助者要接纳她们的小小不满，强化自己和她们每个人之间的友谊关系，和每个人找到双方可以维持关系的点，共同活动或利益越多，双方关系就越紧密。越牢固。如果是这样，她们就不会因为求助者与对方走近而分手了。

在心理咨询师的协助下，求助者能够表达自身需要，必要时向朋友求助，使朋友关系更加平衡，双方的心愿都能得到照顾。通过这些经验的积累和顺从策略二维模型的解释，求助者原来的中间信念被新的信念取代：

如果我们表达诉求并注重关系平衡，朋友关系就能维系。

3.3.3.4 警惕策略

警惕是个体面临潜在危险时候采取的策略。个体正是靠着必要的警惕，让自己成功应对各种危险，从而生存下来的，从这个意义上，警惕有着积极正面的意义。作为补偿策略的警惕策略，与普通人的警惕相比，显得过度和不必要。这样的警惕给自己也给他人带来了困扰，造成个体工作、生活和人际关系等方面的功能受损。

求助者警惕策略既可能应用在人身上，对他人充满不信任，认为他人可能会危害自己，对他人充满防范之心；也可能应用在事务上面，担心某些事情或对象会给自己带来危险。疾病焦虑障碍（即疑病症）就是警惕策略在身体健康方面的具体表现。

个案 11 疾病焦虑障碍个案

求助者，男，36 岁，已婚，育有一女。为了在身体出现问题时能够及时就医，他特地在本市第一人民医院附近小区购买住房，虽然妻子认为为了孩子教育应该选择在好一点的学校附近买房，但他坚持认为，在预防心脏病这件事上怎么小心都不为过，住得近一些能够及时就医，如果住远了可能急救车都来不及送。

在他刚上初中的时候，父亲就去世了。他觉得父亲去世是父亲自己造成的，父亲有风湿热，使他的心脏增大，另外父亲还喜欢吃高盐、高糖、高油的食品，每天吸烟，一天能够吸两包烟。父亲的基础疾病加上不良的饮食生活习惯，导致他 52 岁就去世了。

虽然，他没有父亲那样的基础疾病，也没有父亲那样的不良饮食生活习惯，但他还是担忧自己的健康问题。他会花时间在网上搜索和关注健康饮食信息，参加专家的各种健康讲座。他遵循以素食为基础的饮食原则，特别喜欢豆腐和西蓝花。

除了奇怪的心跳，他没有发现自己有什么异常躯体症状。另外，在特别潮湿的日子，他会体验到“潮热”。他说自己不觉得这些很糟糕，只是觉得害怕。

最近他看到一篇关于年轻人患上心脏病的报道，这个报道吓坏了他，他很快就出现在医院，要求医生给自己检查心脏。在过去的一个月里，他三次到医院要求检查心脏，当然检查的结果没有发现他有任何心脏病的迹象。

父亲早逝不仅给求助者的现实生活带来了影响，而且使他对自己的健康问题过度警惕。

虽然他对自己的健康状况非常关心，但他的身体并没有表现出异常症状，除了“奇怪的心跳”和“潮热”。但年轻人患上心脏病的报告吓坏了他，使他开始担心自己的心脏问题。结果是他没有心脏病，却患上了疾病焦虑障碍。

求助者对健康的补偿策略就是警惕策略，非常关注身体的各种状况，生怕自己罹患疾病，他对健康的补偿策略用中间信念来描述的话就是这样的：

态度：不治之症是糟糕的；

规则：我应该早发现早治疗并注重饮食；

积极假设：如果早发现早治疗并注重饮食，就能活下来；

消极假设：如果忽视身体状况，就可能生命难保。

求助者过度警惕的结果就是做了许多不必要的检查，过度检查不仅耗费时间和金钱，还会影响他的正常工作、生活和家庭关系等。因此，在心理咨询初期，心理咨询师的策略是降低其健康检查的次数或频率，适当降低求助者的警惕程度。

心理咨询师应用的是中间信念改变的一维模型，将一维模型应用在疾病焦虑障碍中，主要讨论求助者的过度检查（或过度关注）行为，心理咨询师让求助者降低检查频率，看看频率降低是否会出现自己担心的问题。

通过逐渐拉大检查行为的间隔时间或减少关注行为的时间投入，求助者发现自己担心的问题没有发生。求助者就慢慢接受了更少一些的警惕行为方式，也就是求助者的过度警惕变成了适度警惕。

求助者的关注行为要降低到什么程度为止呢？我们不一定要通过行为试验关注行为频率数据，我们只需要降低到对求助者的社会功能没有多大影响就可以了，虽然它可能还是会比普通人高一些。

仅仅降低求助者的过度检查或关注行为，实际上还不足以解决求助者的问题，这是因为求助者觉察到健康的危险，和他低估了身体的抵抗疾病能力相关。

基于这样的思考，我们还需要在前面一维模型的基础上，引入身体素质维度（人际互动三焦点框架中自我部分），变成二维模型（见图 3-10）。求助者需要降低对躯体疾病的关注或警惕，同时，他应该做的事情是增强身体素质，让自己抵抗疾病的能力增强一些。所以，对求助者而言，比较适合的反应方式应当是图 3-10 中对躯体疾病低关注和对身体素质中高关注的适宜区域。

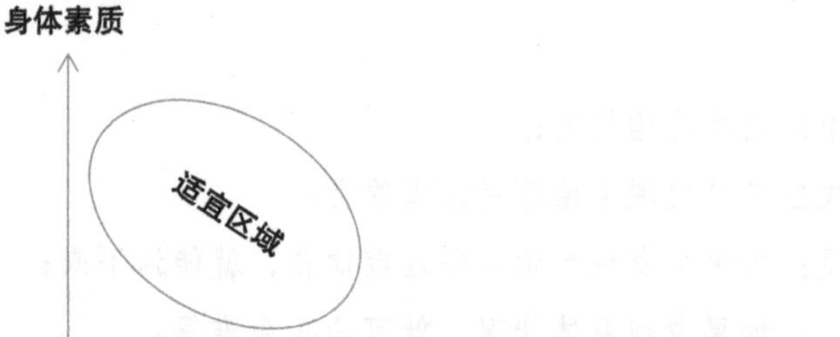

图 3-10　疾病焦虑障碍的二维模型

上面这位求助者关注健康的方式主要是两个策略，一是注重饮食（以素食为基础的饮食原则），二是关注身体表现并及时检查。在心理咨询过程中，心理咨询师首先通过行为试验（增加检查间隔降低关注时间的方式），让求助者预测下次检查结果，结果求助者发现，即使加大检查间隔，健康结果也没有改变。这样做虽然没有完全消除他的焦虑，但至少通过减少检查次数等行为，一定程度上修复了他在工作、生活和家庭等方面的社会功能。随着咨询的推进，检查和关注行为继续减少，健康结果也没有改变，求助者对疾病的担心也在减少。当求助者的焦虑减少到中等程度时，心理咨询师就可以引入增强身体素质维度，让求助者认识到增强体质比过度检查更有效。在求助者把注意力焦点从饮食和身体状况转移到锻炼身体等健康生活方式后，求助者会发现身体状况有所改善（通过体脂秤或医院身体素质检测），他对健康就更有信心了，而不是像过去那样对疾病有更多的焦虑。经过上述咨询辅导过程，求助者新的中间信念就可以这样来表述：如果注重健康并定期体检，就能好好活着。

接下来我们讨论警惕策略应用在他人身上的情形。有的求助者会认为他人是危险的，可能会伤害自己，当然这是求助者关于“他人是坏的”核心信念的体现。当求助者认为他人是坏的，就会在与他人接触或互动过程中充满警惕，担心他人会利用和自己接近的机会或者和自己的某种关系伤害自己。

当求助者认为他人是坏的，与他人接触时充满警惕，就会对他人的言行进行歪曲解释，我们常说“说者无意听者有心”就是这种情形，说“他人开不起玩笑”也属于这种情形，把他人的言语解释为讽刺、贬低、否认自己等都属于这种情形。

当求助者对他人充满警惕的时候，其人际关系也会存在问题：一方面是求助者不愿意和他人走近，避免他人伤害自己；另一方面是对已经存在的人际关系存在忧虑，担心对方会利用人际关系伤害自己或背叛自己。担心配偶不忠或变心，对婚姻没有安全感就属于这种情况。

对他人的警惕策略修正也是两个维度（见图 3-11）的工作：一是对他人威胁性的修正，降低求助者对他人威胁性的认知，降低其防御性；二是对自我应对能力的提升，提升求助者处理各种人际关系的能力，一旦对方有伤害自己利益的情形，能够保护自己。

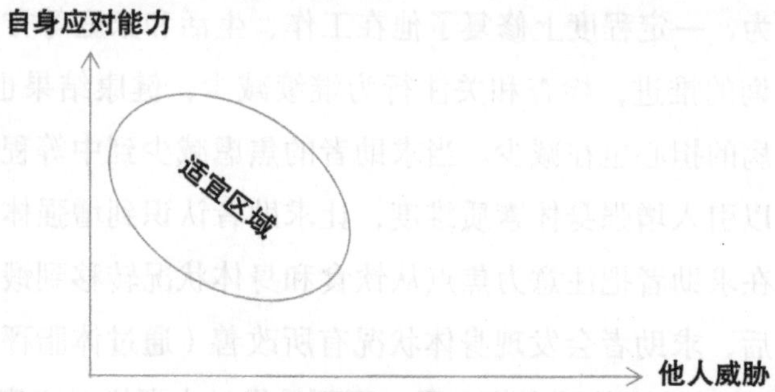

图 3-11　人际关系警惕策略的二维模型

咨询工作应当从他人威胁性内容讨论开始，心理咨询师可以应用发散思维技术，帮助求助者重新认识对方言行的真正含义，以及随后通过与对方的互动来修正求助者对他人危险性或威胁性的认识。当然，我们知道“他人”是个笼统的概念，不是具体指代某个人。也就是说，他人是不是危险的，是否有威胁性不应该一概而论，有些人是危险的，有些人是善良的，即使某个具体的人有些时候是危险的，有些时候并不危险，甚至是有益的。既然如此，求助者需要对他人进行具体问题具体分析。心理咨询师要把求助者对作为整体“他人”的危险性认识，调低为生活中某些个人存在一定程度威胁性、危险性的认识。

在上述工作取得进展的情况下，心理咨询师就可以着手提升求助者应对人际互动和维持关系的能力。在人际互动过程中，他人与自己互动，他人总是希望自己能够满足其愿望，实现其诉求，这样的想法并没有什么错，只是求助者认为对方这样的愿望或动机就是在伤害自己和利用自己。例如，一个同学过来邀请你和她一起逛街购物，警惕策略的求助者可能会认为自己并不想逛街，自己陪对方逛街就是被人利用，因此对方是恶的、坏的；再如，同事在聊天过程中，情绪激动地说“你说得不对！”求助者就可能觉得对方否定自己、贬低自己，甚至是“PUA”自己。

其实他人上述反应都是很正常的，求助者需要做的事情或需要发展的能力是拒绝自我牺牲的应对方式，注重人际关系的平衡。关于这一点，我们在上一节顺从策略修正的讨论中已经涉及，这里就不再重复了。一旦求助者能够在与他人的互动中维护自身利益，并能较好地与他人合作，对他人的恐惧和担心就会减少，对自己也就更有信心了。

3.3.3.5 归因策略

归因是寻找事情成败原因的过程。当一件事情失败了，我们希望知道为什么会这样？寻找事情失败原因的过程是归因，当我们取得某个成功，我们也会想知道自己为什么会成功？寻找事情成功原因的过程也是归因。

可见，归因是非常正常的思维过程，它帮助我们分析问题的原因。但我们对原因的分析往往并不客观，存在一定的倾向性。这种倾向性与个体的核心信念存在关联，当归因是为了维护核心信念的时候，这个归因的倾向性就变成补偿策略了。

比较常见的归因倾向性有内归因和外归因。当一件事情出了问题，如孩子没有教育好或项目没有完成，有的人倾向于从自身角度找原因，认为是因为自己没做好造成的，感到非常自责，这是内归因的表现；有的人可能会从他人身上找原因，或者从客观情况找原因，认为是他人不配合，他人没有完成本职工作等，对他人或客观条件进行指责，这是外归因的表现。

做事既有成功也有失败，如果有人经常将失败归因于自己，把成功归因于外界（他人或客观情形），这种归因倾向属于自我否定归因，即倾向于从否定自己的角度进行归因。也有人会做出相反方向的归因，把失败归因于外界（他人或客观情形），却把成功归因于自己，这种归因属于自我肯定归因，即倾向于从肯定自己的角度进行归因。

从心理咨询角度看，个体对成功的归因往往不会带来严重的问题，毕竟事情取得成功，无论是自我肯定归因还是自我否定归因，带来的只是愉快程度不同而已。但个体对失败的归因影响比较大，如果个体进行内归因，往往造成自我否定，引发消极情绪连带产生其他问题，如果个体进行外归因，把矛盾指向他人或外界，引发与他人的冲突，导致关系破裂和问题得不到解决。鉴于此，在心理咨询过程中，我们倾向于讨论事情失败后的内归因或外归因。

有位求助者是某公司部门主管，部门内部有 10 几名员工。对于工作中出现的诸多问题，她认为是这些员工责任心不强，对待工作不认真导致的。

很显然，求助者对部门工作存在显著的外归因，即他人的问题导致部门工作存在问题。用中间信念来表述的话就是这样的：

态度：工作不利是糟糕的；

规则：我应该把部门管理好；

积极假设：如果他们有责任心做好自己的事，我们部门就是最棒的；

消极假设：如果他们对工作不认真不尽责，工作就会出问题。

客观来说，对部门工作，作为领导者的她要承担主要责任（即领导责任），但她把自己的领导责任抛在一边，认为员工没有像她那样对待工作尽职尽责，具有较高的职业道德和追求。当然，如果员工都能像她期望的那样尽职尽责做好工作，员工就不需要领导，求助者也不用琢磨怎样当好领导了。

为了纠正求助者的外归因策略，心理咨询师应用饼图技术，让求助者从自我、他人和客观情形三个维度来评估各方面影响的大小，结果求助者总是倾向于把他人因素（即员工）的影响评估为大，自身因素影响评估为小，这种评估体现了求助者的外归因倾向。很显然，应用饼图技术，可以让求助者意识到除了他人因素，自身因素和客观因素也能起作用，但她倾向于低估这个因素。

例如，求助者与心理咨询师讨论了这样一个议程：一名员工草拟了一份与甲方的合作任务确认书，当他把协议书发到甲方后，甲方发现任务书有问题。这时求助者认为是因为这位员工不负责任，导致了这个结果。对于这个议程，心理咨询师以合作任务书有问题为对象，应用饼图技术，与求助者讨论导致合作任务书存在问题的原因和各自占比。求助者认为，员工占 60%（其中不负责任占 30%，能力不行占 30%），客观条件占 20%（即流程有欠缺）和自身因素占 20%（其中缺少对员工培训占 10%，缺少激励制度占 10%）。

对于各个问题原因的占比多大比较合理，我们很难有一个客观的结论，即使心理咨询师引用他人参照的方法（即把这个问题想象成是他人面临的问题）也难以改变求助者的外归因倾向。这时，我们不妨换个角度思考问题：不再追究问题原因或责任，而是讨论如何解决问题。心理咨询师与求助者讨论，如果要解决这些问题可以从哪些方面着手，求助者想到了这样一些举措：建立赏罚机制；对员工进行相应培训；完善任务书相关流程（如相互检查或审核）等。在心理咨询师的协助下，求助者进行了尝试，最终这类文本工作（任务书之类）的差错率得到显著降低（从以前的 5% 下降到不足 1%）。

当心理咨询师邀请求助者再次应用饼图评估文书工作（任务书之类）中自我、他人和客观情形三个维度影响的大小时，她认为员工因素占比 20%（其中不负责任占比 10%，能力不行占 10%），客观条件占比 50%（流程有欠缺），自身因素占比 30%（其中缺少对员工培训占 15%，缺少激励制度占 15%），从这里可以看到，当问题得到解决后，求助者的外归因就被修正了。在这里，问题的主要原因是客观条件（即业务流程有欠缺）

心理咨询师应用饼图技术与求助者分析部门工作中每个问题的影响因素，又与求助者讨论问题解决方案，在问题得到解决之后再评估问题解决过程中各方面因素的占比。通过前后两次应用饼图技术的比较，求助者和心理咨询师都发现，求助者的外归因减少了，自身的重要性和客观因素的影响加大了。这时，心理咨询师就可以应用归因策略三维模型（见图 3-12）来讨论新中间信念了。

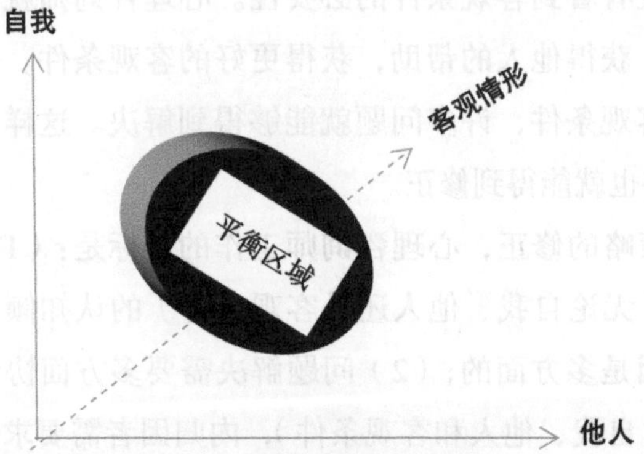

图 3-12　归因策略的三维模型

图 3-12 是对饼图中三个方面因素的形象说明，无论求助者之前是外归

因还是内归因，通常是把问题归于某一个方面的原因，图 3-12 中直观形象地说明了事情成败有三个方面的原因，即自我、他人和客观情形。所谓内外归因补偿策略的修正，就是要让求助者把对某个因素的关注，调整到对三个方面因素的关注上。

对于上面这位外归因的求助者，心理咨询师与求助者讨论问题解决方案后再讨论归因（即问题解决的归因），求助者的外归因发生了变化，开始注重自身因素和客观条件的创设。不再把责任推在他人身上和指责他人了。实际上，心理咨询师与求助者讨论问题解决方案，就是在协助求助者发挥自己的领导责任，如建章建制和员工培训等。经过上述讨论，求助者新的中间信念也就产生了：如果我能改进工作方法，部门绩效就会更好。

这位求助者的补偿策略是外归因，心理咨询师通过与求助者讨论问题解决方案，帮助求助者提升领导力，使其认识到自身的作用，从而修正了原有的外归因。那么，如果求助者是内归因，心理咨询师该怎么处理呢？

心理咨询师可以继续使用饼图技术。内外归因补偿策略修正主要体现在问题解决方案上面。外归因的求助者认为问题是他人造成的，他们的解决方案经常是指责他人。而内归因的求助者往往认为自己是问题的原因，为了解决问题更强调自身努力。他们会发现无论自己如何努力，问题都没有解决，于是他们会更加自责。他们的问题出在内归因，他们没有看到他人的重要性，没有看到客观条件的必要性。心理咨询师就需要帮助求助者意识到这一点，获得他人的帮助，获得更好的客观条件。一旦有了他人的帮助或有利的客观条件，许多问题就能够得到解决。这样一来，求助者内归因的补偿策略也就能得到修正。

对于归因策略的修正，心理咨询师工作的目标是：（1）修正求助者把原因归因一点（无论自我、他人还是客观条件）的认知倾向，求助者需要意识到问题原因是多方面的；（2）问题解决需要多方面协调，应尽量发挥各方面的作用（自我、他人和客观条件），内归因者需要求助者他人，外归因者需要发挥自己作用；（3）不同的事情，自身、他人和客观因素的重要性不尽相同，要具体问题具体分析，实现自我和他人因素的平衡、主观条件和客观条件的平衡。

3.3.3.6　自弃策略

前面介绍的补偿策略如努力策略、顺从策略、警惕策略和归因策略，都是普通人最常采用的补偿策略。当上述补偿策略失效，求助者不能应对当前的问题，就可能尝试新的补偿策略，如果求助者采取回避策略和自弃策略，虽然不能解决问题，但是会让求助者不那么痛苦，心情能够平静些。

我们前面已经讨论过回避策略，这里再做一些补充说明。如果某些事做不好，我们可以选择做别的事，这时的回避没有造成功能损害，这样的回避是正常的，也是合理的。如你不喜欢课外培训中的武术班、绘画班、国学班和钢琴班等，你可以不学这些课程；你不喜欢某个同学，可以不和他交往。如果我们为了履行自身职责，需要做某些事，或者需要和某些人打交道，在这种情况下，如果我们回避做某些事情，或者回避与特定人合作，就可能导致无法履行自身职责，这种情况的回避就成了问题。例如，你不喜欢语文和数学课，你就不能回避，因为学校规定必须学习语文和数学；如果你不喜欢某位老师，你也不能回避他，因为回避他就会导致了学不好该课程。

简言之，回避通常是我们遭遇失败之后的选择。如果我们有别的选择，回避是没有问题的。但如果没有别的选择，求助者还采取回避策略，回避就会造成问题。基于这样的考虑，我们通常把回避策略定性为补偿策略失效后新的补偿策略。

自弃策略与回避策略相同，它们都是补偿策略失效之后的新补偿策略，这个新的补偿策略同样也是失效的。也就是说，求助者采取这两个新策略并没有解决问题，问题依然存在。

求助者可能已经尽其所能，做出最大努力，却依然不能取得成功，于是他绝望了，他不想努力了，他放弃了。他选择了一种相反的生活方式，不再努力，让自己沉迷在游戏、赌博、吸毒等世界中（表现为物质使用障碍或成瘾行为）。

自弃策略除了表现为物质使用障碍，自残、自杀也是常见行为表现。对于经常自残或自杀的求助者而言，陷入困境无法逃离，无法排解绝望、窒息、憋闷等感受，伤害自己或一死了之不失为一种选择：一方面自己会感到好受些（如果选择死亡的话，人就解脱了），另一方面可能是对相关人员的报复，让他们也感到痛或受到损失。

通过上面对自弃策略的描述，你可能已经发现，一些学生就是在应用自弃策略，一方面是沉迷游戏特别是手机游戏的学生比较多，另一方面就是自残或自杀的学生也非常多。究其原因，一方面是家庭对孩子的期望高、压力大，对于资质平常的孩子来说这些是不可承受之重，他们常常发现努力是无用的；另一方面，无论是学校系统还是家庭系统，对某些学生来说并不友好。在分数至上、老师辱骂、同学霸凌的学校或父母经常争吵、动辄拿孩子出气的家庭中的孩子，作为系统中的弱者，除了承受他们又能怎样呢？

心理咨询师应当如何协助使用自弃策略的求助者呢？首先，心理咨询师需要了解，求助者不仅存在失败的自弃策略，在自弃策略之前还存在另一个失败的补偿策略（如努力策略、顺从策略），心理咨询不仅要修正自弃策略，也要修正补偿策略。其次，自弃策略本质上是对自我的否定，求助者往往缺乏改变的勇气，也就是咨询动机比较弱，需要借助心理咨询师和家庭或学校系统中其他人的力量。再次，家庭成员或系统中的其他成员要参与咨询过程，提供必要的支持和陪伴，不能停留在一对一的个体咨询形式上，需要考虑家庭系统的心理咨询形式，即心理咨询师需要同时对其他相关成员提供咨询辅导，让成员形成合力。

我们用一个三维模型（见图 3-13）来说明自弃策略的修正策略。自弃策略的求助者因为已经历太多失败，不仅求助动机弱，而且缺乏解决问题的能力和策略，如果仅靠求助者自己的力量往往见效缓慢。心理咨询师应该引入他人（如家人、老师、朋友）的力量，他们不仅可以激发动机，也能在问题解决方面提供协作，使求助者的问题能够得到解决。求助者与他人合作，共同面对具体事情或问题，而不是求助者单独面对，也不是他人替他来解决问题。

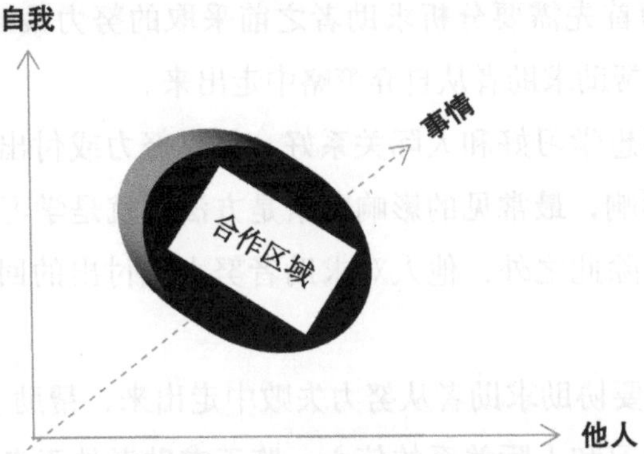

图 3-13　自弃策略的三维模型

我们以个案 6 为例进行说明。求助者目前是个初中学生，他缺少良好的家庭成长环境：父母经常争吵，妈妈还经常拿自己出气，然后父母离婚，父亲外出打工，他住在奶奶家里，奶奶由于年龄大和文化程度低也照顾不到他的学习。求助者学习成绩比较差，造成他成绩差的原因是多方面的，上述家庭原因是其中之一，求助者自身天赋一般、学校教学方法不当等可能都是原因。学习成绩不理想带来的结果是他被老师批评，被同学嘲讽。为了改善同学关系，他开始主动玩游戏以便与同学有共同话题，但结果依然不如意。总的来说，求助者在学习成绩和同学关系改善方面的努力并没有收到预期效果。于是，他自暴自弃，不再热衷于学习，也不再对同学关系感兴趣，他把时间和精力都用在玩游戏上了。

求助者对学习成绩和同学关系的自弃策略用中间信念表述类似于表 3-5 中的内容。

表 3-5　求助者对学习成绩和同学关系的自弃策略

对学习成绩的中间信念	对同学关系的中间信念
态度：努力失败是糟糕的 规则：我应该避免努力 积极假设：如果做别的事情，我的心情就会好 消极假设：如果想学习成绩好，我就会感到失落	态度：讨好他人是糟糕的 规则：我不要试图走近他人 积极假设：如果自己玩，我就会开心 消极假设：如果结交他们，我就会被嫌弃

心理咨询师首先需要分析求助者之前采取的努力策略为什么会失败，然后有针对性地帮助求助者从自弃策略中走出来。

我们知道要想学习好和人际关系好，仅靠努力或付出是不够的，还受到其他因素的影响，最常见的影响因素是方法，就是学习方法和人际沟通的方法。当然，除此之外，他人对求助者努力或付出的回应（或反馈）也是影响因素。

心理咨询师要协助求助者从努力失败中走出来，帮助求助者取得成功，进而重建他对学习和人际关系的信心。鉴于求助者处于自弃状态，中间信念的“消极假设”使求助者不愿意再次面对挫败的问题，这时心理咨询师就需要应用分级任务的方法激发求助者的动机，从最简单、最容易的任务开始。

这位求助者更愿意从同学关系领域开始改变。心理咨询师以此为议程，协助求助者找到多个适合的接触对象，与对方沟通时注重双方意愿诉求，寻找共同点，恰当处理分析等，让他认识到自己还是可以交到朋友的。以这个经验为基础，他逐渐恢复了与班级个别同学的联系。

对于学习问题，心理咨询师在适当时候与他讨论沉迷游戏的危害，求助者认识到多学点知识是有益处的。求助者表示愿意回到学校，接受自己在校成绩差的现状，只要自己有进步就行。回到学校后，心理咨询师继续辅导，一方面，帮助求助者完善学习环节，做好预习、听课、复习、作业和总结，特别是课前预习和课后总结，求助者感到收获特别大，对知识掌握得更牢固，另一方面，心理咨询师引导求助者和自己比，看看通过今天的学习学到了哪些新知识，不要过于关注考试分数和排名。当然，在学习辅导上，采取分级任务策略，从某个学科开始选取当下某个知识点作为努力效果的指标，只要求助者看到效果，就会发现努力还是有用的。

他人既是问题之所在，也是问题解决之所在。求助者对学习和同学关系感到绝望进而放弃，固然与求助者自身存在缺陷有关，但他人作为求助者自身行为的环境和后果因素，对求助者问题的形成也非常重要，如老师、家长对求助者的批评否定，奶奶和父亲缺乏对孩子的关心，以及同学的嘲讽等。

既然他人在求助者问题形成中扮演了一定的角色，那么在帮助求助者从问题中走出来时也可以承担一定的责任。“爱是问题的答案”，在与他人互动的过程中，诉求他人对求助者的爱，帮助求助者走出来，引导他人提供必要的协助。心理咨询师要与求助者家庭结成同盟，共同帮助求助者。为此，心理咨询师与求助者的父亲和奶奶建立联系，定期进行咨询会谈，指导父亲和奶奶与孩子积极互动，给予孩子关心和肯定，也通过让孩子帮助奶奶做家务和关心父亲等方式促成家庭良性互动。进入学校后，心理咨询师陪同求助者奶奶拜访班主任，交流求助者情况，并与班主任建立联系，定期与班主任沟通会谈进展，与班主任结成同盟共同帮助求助者适应学校生活。

在心理咨询师、家人和老师的共同努力下，求助者最终回到学校正常学习并与同学建立了良好的关系。在这个过程中，对于学习，他形成了的新中间信念：苦干＋巧干，学习能进步；对于同学关系，他的新中间信念是：平等互助，友谊能够持久。

3.3.3.7 自恋策略

自恋是自弃的对立面。自弃的人否定自己，放弃自己；自恋的人肯定自己，欣赏自己，以自己为荣。从这个角度看，人是需要自恋的，我们需要肯定自己，也需要欣赏自己，以自己为荣。

弗洛伊德比较早地把“自恋”这个词引入心理咨询或治疗领域，他表达的意思是求助者把精力投注到自己身上，不关心、不在乎他人，自然也就无法与他人建立亲密关系。为了说明自恋，他还把希腊神话人物纳克索斯（Narcissus）作为自恋的例子加以佐证。

纳克索斯是“河神”刻菲索斯和“水泽神女”利里俄珀生下的儿子，他生而美丽，长大后成为神女们喜爱的对象，她们都希望纳克索斯能够爱上自己，但他对她们都很冷淡。有一天他很口渴，来到一个纯净清澈的湖边，湖水就像一面镜子一样，他看到湖水中的美少年，他便爱上了湖水中的自己。但他不知道这就是自己的影子，因为他从来没有照过镜子。这是因为他父母为了让他健康成长祈求神示，神说“不可使他认识自己”，于是他们便把镜子藏起来，不让他接触水面，避免他看到自己的样子。纳克索斯就这样望着湖中的影子，既不觉得累，也不觉得饿，最终长眠于此。神女们闻讯赶来悼念他，她们深深的悲痛感动了宙斯，宙斯让纳克索斯倒下的地方长出一株株娇黄的水仙花，它就是纳克索斯的化身。

作为补偿策略的自恋是正常自恋的变形，它是过度的、夸大的，缺乏相应的事实作为基础。因为没有相应的能力、魅力或条件作为支撑，个体的自恋得不到他人的认同，必然会在与他人相处的过程中引发人际关系问题，也会在完成特定任务过程中眼高手低。简言之，由于缺乏相应基础，自恋补偿策略必然导致个体学习、职业、人际关系和家庭等社会功能受损，最终出现心理问题。

自恋者最常见的表现就是自我展示与自我吹嘘，夸大自己的能力、成就、财富和地位等，目的是得到他人的羡慕、称赞，从而顺从自己、追随自己。

妄想障碍中有一类妄想就是夸大妄想，患者相信自己才华盖世、地位显赫、财力强大、权势无上，是常人无法比拟的非常人物。有的患者坚信自己做出了非凡的发明创造，取得了无与伦比的科学成果，甚至已经获得了诺贝尔奖等。例如，有个 20 多岁的年轻人相信自己具有超人能力，可以飞行、穿墙、透视，经常在家里穿超人服装，用床单做斗篷，大声高呼“我是超人”，认为自己是救世主，可以为人们解决问题。再如，有个 30 岁女人认为自己是一位国际巨星，每天穿着时尚服装，化着精致妆容，摆着各种姿势拍照，上传到各种网络平台，博得点赞和关注。

有这样一个故事的片段。一男一女相亲，经过一段时间的交往后，女士提出两人只做普通朋友，男士非常不愿意，回复说：“你都快 33 岁了，费这么大劲就想找一个朋友呀？”女士回应说：“我们俩做朋友比较合适。”男士开启了自恋模式：“你看，你长相不错，条件不错，但年龄是个硬伤，综合下来也就是一个及格。你再看我，长相不错、名校毕业，我有房有车，每年收入不少，在婚恋市场也是‘钻石王老五’级别。我是真心想娶你的，再过一两年你就更难嫁出去了。”

在上面这个故事中，男士一方面吹嘘自己，另一方面贬低对方。由此可见，自恋者的一个常见表现是贬低他人。如果无法抬高自己，那么贬低或否定他人就可以相对突出自己。在亲密关系或同学和朋友这类平等关系中，你经常可以发现这样的人。

自恋补偿策略的根本问题不在于自我吹嘘和贬低他人，而是在人际关系过程中，他眼里只有自己。他们只对自己感兴趣，对他人不感兴趣，对事情不感兴趣，与他人交往或做某件事情都是为了肯定自己和抬高自己。

自恋补偿策略的修正就是要纠正求助者只关注自己的倾向，引导求助者在做人做事的过程中，把注意力从自己身上移开，多关注他人、多关注具体事情，做到对自我、他人和事情关注的平衡（见图 3-14）。

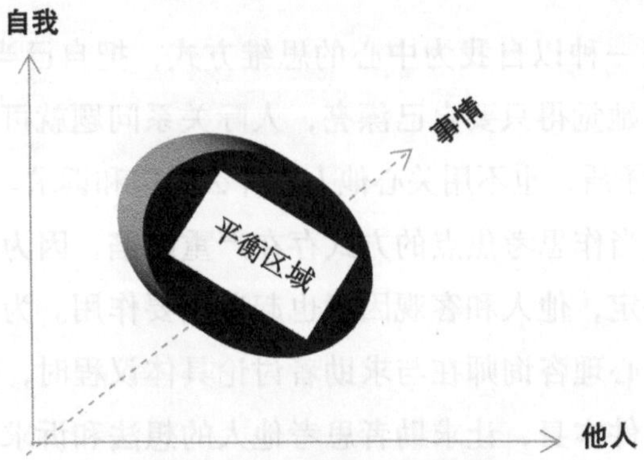

图 3-14　自恋策略的三维模型

我们以个案 3 为例说明自恋策略的修正。求助者小娜天生丽质，身材很好，有着修长的双腿，是人们眼中的“美女”。但在高中时期，同学之间发生了几起矛盾冲突，她特别在意的同学（特别是男同学）没有站在自己的立场上，而是偏袒那个“校花”，这让她非常受挫，自恋策略遭遇挫折。于是她一直休学在家，认为自己长得奇丑无比，进而发展出了躯体变形障碍。

心理咨询师首先要处理的是小娜躯体变形障碍问题，也就是需要通过行为试验等技术手段，让求助者认识到自己并非“奇丑无比”，而是“美女”，只是漂亮程度没有达到 100% 而已，即使是当年那位“校花”，她的漂亮程度也没有达到 100% 的程度，自己和那位“校花”的漂亮程度差别并不大。

解决了小娜躯体变形障碍的认知歪曲后，小娜认识到自己是漂亮的。既然自己是漂亮的，为什么存在同学矛盾呢？这时就是心理咨询师处理她现实生活问题的时机——帮助小娜解决生活中的人际关系问题。小娜在人际关系方面的补偿策略是自恋策略，如果用中间信念来描述的话就是这样的：

态度：不被人喜欢是糟糕的；
规则：我要让他人喜欢我；
积极假设：如果我漂亮的话，他们就会喜欢我、听我的；
消极假设：如果我变丑了，他们就会离我而去。

自恋策略是一种以自我为中心的思维方式，把自己当作思考的焦点。对于小娜而言，她觉得只要自己漂亮，人际关系问题就可以解决了，既不用处理人际关系矛盾，也不用关心他人有什么愿望和诉求。

这种把自我当作思考焦点的方式存在严重缺陷，因为一件事情的结果并非全由自己决定，他人和客观因素也起着重要作用。为了引导求助者从自我焦点离开，心理咨询师在与求助者讨论具体议程时，要引导求助者关注他人和具体事件本身，让求助者思考他人的想法和诉求。求助者小娜在心理咨询师的引导下，讨论与家庭成员（父亲、母亲、弟弟）之间发生矛盾的议程。在这些议程的处理中，心理咨询师协助小娜在平衡双方诉求的情况下做到共赢，在双方想法有分歧的情况下做到求同存异，避免发生冲突。求助者最终发现自己能缓和与家人的矛盾冲突，与家人维持和谐的关系。在此基础上，求助者走出家门把已经学到的认知观念和行为技巧应用到与周围人的接触中，结果她与这些人的关系处理得也挺好。

在整个会谈过程中，心理咨询师总是引导求助者关注他人的想法和诉求（这一点用发散思维即可实现），并且给求助者提供问题解决方法，使问题得到圆满解决。

在这个过程中心理咨询师并没有贬低长相漂亮的重要性，而是不讨论漂亮在其中的作用。对于求助者而言，长相漂亮是她的优势，但她要把人际关系处理好，还需要具备处理人际关系的技能。通过总结与家人和周围邻居相处的经验，小娜得到了处理人际关系问题的新信念：关注他人，协调矛盾，就能维持和谐关系。

3.4 用中间信念指导自动思维会谈

认知行为疗法的咨询特点之一就是“目标导向”，心理咨询在预先设定目标的指引下进行咨询会谈。在本书中，我们把认知行为疗法咨询目标细分为三：第一个目标是咨询会谈的具体目标（包括客观目标和个人成长目标），第2章已经介绍了这方面的内容；第二个目标是中间信念改变目标，也就是我们在上一节介绍的不同补偿策略或中间信念的修正方向，心理咨询师需要根据求助者原来补偿策略存在的问题，明确求助者中间信念改变的方向；第三个目标是核心信念改变目标，这个方面内容将在第4章进行说明。

前文已经说明了不同补偿策略或中间信念修正的方向，从旧的补偿策略到新的应对策略，或者从旧的中间信念到新的中间信念，那么我们是怎样通过咨询会谈来实现的呢？

提出新的中间信念需要依赖自动思维阶段议程会谈成果作为支撑，换句话说，如果没有自动思维阶段求助者的改变，我们无法提出新的中间信念，即使你可以应用技术提出新的中间信念，但求助者对新的中间信念的相信程度一定不会高。如果提出新的信念，无论是中间信念还是核心信念，求助者相信程度低的话，求助者很难按照这样的信念行事。

很多时候，我们遇到的问题是，道理都懂就是缺乏行动或者动不起来，“知”和“行”无法统一起来。究其原因，“知”和“行”之间还隔着“信”和“欲”。所谓“信”就是个体是否相信他所知道的，我们经常听人说“大道理都懂”，这里说的是“懂”，就是理解，而不是相信。如果我们想让他人有所行动，就需要他人相信其知道的东西。所谓“欲”，就是意愿、动机，是求助者愿不愿意去做的问题，换句话说，如果做了就需要有好处，对自己没有好处是不会去做的。

既然新的中间信念需要自动思维阶段会谈议程作为支撑，自动思维阶段会谈就需要产生支持新信念的证据。有了这些来自议程的证据，求助者就更容易相信新的中间信念，也就更容易按照新的信念行动。

个案 10 中的求助者不敢和别人交往，害怕和别人发生视线接触，害怕被别人发现自己不正常。

对求助者上述表述进行横向认知概念化，可以得到下面的内容。

情境：与人接触时。

自动思维：自己很没用，什么都不如别人，别人会发现自己不正常，发现自己的问题，和自己交往很尴尬，不愿意和自己待在一起。

情绪：紧张。

行为：低着头或看别的地方（不敢看对方眼睛）。

经过前面的讨论，我们知道求助者的补偿策略是回避策略，回避与人接触，回避与人交往。求助者的回避策略体现在横向概念化的哪个部分呢？即求助者的“行为”反应部分。如果用一句话来总结就是：**自动思维阶段议程中求助者具体问题情境下行为反应，是中间信念（或补偿策略）影响下行为方式的具体体现**。

我们前面讨论这位求助者回避策略修正目标的时候提到，要让她与他人互动（取代原来的回避），互动过程中减少对他人反应或评价的关注，把注意力集中在具体的社交任务上。

基于这样的指导思想，我们再看刚才那个自动思维议程该怎么处理，我们在前面已经说过补偿体现在“行为”反应部分，**修正补偿策略就是修正行为反应**，也就是说心理咨询师要在咨询会谈中体现中间信念修正目标，就是要修正求助者在具体情境中的行为反应。

求助者原来的行为反应是低头或看别的地方，这是回避策略的具体体现，新的应对策略是“与人互动，重点关注社交任务”，求助者需要做的行为改变就要体现这一点：与对方互动并把注意力聚焦在社交任务上。

因为上面概念化中“情境”的描述并不具体，没有具体说明处于何种情形或面临什么社交任务，为了说明社交任务我们可以把它具体化为某种特定情境，例如，某个课程的小组讨论，包括自己在内的 4 名组员讨论老师布置的作业并分工，确定每个人承担哪个部分的任务。当我们把情境具体化后，就可以说明行为改变了。在这个情境中，求助者需要落实与人互动并重点关注社交任务这个指导思想，求助者可以在讨论作业分工的过程偶尔抬头看着说话的人（这表示与人互动）并就讨论中的内容发表意见（如同意他人观点，或分享自己的看法等）。

一旦我们明确了具体议程中行为改变的内容，就可以回过头来看自动思维内容干预的问题。我们需要讨论哪些自动思维内容，以及应用何种技术干预才能得到行为改变。

求助者在上面情境中的自动思维包括两个方面的内容，一个是指向自己的，觉得自己很没用，什么都不如别人，另一个是指向他人的，觉得别人会发现自己不正常，发现自己有问题，和自己交往很尴尬，不愿意和自己待在一起。

针对指向自己的自动思维讨论，可以应用控辩方技术，但这个讨论得到的结果是自己在多大程度上有用，或者和他人相比自己的相对位置在哪里，这样的结论与求助者主动参与人际互动和发表意见没有直接联系，这个部分自动思维的讨论可以略去。

针对别人会怎么看自己的自动思维，心理咨询师可以应用发散思维和行为试验技术。发散思维技术主要处理求助者对他人言行的看法，在这里求助者并没有描述他人言行，也就不存在对他人言行怎么解释的问题。求助者是先入为主地认为别人会发现自己不正常、不愿意和自己待在一起等。要修正求助者这个认知，心理咨询师就需要求助者取得证据来支持或否定这个想法，行为试验技术是个可行的选择。既然要行为试验，求助者原来的回避行为无法获得证据，她就需要做出某种行为改变，即与人互动，看看能不能得到支持或否定自己想法的证据。

我们知道实现预期的中间信念改变，求助者需要做出行为改变（即与人接触并关注社交任务），在特定情境中（如小组讨论任务分工情境），求助者就需要做出相应的行为改变。为了实现这个改变，需要选择相应自动思维内容（讨论他人会怎么看待自己部分自动思维），以及相应的技术方法（行为试验技术）来证明。

通过上面的讨论，我们知道自动思维阶段的会谈并不是随意的，它有目标指向，除了要指向咨询目标，还要指向新中间信念的形成。在自动思维阶段议程讨论中，不能只是从自动思维内容角度去思考，随意选择自动思维内容，随意应用认知行为技术去干预，这样做是随心所欲的，很容易让咨询会谈偏离既定方向。

认知行为疗法基于“目标导向”，一旦明白新的中间信念（或应对策略）的方向，在自动思维阶段议程讨论就需要把行为改变和认知改变讨论引向这个既定方向。

3.5 中间信念阶段咨询会谈

我们对自动思维阶段的会谈讨论比较多，一个重要原因是自动思维阶段是心理咨询的开始阶段，如果自动思维阶段会谈做不好，就没有办法进入中间信念阶段和核心信念阶段。另外，相对于自动思维阶段，对中间信念和核心信念阶段的讨论比较少，主要原因是这两个阶段的咨询操作难度不大，容易掌握。为了让大家对中间信念阶段的咨询会谈有一个比较清晰的认识，下面我们对中间信念阶段的咨询会谈做一个简要介绍。

中间信念阶段会谈分为新信念（即新的中间信念）提出会谈和新信念巩固会谈两个时期。

新信念提出会谈在自动思维阶段会谈积累足够支持新信念的议程素材后进行，通常需要一次会谈时间。在新信念提出会谈中，心理咨询师应用评估零点技术、认知连续体技术、饼图和多重环节技术等，利用自动思维阶段求助者改变的证据，得到新的中间信念。

新信念巩固会谈是中间信念阶段主要的会谈形式，它是在新的中间信念提出之后，继续和求助者讨论生活中发生的事情，并把这些事情列入议程。这一点和自动思维阶段做法相同，不同的是概念化之后，新信念巩固会谈会提示求助者将新信念应用到议程中，看能否得出我们需要的认知改变和行为改变内容，如果不能，再应用自动思维阶段技术或中间信念阶段技术进行干预，直到得出我们希望的认知和行为改变结果。

3.5.1 新信念提出会谈

新信念提出会谈通常需要一次会谈时间，下文完整描述新信念提出会谈的全部流程和相应技术要素，供大家在实操过程中参考。

3.5.1.1 开始环节

认知行为疗法咨询会谈非常结构化，每次会谈由开始环节、中间环节和结束环节构成。中间信念阶段开始环节与自动思维阶段的开始环节相似，都由以下这些会谈要素构成。

1. 问好。再次见面，与求助者打个招呼，开始今天的会谈。

2. 心境评估。了解求助者情绪状况，用 1 ～ 3 个词描述情绪，并评估情绪强度（0 ～ 10 分）。

3. 获取最新信息。了解求助者最近生活中发生的事情，包括积极和消极的事情，有没有一些事情需要列入议程讨论。

4. 家庭作业回顾。回顾求助者家庭作业完成情况，如果有作业存在比较大的问题，可以列入议程讨论

5. 议程设置。由于这是进入中间信念的首次会谈，特别需要和求助者说明本次会谈的内容，如“今天我们要进入一个新的阶段，需要一次会谈时间，如果有具体问题要解决的话，我们需要延长会谈时间，或者在下次会谈时我们再安排讨论。”

3.5.1.2 中间环节

中间环节是会谈的主体部分，本次会谈需要从识别旧的中间信念开始，并对中间信念部分进行心理教育，从而引导出新的中间信念。心理咨询师只有把握好会谈节奏，才能在一次会谈时间内完成上述任务。有两种情况可能导致一次会谈时间内无法完成上述任务，一是求助者存在紧急议程需要处理，优先级排在新信念提出之前，二是求助者对新旧信念和心理教育等内容存在疑问，心理咨询师需要更多的时间倾听求助者的看法并展开讨论。如果时间不够，心理咨询师可以和求助者协商解决方案：一种方案是延长本次会谈时间，另一种方案是下次会谈时再继续讨论。

1. 识别中间信念。也许在之前会谈中已经识别并讨论过求助者中间信念，在这里只需要再次提及求助者中间信念的内容就可以了，如果以前没有涉及这方面的内容，这里就需要通过自动思维内容和箭头向下等技术来识别（如果你对识别部分不太清楚，可以阅读本丛书中《认知行为疗法入门》和《认知行为疗法：会谈技能与咨询现场》的相关章节）。

2. 中间信念心理教育。对求助者进行心理教育，说明中间信念内容（态度、规则和假设）之间的逻辑关系，说明中间信念是怎样形成的以及为何失效，强调中间信念要与时俱进，修正中间信念以便适应当前挑战。

3. 激发改变信念的动机。在这里主要应用信念利弊比较技术，和求助者讨论原有的中间信念的好处和弊端是什么。通过利弊对比，求助者认识到中间信念已经是弊大于利，放弃这个中间信念就是必然选择。

4. 新信念提出会谈。在前述工作基础上，引导求助者回顾自动思维阶段议程，通过评估零点、认知连续体技术的应用得出新的中间信念（即新信念）。关于如何应用评估零点等技术得出中间信念可以阅读本丛书中的《认知行为疗法进阶》和《认知行为疗法：会谈技能与咨询现场》相关章节。

5. 评估信念相信程度。得出新信念以后，心理咨询师要评估求助者对新信念的相信程度。通常来说，新信念的相信程度需要大于 50%，并且新信念相信程度明显高于旧信念相信程度，只有符合这两个条件讨论中间信念巩固才是合适的，只要有任何一条达不到都说明现在进入中间信念有点为时过早。如果出现上述情况，心理咨询师就应暂时搁置中间信念阶段讨论，回到原来的自动思维阶段讨论，积累更多的自动思维议程会谈素材后再提出并巩固新中间信念。

讨论中间信念比较理想的信念相信程度是这样的，新信念相信程度在 70% 以上（不低于 60%），新旧信念相信程度差距在 30% 以上。也就是说，求助者对新信念相信程度为 70% 并且对旧信念的相信程度为 40% 或更低时是比较理想的。

3.5.1.3 结束环节

结束环节是整个会谈的必要组成部分。结束环节内容与自动思维阶段会谈相同，包括如下内容。

1. 会谈总结。这里主要回顾新旧信念内容，中间信念心理教育方面知识，以及求助者对新旧信念相信程度评估等内容。

2. 会谈反馈。了解求助者对本次会谈的感受和想法，是否存在疑问和困惑。

3. 家庭作业。布置作业要求求助者继续思考新信念的有效性，看看新信念与更多自动思维议程的是否一致，能否把新信念应用到更多情境中去。

3.5.2 新信念巩固会谈

新的中间信念提出时，求助者对新信念相信程度不会达到我们期望的水平（90% 以上）。这就意味着新信念提出后，心理咨询师还要继续会谈巩固新信念，提升求助者对新信念的相信程度，直到它达到 90% 以上的期望水平为止。

中间信念阶段会谈与自动思维阶段会谈一样，都是由议程会谈构成的。每次会谈的开始环节进行议程设置，明确会谈议程清单然后选择优先议程开始会谈。中间信念阶段会谈议程的处理与自动思维阶段会谈处理既有一致的地方，也有不一致的地方。

1. 搜集资料与概念化。这个环节是相同的，心理咨询师需要对求助者提到的议程了解更多信息，具体化问题情境，通过横向概念化明确求助者在特定情境中的自动思维、情绪反应和行为反应等相关内容。

2. 认知改变。这个环节有所不同，自动思维阶段的做法是根据求助者的自动思维，应用控辩方、发散思维、可能区域等技术得到替代思维，实现求助者对特定情境的认知改变。中间信念阶段则有所不同，鉴于心理咨询师已经提出新的中间信念，在处理求助者自动思维的时候，就可以应用新的中间信念来指导求助者，询问求助者如果按照新信念思考，在这个场景中替代思维应当是什么。如果求助者通过新信念应用得到了理想的替代思维，这个环节的任务就完成了。如果求助者的替代思维不理想，就需要心理咨询师应用认知行为技术去干预。这时，中间信念阶段的技术（如评估零点技术）可以，自动思维阶段的技术（如控辩方技术）也可以，只要能够得到期望的替代思维内容就行。

在中间信念阶段，求助者认知改变（替代思维）并不必然使用认知行为技术，特别是在中间信念阶段会谈后期，求助者对新信念掌握更好的情况下，他们可以通过新信念推导出该情境中理想的替代思维。在新信念巩固的初期，还是会经常用到认知行为技术来得到我们期望的替代思维。

3.行为改变。面对问题情境求助者的行为改变是必需的，自动思维阶段和中间信念阶段都要讨论行为改变。在这两个阶段，讨论行为改变方面会有所差异，主要是自动思维阶段，行为改变方案会比较具体细致，因为求助者对如何做好这件事缺乏经验，需要更为细致的指导；在中间信念阶段，由于求助者在前期已经积累了相当多的经验，行为方案的讨论就会简略些，甚至到了后期，应用新中间信念得到理想的替代思维后，求助者就知道该怎么做了，不再需要心理咨询师的指导了。

下面我们举例说明中间信念阶段新信念巩固议程会谈过程。求助者是一位母亲，经常为孩子教育的事情烦恼，通过前面的咨询会谈，她原有的中间信念如下：

态度：没有教育好孩子是糟糕的；

规则：我应该让孩子听我的；

积极假设：如果孩子听我的，将来就会有出息；

消极假设：如果我任其发展，孩子就没有希望了。

经由自动思维阶段会谈，心理咨询师协助求助者处理孩子教育问题的多个议程，积累了处理孩子教育问题的经验，在前面新信念提出会谈中得到了"如果我倾听、等待，必要时提供支持，孩子将来就会有出息"的新信念。

在新信念巩固会谈中，求助者提出一个会谈议程：儿子和同学打架，给同学一个耳光，老师告状找家长。

对此，心理咨询师先收集资料并概念化。求助者报告说，昨天晚上老师打电话说孩子打人了，对方家长很生气。自己心想等孩子回来就收拾他，但等到孩子回来后自己并没有处理他，而是搁置下来，想请教心理咨询师后再处理。心理咨询师具体化孩子回来时家长的想法和情绪，得到如下概念化内容：

情境：孩子回来，见到孩子；

自动思维：又给我找麻烦，打人了肯定是他不对；

情绪：生气（80%）；

行为：忍住了，以后再算账。

考虑到刚进入中间信念阶段，心理咨询师需要让求助者认识到自动思维是由中间信念决定的，于是引导求助者看到自动思维和中间信念的关系。心理咨询师从“又给我找麻烦”开始，应用箭头向下技术得到“将来没有希望”的糟糕结果。出现这个结果是因为消极假设“如果我任其发展，孩子就没有希望”带来的，这时自动思维与消极假设联系起来了。另外，孩子惹事被求助者认为是“给我找麻烦”，把孩子的事情变成了自己的事，这就与自己“没有教育好孩子”联系起来，认为自己“没有教育好孩子是糟糕的”，这时自动思维和态度联系起来了。既然如此，基于积极假设和规则，求助者就有一种冲动——要干预，要让孩子听从自己的——虽然求助者最终没有这样做，而是与咨询师讨论解决办法。

通过上述分析讨论，求助者认识到自动思维与中间信念的关系，也认识到自己当下的自动思维还是受到原来中间信念的影响。新的中间信念在这个议程中还没有发挥作用。有这个作为基础，心理咨询师就可以引导求助者将新信念“如果我倾听、等待，必要时提供支持，孩子就来就有出息”应用到当下问题情境中，求助者得到“我该向孩子了解情况，再看怎么处理”的替代思维。这个替代思维是我们所期望的，但求助者对这个想法的相信程度有多少呢？只有60%。

很显然，这个相信程度比较低，心理咨询师选择评估零点技术增强求助者的相信程度，于是和求助者讨论两种想法的可能结果：一种想法是按照旧信念（如果我任其发展，孩子就没有希望了）下的自动思维（给我找麻烦）会怎么做，有什么结果？求助者说会惩罚孩子，两人不欢而散，互相不搭理，最后问题没解决。另一种想法是按照新信念（如果我能够倾听、等待，必要时支持孩子，孩子就来就有出息）下的替代思维（我该向孩子了解情况，再看怎么处理）会怎么做，有什么结果？求助者觉得应先倾听，孩子可能另有隐情，其结果是理解孩子，亲子关系融洽，找到解决目前问题的办法，孩子也有成长，积累了处理类似问题的经验。心理咨询师将自动思维后果作为评估零点，让求助者将替代思维的后果与自动思维的后果进行比较，求助者发现按照替代思维去想会更好。经过评估零点技术的应用，求助者对替代思维的相信程度提升到90%，达到了非常理想的水平，求助者生气的程度下降到了30%。

认知改变完成后，心理咨询师和求助者讨论行为改变的具体操作，就是要具体落实“我该向孩子了解情况，再看怎么处理”替代思维，把它变成可执行的行为方案，心理咨询师与求助者讨论了下面五个方面的问题和应对方案。

（1）什么时间和孩子聊这事：今天晚上，写完作业后。

（2）如何倾听：客观描述事件，不先入为主地指责，让孩子讲述过程，不用辩解、不用推卸责任。可以这样说：“老师来电话说你在学校打人了，我想听你说说是怎么回事？”

（3）可能的结果和情况：主动招惹他人；回击他人；为他人打抱不平。

（4）根据过去经验，哪个可能性大：他人招惹他，孩子反击的可能性大。

（5）如果是这样的话该怎么做：和孩子讨论怎样避免类似问题发生，如如何避免他人招惹到自己，怎样回击更合规等内容。

正常情况下，随着中间信念阶段议程讨论的增多，求助者对新中间信念的相信程度会稳步提高。如果求助者对新信念的相信程度无法稳定增加，常见的情况是新信念在应用过程中有时管用、有时不管用。心理咨询师需要认真分析不管用的情形并找到具体原因，从而推动中间信念阶段的会谈。

一般来说问题可能出在两个方面。一个方面就是新信念内容表述存在问题，比较常见的问题是新信念表述过于具体，无法涵盖众多问题情境。如果是这样，心理咨询师需要对新信念的表述进行修正，使它能够涵盖那些不管用的问题情境。

另一个方面就是行为方式有问题，求助者的行为方式只能适应某些情形，而不能适应另外的情形。出现这个问题的原因是补偿策略及其修正目标方面存在问题，心理咨询师可能错误理解了补偿策略或修正目标有偏差。如求助者补偿策略是自弃策略，心理咨询师可能理解为回避策略，很显然心理咨询师按照回避策略制定的修正目标无法涵盖所有情境，再如心理咨询师虽然准确判断出求助者补偿策略为努力策略，但选择了“适度策略”的修正方向，而求助者问题需要“另辟蹊径策略”，方向错误也可能导致某些问题情境无法解决。

第4章 重塑核心信念

在第1章的认知概念化中，我们已经谈到负性核心信念是心理问题的深层原因（或病根），求助者早年形成的负性核心信念是心理问题产生的内在基础。由于早年形成的补偿策略有效运作，求助者得以正常成长。当外部条件发生改变（即外因作用）的情况下，求助者的补偿策略失效，心理问题就显现出来了。

这时心理咨询成了解决求助者心理问题、帮助其恢复正常生活的必要手段。求助者寻求心理咨询，不仅希望能够“治标”，解决当前存在的临床症状和社会功能损害，而且希望能够“治本”，有效处理心理问题的深层原因。

既然负性核心信念是求助者心理问题的根本原因，要从根上解决心理问题，就需要重塑求助者的核心信念，把负性核心信念改为正性核心信念。要想实现这样的目标，心理咨询师就需要了解核心信念形成过程，掌握巩固正性核心信念（即人格重塑）的策略，明确正性核心信念的内容（即健康人格）并把它作为修正的目标，以正性核心信念目标内容为方向，指导自动思维阶段议程的会谈。

4.1 核心信念的形成

4.1.1 孩子从成长经历中学到什么

中午，全家人坐在餐桌旁吃饭，桌上摆了几盘菜，荤素都有。女孩想吃一个鸡腿，便伸筷子去夹这个鸡腿。说时迟那时快，妈妈把鸡腿夹给了女孩的弟弟。女孩显然很生气，向妈妈抱怨自己要吃鸡腿，妈妈并没有把鸡腿从弟弟碗里夹给她，而是夹了更多的鸡肉给女孩，一边夹菜一边说："这些鸡肉也是一样的，你不要和弟弟争，你弟弟还小。"看着碗里的鸡肉，听着妈妈的唠叨，女孩心想："我才几岁呀，我和弟弟一样，我们都还小。妈妈就是偏心。"

上述场景经常发生，假如你是案例中的孩子，你会从中学到什么。

- 你会怎样看待自己、他人和世界？
- 你该怎么办？

针对童年经验对人的影响，不同的心理咨询流派从不同的角度进行了很多的分析和解读。经典精神分析学派从需要满足的角度进行了解读：欲望得不到满足，个体会感到心理不平衡，于是个体发展出防御机制来避免自己体验到这样的焦虑。

女孩没有吃到鸡腿而弟弟吃到了鸡腿，女孩的愿望没有得到满足，她发现自己和弟弟在争宠的过程中自己总是输，于是便归因为自己是女孩，产生"阴茎羡慕"的心理动力，将来一定要生一个男孩，或者把自己塑造成"假小子"，以此证明"谁说女子不如男"或者父母当年对自己的做法是错误的。

现代精神分析理论——客体关系理论则是从人际关系模式来分析童年经验的。个体来到人世间首先与母亲建立关系，然后与其他人建立关系。母婴关系成为个体人际关系的基础，最基础的母婴关系有两种：一种是"好我 - 好妈妈"的令人愉快的关系，一种是"坏我 - 坏妈妈"的让人沮丧愤怒的糟糕关系。

女孩没有吃到鸡腿，而弟弟吃到了鸡腿，在客体关系理解框架中，女孩会认为自己不好（可能是自己表现不让妈妈满意）同时妈妈也是坏的（偏心），因而她们母女关系就是“坏我 - 坏妈妈”的关系，而弟弟得到鸡腿，弟弟是好的，妈妈是喜欢的，他们的关系就是“好我 - 好妈妈”的关系。对她而言，她从中学到什么呢？怎样让妈妈喜欢我，把母婴关系变成“好我 - 好妈妈”的关系，抑或是采取更多的敌意行为，让妈妈变得脾气更加糟糕，在自己心目中成为真正的“坏妈妈”形象。

认知行为疗法从认知和行为角度来看待这个问题。女孩经历了妈妈把鸡腿给弟弟而不给自己的事件后，她会对“自己是谁”“自己是怎么样的人”有一个认识。例如，她可能会认为自己不如弟弟，同时她也会对“他人是怎么样的人”有认识，在这里她可能会认为，妈妈是偏心的，弟弟是邀宠的等。如果遭遇更多类似的事情，她可能会得到一个更为普遍性的结论“世界是怎么样的”认识。随着年龄的增长，她遇到的事情越来越多，个体对上述看法就会更加稳定、更加确信。这时，个体关于自我、关于他人和关于世界的核心信念就形成了。

4.1.2 内在小孩为什么没长大

“未长大的内在小孩”是个体人格停留在童年时期的形象说法，这个概念表达的是个体并没有随着年龄增长而不断更新或修正自己原有的认知信念、行为模式和关系模式，个体当下的认知信念、行为模式和关系模式依然是成长早期的样子。

年龄增长但个体内心没有同步成长，依然是早年时期的样子。从认知行为疗法的角度看，这是因为已经形成核心信念通过补偿策略和维护机制（见图 4-1）起作用的结果。

一方面，个体采取的补偿策略（即行为方式）限制了个体取得新的经验成果。缺少新的经验结果，就减少了产生不同认知信念的可能性。对于一个认为“我是不可爱的”核心信念且采取回避策略的人，不愿意主动与他人交往，自然不会得到他人接纳和喜欢自己的经验，没有这样的经验就没法改变“我是可爱的”核心信念。一个有着“他人是坏的”核心信念且采取警惕策略的求助者，与人接触时充满怀疑，拒绝与人进一步交往互动，自然无法与他人建立更为信任的关系。缺乏这样的经验，个体关于他人的核心信念就不会变成“多数他人是友善的”了。

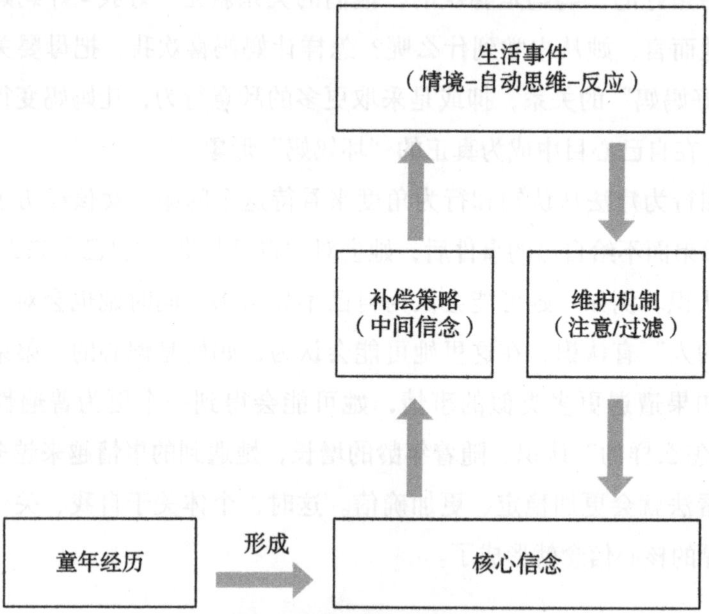

图 4-1　核心信念机制图

另一方面，已经形成的核心信念会通过维护机制保护自己，避免核心信念被修改。核心信念维护机制的主要操作方法是选择性注意和记忆。维护机制会对个体生活中发生的所有事情进行选择性注意和记忆，如果个体生活中发生的事情符合已有的核心信念，这样的事情就更有可能被注意到，同时它也更有可能被记住，成为长时记忆中的一部分。那些与已有核心信念不一致或相反的事情，求助者就更少注意到，也更少被记住。通过选择性注意和记忆，个体能够回忆得起来的经验与核心信念的一致性就比较高了。

负性核心信念维护机制主要体现为以下四种形式。

1. 选择性负面关注。注意那些与负性核心信念一致的信息，而对正面信息视若无睹（忽视）。如一个有着“不可爱的”负性核心信念的女生，她性格好、人长得漂亮，全班 48 个同学中有 42 人喜欢她，有 6 人不喜欢她。

她会关注哪一部分人群呢，是喜欢她的人，还是不喜欢的人？很显然她会关注那 6 个不喜欢她的人，而忽视 42 个喜欢她的人，这就是典型的选择性关注。再如，有个学员参加培训后没有拿到优秀成绩，只是合格，她就感到非常受挫。在这里她关注的是让自己失望的部分——没有取得优秀，但她忽略了取得成功的部分——得到合格成绩。

2. 低估正面证据（折扣）。淡化正面事情的价值和意义。例如，一个学生期中考试取得成功，他可能会认为，期中考试其实并不重要，期末考试才重要，或者高考成绩更重要。再如，一位男士为女友买了一束花来表达爱意，这位女士认为对方是在自己的要求之下才买的，男士的诚意不够，这也是低估正面证据的体现。

3. 拒绝相反解释（否认）。拒绝客观存在的事实，否认与自己意见相反的解释或证据。例如，单位领导以工作过失为由处分求助者，求助者认为这是单位领导在针对他。事实上，其他有相同过失的人也受到了处分，事后单位领导向他说明是为了整顿工作作风并不是针对他个人，但他不相信领导这样的解释，也不认可其他人受到处理的证据。再如，一个人表示喜欢你但你却不认为是真的，你觉得他不可能喜欢自己，这也是否定的具体体现。否认者的口头禅就是“这根本不可能”“这是不会发生的”。

4. 选择性遗忘。有些事情不符合已经存在的负性核心信念，但它被求助者注意到或意识到，如一个自认为不可爱的个体可能注意到父母关心或照顾自己的事情，一个自认为无能的个体可能注意到自己在某次考试过程中取得优异成绩的事实。由于这些事情与核心信念并不吻合，即使它被个体注意到，也常常被遗忘，没有进入长时记忆中，而那些与核心信念一致的负面信息就更容易被记住，成为长时记忆的组成部分，起着支持负性核心信念的作用。

4.1.3　核心信念改变的可能

负性核心信念形成后，补偿策略和维护机制共同作用使得核心信念得以巩固，这是否意味着核心信念不会发生改变了呢？

实际上核心信念也是可能发生改变的。求助者生活中遭遇的事情并非完全是个体行为的结果，他人（特别是重要他人）对个体的态度和行为表现不在个体控制之中。如果重要他人的行为方式发生改变，采取了更为积极、正面的方式对待个体，也会导致个体核心信念改变。例如，有的学生在家里被父母批评贬低，形成了“我是不可爱的”核心信念，但到学校读书后，老师特别是班主任对自己非常温暖，给予了肯定和鼓励。如果老师只是偶尔为之，很容易被核心信念维护机制过滤掉，但老师长期以来对个体都是这样，累积的正面经验增多，求助者就可能调整原有核心信念，有可能认为自己是“可爱的”。

除了他人态度和行为改变会影响求助者核心信念，心理咨询也是改变求助者核心信念的途径。心理咨询往往从求助者自身入手，帮助求助者改变对具体情境的认知，改变其补偿策略，学习问题解决的有效行为方式，回避者不再回避，顺从者学会合作，过度努力者选择尽力。求助者采取新行为方式，习得新的经验，这些累积的新经验也为核心信念改变奠定了基础。

由此可见，他人对待个体态度和行为方式的改变，以及个体自身认知和行为方式的改变，累积的积极正面经验都有助于个体核心信念的改变。

对于前者来说，他人的改变往往体现在不同人的对待方式不同，比较常见的情况是，生活环境的改变带给重要他人的改变，进而造成核心信念改变。如父母在家里对待孩子是一种态度和方式，进入学校后，老师对待孩子的态度和行为方式就可能不同。特别是对于那些留守儿童来说，父母缺位，如果老师给予他们更多关心和肯定，孩子的核心信念就容易得到修正。

他人的改变还体现在家长对待孩子的态度和行为方式改变。近年来，出现心理问题的孩子越来越多，家长对这个问题也越发重视，主动学习心理学或寻求心理咨询来帮助孩子解决问题。在这种情况下，如果家长调整对待孩子的态度和行为方式，以一种区别于过去的方式对待孩子（当然不意味着以相反方式对待孩子，因为相反方式也容易导致问题），对孩子予以肯定和接纳，协助孩子发展，孩子的核心信念也可以得到改变。

对于后者来说，个体在心理咨询师的协助下，改变自己对具体情境的认知和行为，随着问题得到解决，求助者就积累了新的经验，随着咨询的推进，进入中间信念阶段，求助者的补偿策略得以修正，更多的正面经验不断产生，最后进入核心信念阶段，在破除原有核心信念维护机制的基础上，大量正面经验被注意到，且被纳入长时记忆中，正性核心信念的提出和巩固也就是顺理成章的了。

4.2 人格重塑策略

人格重塑就是把负性核心信念变成健康的正性核心信念，一旦求助者的人格被重塑，成为健康的人，就具有健康人格。一个具有健康人格的个体，能够经受外界环境的挑战，也就是说一个具有健康人格的个体对心理问题是免疫的。

对我们大多数人而言，表现正常、没有出现心理问题，并不意味着自己心理健康，或者说不意味着自己具有健康人格。我们能够表现正常是因为补偿策略有效，能够应对当前现实生活的挑战，负性核心信念没有暴露或被激活。

如果我们希望自己能够心理健康，能够具有健康人格或是正性核心信念，要怎样做呢？

从认知行为疗法角度看有两个方面的工作要做，一是用现在经验修正过去经验，也就是要解决当下现实生活中存在的问题，累积大量正面的经验，这些经验是提出正性核心信念的基础和材料，如果没有这些正面经验，正性核心信念就无法得到支持，也就不可能被巩固。二是对成长早期经验进行修复，个体能够坚持负性核心信念，究其原因是有过去消极或负面经验的支持。如果能够修正个体所谓的消极或负面经验，这些经验对原有核心信念的支持力度就会减弱，如果能够从成长经验中回忆起积极或正面的成长经验，就能利于正性核心信念的巩固。

总的来说，正性核心信念或健康人格的塑造要从现在经验和过去经验两个方面着手，先处理现在经验，再处理过去经验。

4.2.1 用现在经验修正过去经验

求助者前来咨询，是因为眼前存在无法解决的问题，加之核心信念维护机制（如选择性负面关注、拒绝想法假设和低估正面证据等）的存在，我们不能在会谈初期就直接处理核心信念。我们要知道，现实问题无法解决，补偿策略保护负性核心信念，这种情况下核心信念是不可能被松动的，更不用说被改变。

认知行为疗法的咨询策略是从自动思维入手，进入中间信念，最后处理核心信念。这样做的基本思路就是“用现在经验修正过去经验”。主要逻辑如下。

在自动思维阶段，心理咨询师通过概念化识别求助者的自动思维。自动思维实际上是原有负性核心信念的体现，心理咨询师可以通过应用控辩方、可能区域等干预技术帮助求助者找到符合实际情况且有效的替代思维。这时产生的替代思维就脱离了负性核心信念的影响，它是问题情境导向的，而不是核心信念导向的。在求助者认知改变的基础上，讨论行为改变，自动思维阶段的行为改变针对当前问题情境，一旦求助者认知改变，就有可能找到解决问题的有效行为策略。当然，心理咨询师在帮助求助者找到替代自动思维的新认知的同时，还需要协助求助者找到有效应用当前问题情境的行为策略。

通过自动思维阶段议程讨论，求助者面临的问题逐一得到解决，求助者也积累了相当程度的正面经验，这些正面经验的取得是在替代思维的指导下，也就是脱离原有核心信念影响而取得的，按照皮亚杰同化顺应理论的思想，因为有不同于原有核心信念的经验存在，特别是大量的、持续的新经验存在，原有的核心信念图式就需要做出调整，以便适应新的经验现实（即顺应方式）。

自动思维阶段求助者的改变是一个个“点”的改变，而中间信念阶段的改变则是“面”的改变。自动思维具体讨论每个问题情境的认知和行为改变，有效解决具体情境的问题。在这个基础上，心理咨询师引导求助者进入中间信念阶段，利用自动思维阶段求助者改变的经验累积，提出新的中间信念，把求助者为了保护负性核心信念而产生的**补偿策略**，调整为适应不同问题情境且能有效解决各类问题的**应对策略**。一旦求助者能够有效应用新习得的应对策略，就能触类旁通地解决某个生活侧面的具体问题。

通过自动思维阶段具体问题情境处理的正面经验，以及中间信念阶段求助者从补偿策略到应对策略转变带来的更大范围的正面经验，求助者累积了大量正面经验，具有了修正原有负性核心信念的实力。这时心理咨询师才来提出正性核心信念，求助者基于大量正面经验的支持，就会对正性核心信念有相当程度的信任。

进入核心信念阶段后，心理咨询师修正原有的维护机制，开放更多的正面经验进入意识范围内，这些正面经验被允许进入长时记忆中，正性核心信念得以巩固，如此一来，原有的负性核心信念就被弱化了。

无论自动思维、中间信念还是核心信念，积累的正面经验都是来自求助者当下的生活，心理咨询师和求助者基于当下的生活经验提出的正性核心信念，取代了基于成长早期的负性核心信念，这就是“用现在经验修正过去经验”的咨询思想。

个案 12　神经性贪食症个案

求助者，女，32，教师，未婚。主诉经常性暴食和催吐行为。

下班回家后，她会做出三个人分量的饭，然后独自吃掉。她喜欢吃甜食和面食。如果不想做饭，她就会点外卖，或去麦当劳吃快餐（她能狼吞虎咽地塞下四个巨无霸汉堡）。但是，吃进大量食物之后，她就会后悔，然后想办法把吃进去的东西吐出来。她享受的是进食这个过程。除了催吐，她还使用泻药。泻药比较昂贵，为此她还曾采用偷窃的手段获得泻药。尽管体重正常，但她还是非常关注体重，认为能否控制体重是一个人素质的表现。

这种模式平均每周发生两次。心理咨询师询问她在什么情况下会出现上述情形，她说沮丧的时候会有这样的冲动和行为，大量进食后还会沮丧，她说自己完全失去了控制。

除了进食问题，她还有一个非常困扰的问题，因为年龄比较大了，父母频繁催婚，但自己与异性无法建立更为长期的关系，她谈恋爱的时间不超过三个月。

关于个人的成长史，她说自己的出生导致父母做出结婚的决定。但在自己的记忆里，他们总是吵架，家里没有安宁的日子，母亲是银行职员收入高，父亲是理发师，收入并不稳定。母亲非常强势，要掌握家里的一切，对父亲的表现非常不满意，经常抱怨和指责父亲，当然她也会得到同等待遇。因为工作关系，父亲经常是喝醉酒才回家的。

她说，自己是在母亲的严格管控下成长的，和同学的关系也被母亲控制，哪些人可以交往，哪些人不能交往，都是母亲说了算。从小学到高中，她和同学的关系都比较疏远，因为妈妈不让。

高考填报志愿时，她选择在离家非常远的城市读大学。在读大学的过程中，她和几个男生有过短暂的恋爱史（也曾有过性行为），在和他们相处的过程中，她发现了对方一些不可忍受的毛病，两人中止了恋爱关系。大学毕业前两年，她处于厌食状态，身高1.67米，体重不到45千克（BMI=16.1偏低）。在那些日子里，她总是很饿，经常会暴食，再通过催吐的方式控制体重。大学毕业后她的体重恢复到稳定的54千克（BMI=19.1正常水平）。

毕业后她选择在南方的一个大城市工作，也是为了离父母远一些。她在工作上能够胜任目前的教学工作，但因为无法与异性长期相处，一直保持单身状态。

考虑到这位求助者除了神经性贪食症问题，主要存在人际关系方面的问题，心理咨询师可以推断她的负性核心信念为“我是不可爱的”。

对求助者的负性核心信念，心理咨询师似乎可以应用控辩方技术直接处理，分别讨论支持不可爱想法的证据和支持可爱想法的证据。由于求助者目前无法与男生建立持久的亲密关系，已经和母亲存在对立的矛盾关系，求助者无法得出“自己是可爱的”这个结论，即使勉强得到这个结论，求助者对此的相信程度也不高。另外，即使心理咨询师通过暗示的技术，告知求助者对自己说“我是可爱的”“我是最棒的”，当她面对父母和亲密关系的时候，原有的想法就会冒出来。也就是说，如果求助者的现实问题得不到解决，她是不可能改变其核心信念的。

认知行为疗法的咨询就是从当下问题开始的，帮助求助者解决当下存在的问题，积累正面经验，为提出正性核心信念奠定坚实的基础。由于这位求助者存在典型的神经性贪食症心理障碍，心理咨询师应当先解决这个心理障碍，在贪食症问题得到解决之后再处理求助者的现实生活问题。

了解到求助者贪食问题首次产生的背景后，心理咨询师会发现它与亲密关系有关联。她上大学后与几个男生有短暂的恋爱史，这些男生都存在一些她无法忍受的毛病，最后她都选择了结束恋爱关系，她的进食障碍就是在这个时期出现的，先出现厌食障碍，后来出现贪食障碍。换句话说，按照心理障碍产生机制的说明，求助者的贪食障碍是通过“焦点转移”机制形成的，把对亲密关系问题的关注转移到了对进食障碍的关注。

在心理咨询师干预求助者贪食障碍症状后，就可以通过进食障碍形成机制（焦点转移机制）进行心理教育，让求助者把咨询会谈焦点转回到亲密关系和与母亲的关系上来。在心理咨询师的帮助下，自动思维阶段心理咨询师与求助者讨论各种关系议程，包括同事关系、社交关系、亲密关系的议程，在这些议程中修正求助者的认知和行为，由于求助者认知和行为的改变，他人予以积极回应，求助者与他人关系变得更加亲近，心理距离更近，她能感受到他人对自己的认可和接纳。

自动思维阶段积累足够多的人际互动改变经验后，心理咨询师邀请求助者进入中间信念阶段。心理咨询师通过箭头向下技术帮助求助者认识到人际关系领域的补偿策略和中间信念，求助者的补偿策略为警惕策略，中间信念的内容表述是这样的：

态度：被人伤害是糟糕的；

规则：我应当与他人保持距离；

积极假设：如果我与他人保持安全距离，我就会安全；

积极假设：如果与他人走近，我就会被人利用或伤害。

心理咨询师对求助者进行心理教育后，应用自动思维阶段议程会谈累积的素材，提出了新的中间信念：如果本着相互有益方式的交往，就能维持良好和谐关系。提出新的中间信念之后，心理咨询师鼓励求助者应用新信念解决各类人际关系问题，并鼓励求助者拓展人际交往的范围和深度。经过数月应用新的中间信念，求助者的人际关系改善了，自己在和他人相处时也有了信心，她开始相信自己是有魅力的，是被人接纳的，是受人喜欢的。

求助者当前的人际关系问题基本上得到解决，当求助者对自己的认识有所改变的时候，心理咨询师邀请求助者进入核心信念阶段。进入核心信念阶段后，心理咨询师要先帮助求助者纠正负性核心信念的维护机制，让更多的正面经验被她注意到并进入长时记忆中，求助者填写“每日生活事件表”记录生活中每天发生的事情，每次与心理咨询师见面时都要讨论表中积极事件和消极事件的内容，修正求助者存在的选择性负面关注和对正面事件的否认、忽视或低估等现象，直到求助者能够对正面事件持开放态度（能注意到并能进入长时记忆），不夸大负面事件，不贬低正面事件。到这个时候，心理咨询师提出正性核心信念“我还是有许多人喜欢的”，基于过往众多的正面经验支持，求助者对正性核心信念的相信程度较高（达到85%）。随着咨询的推进，以及每天坚持填写“核心信念作业表”，求助者对正性核心信念的相信程度高达90%以上，同时对旧的负性核心信念“我是不可爱的”相信程度降低到30%以下，这时正性核心信念被确立，负性核心信念就被取代了。

4.2.2 重新解读成长经验

求助者的个人成长史可以分为两个阶段，一是负性核心信念形成阶段，二是核心信念形成后的巩固阶段。

负性核心信念形成时期的负面事件，以及负性核心信念形成后由于维护机制的作用负面事件得到关注并进入记忆中，这两个方面共同作用的结果就是个体长时记忆中保留的内容绝大部分为负面事件。这些负面事件以及附着在上面的消极情绪成了支持负性核心信念的基础。

现在经验支持新的、正性核心信念，而过去经验还支持原来的负性核心信念，新旧经验是分裂的，没有得到整合。因此，我们有必要回顾成长经验，重新解读成长经验，让成长经验不那么支持旧的负性核心信念，更多地支持新的正性核心信念。

认知行为疗法关注当下，但不意味着忘记过去。当求助者当下的问题得到解决且提出正性核心信念后，心理咨询师就可以与求助者一起回顾过去，处理成长过程中的早期经验。对于重构求助者成长经验的原理和方法，读者可以阅读本丛书中《认知行为疗法进阶》的相关章节，下面只介绍处理过去经验的几个关键点。

4.2.2.1 消极事件及其认知解读

求助者负性核心信念以负面经验为基础，负面经验的产生有两个主要原因，第一个原因是重要他人存在各种局限，无法给求助者呈现一个完美形象和完全正面的体验，当然也有可能是求助者自身的诉求不合理，总的来说，对求助者而言，挫折不可避免，消极事件也不可避免。第二个原因是求助者对这些消极事件的认知解读，他们是怎样看待这些事件的。

这两个方面的原因中，最重要的是求助者如何看待这些消极事件，消极的认知解读是负性核心信念形成的基础。心理咨询师引导求助者回顾成长经验的着眼点就是基于上面两个方面。一方面，重新认识消极事件，用现在的心智理解这件事情，替代幼年时期看问题的心智；另一方面，不要把所有问题都归纳为认知解读的问题，成长经验中的某些消极事件可能不存在认知歪曲，这时心理咨询师的辅导策略是接纳重要他人的局限。

例如，贪食症求助者的成长经历中既有认知解读错误的情形，也有他人存在错误的情形。求助者生病的时候，爸爸没有关心或问候她的病情，也没有想到给她买好吃的东西，她就认为爸爸是不爱自己的。这种认知解读可能是错误的。作为成人，特别是家长，我们内心觉得自己是爱孩子的，只是没有表现出来，或者表现的方式没有被孩子理解或认识到。就像求助者觉得爷爷重男轻女，把好吃的东西和笑脸都给了堂弟，即便是堂哥得到的也比自己多。对这种情形，我们认为是非常有可能的，老人往往有养儿防老、重男轻女的思想，求助者的认知解读可能是准确的。如果解读属实，我们就没有必要非说老人没有重男轻女的思想。我们需要从老人成长经历的角度分析他为什么会有这样的思想，帮助求助者对老人进行理解和接纳。

4.2.2.2 与重要他人的恩怨

求助者负性核心信念的形成与重要他人的关系有着直接关联，重要他人对求助者的否定或贬低，对求助者愿望或诉求的漠视，影响着其负性核心信念的形成。此外，许多成年求助者至今还对重要他人（特别是父母）早年对待自己的方式耿耿于怀，不少求助者见到心理咨询师后并不急于讨论自己当下存在的问题，而是诉说父母早年对自己的伤害。从这里可以看到，处理与重要他人之间的恩怨是重新解读成长经验的重要组成部分。

DSM-5 在“可能成为临床关注焦点的其他状况”中，提到父母 / 照料者与儿童的关系，可能对儿童的心理健康造成影响，如父母对儿童的控制、教导和参与不足；父母保护过度；父母与儿童争论升级为威胁；对亲子之间问题的回避；父母对儿童意图的消极归因；以孩子为替罪羊，以及无来由的情感隔离等。这就说明父母的教养方式和亲子互动方式的确可能对求助者造成伤害。

心理咨询师处理求助者与重要他人的关系时，需要注意以下五点。

（1）心理咨询师需要接纳求助者对重要他人的抱怨甚至是怨恨，尽管这些情绪未必合理。求助者充分宣泄情绪时，心理咨询师表达共情即可。待求助者充分宣泄情绪之后，心理咨询师再应用认知行为技术进行处理。

（2）参照周围陌生人的互动比较，心理咨询师能得到求助者与重要他人的关系的客观结论。周围的陌生人对我们既没有义务也没有责任，当他给我们一个恩惠，我们很感激他，如果他对我们存在伤害行为，我们可以回击他或离开他。但是，我们往往依赖重要他人才能成长，他对我们有责任或义务，我们对他的付出可能会视作当然，当愿望没有得到满足时容易心怀不满；当然我们也会因为依赖关系而无法说不。

（3）心理咨询师需要帮助求助者认识到与重要他人的关系是多侧面的，

既有被否定、被贬低、被漠视的挫折经验，也有重要他人关怀或照顾自己的积极经验，需要把两个方面的经验整合起来看待。

（4）基于互相作用的观点，重要他人之所以用这样的方式对待我们，我们自身应对方式的局限也是一个因素，假如求助者采取不一样的方式，结果也许就不一样了。

（5）求助者成长后，他看待成长早期与重要他人的关系也会发生变化。心理咨询师需要帮助求助者积极改善与重要他人当下的关系，并最终实现与重要他人的和解。

这位贪食症求助者与妈妈的关系最纠结。小时候妈妈强势，不仅控制自己的学习和日常生活，而且控制自己的人际交往，她为了逃离母亲的控制，选择去遥远的城市上大学和工作。她对母亲的情感既愤怒又沮丧，愤怒于母亲的控制，沮丧于自己无力反抗。成长过程中母亲对她的控制，随时都能浮现在她的脑海中。

在求助者讲述母亲强势和控制的事情时，心理咨询师能够做的事情就是认真倾听，并予以共情，让求助者充分宣泄情绪。待其情绪平复后，引导其注意中国家长养育子女的一般特点，让她认识到中国父母对孩子往往是控制比较多，同时服务也比较多。参考其他中国家长的教养方式，使求助者更加理解自己的母亲。

接下来，心理咨询师与求助者讨论母亲为什么要那么强势，通过对母亲成长经历和性格的分析，求助者发现母亲的原生家庭、学习经历、工作表现和与父亲的婚姻现状等因素，使母亲不得不坚强，母亲希望自己的教育是成功的，女儿以后能够有出息。当心理咨询师和求助者把母亲作为一个研究对象进行分析时，求助者就能对母亲多一分理解，同时，她对母亲的愤怒也就少了许多。

当求助者对母亲的怨恨减少时，心理咨询师让求助者看到母亲爱自己的部分，母亲为了自己的健康、快乐和成长付出的努力，为了让求助者增强这方面的体验，心理咨询师甚至布置作业让求助者去小区广场观察年轻母亲是怎样照顾她们的孩子的。

随着咨询的进行，求助者与母亲的恩怨得到了处理，她原谅了母亲，同时也对母亲有了感恩之心。在这个基础上，心理咨询师建议求助者增加与母亲的联系，包括音频和视频沟通，以及节假日期间回老家看望父母等。

4.2.2.3 大创伤与小损伤

当心理咨询师邀请求助者回顾成长经验的时候，可能会出现两种情况，一种情况是求助者能够回忆起成长过程中诸多的创伤事件，这些事件给求助者带来了巨大伤害，至今还能体会到附着在创伤事件上的伤痛；另一种情况则是求助者对成长经历没有什么印象。

求助者认为自己在成长过程中没有发生什么糟糕的事情，以至于让心理咨询师质疑认知行为疗法有关核心信念形成的理论，没有创伤事件怎么能形成负性核心信念呢？求助者之所以觉得没什么可谈的，一方面可能是求助者的选择性遗忘，不想回忆也不想记住那些给自己带来伤痛的事情，有意无意地把它遗忘了。当然这种选择性遗忘并非真的遗忘，它只是藏得更深不容易回忆罢了。如果我们允许自己有糟糕的过去，允许自己有不幸的往事，这些消极负面的事件也就慢慢从记忆深处浮现出来了。另一方面就是日常生活中发生小事件所致，虽然这些事件并不突出，但它持续发生，日积月累也能达到“滴水穿石”的效果，形成负性核心信念。

DSM-5 在“可能成为临床关注焦点的其他状况”中，提到如下对儿童身心造成伤害的四类情形。

1. 儿童躯体虐待。这是指对儿童身体造成伤害的行为，儿童身上出现轻微擦伤到严重骨折甚至死亡的情形，这是由于重要他人对儿童拳打脚踢、刺伤、使其窒息、火烧等方法所致。

2. 儿童心理虐待。这是指通过有意的言语或象征性行为，导致儿童内心受到伤害的行为，包括训斥、贬低或羞辱儿童，威胁儿童；伤害、遗弃或威胁要伤害、遗弃儿童关心的人或物（如宠物）；禁闭儿童；过分以儿童为替罪羊；强迫儿童伤害自己等。

3. 儿童性虐待。这是指涉及儿童的性行为，包括抚摸儿童的生殖器、插入、乱伦、强奸、鸡奸以及有伤风化的暴露，也包括对儿童非接触式的利用，强迫、引诱、欺骗、恐吓或迫使儿童参与使他人获得性满足的活动。

4. 儿童忽视。这是指对儿童需求的疏忽或忽视，未能提供儿童健康成长的所需的物质条件和人际关系条件，导致其身心发展出现问题。例如，遗弃儿童，缺乏恰当的教养，未能满足儿童必要的情感或心理需求，未能提供必要的教育、医疗服务、食物、住所或衣物等。

在上面四类可能导致儿童心理问题的情形中，有些是显著的创伤事件，如严重躯体虐待、儿童性虐待等情形，有些在我们看来就是一些微小的伤害，如训斥、贬低儿童、威胁儿童（如“不听话妈妈就不要你了”）和以儿童为替罪羊等。

既然成长时期的大小创伤事件对负性核心信念形成都有影响，系统梳理成长中的这些事件就非常有必要，这不仅有利于修正负性核心信念，也有助于让求助者理解其负性核心信念的形成过程。

这位贪食症求助者经历的比较大的创伤事件包括：因为把家里的电视机搞坏了被父亲狠狠揍了一顿，因为与同学出去玩回来太晚被母亲惩罚（一个星期不和自己说话），还有妈妈把自己心爱的宠物小狗偷偷送走。她也能回忆一些小小的负面事情，如在学校里同学向老师打小报告说自己看小说，同学没有征得自己的同意就直接拿走自己的钢笔，没有完成作业被老师当众批评等，在家里妈妈说自己笨洗脸不干净，便后不冲马桶等。

4.2.2.4 成长过程的他人视角

对于求助者成长经验中的创伤事件或负面经验，心理咨询师可以应用认知行为疗法技术修正求助者的认知，破解原来支持负性核心信念的认知解读，这一方面削弱了负性核心信念的支持基础，另一方面也修正了在这些事件中求助者的情绪感受，使消极或负面情绪变得更少。通过认知修正和对求助者行为改变的讨论，求助者认识到自己当时可以做出不一样的应对行为，这样的应对行为能使事情朝着更有利的方向发展。

对求助者成长经验修复的讨论是基于对比成年的我与童年的我实现的。求助者在成长过程中形成的成长经验（特别消极或负面经验）是在幼年时期的心智水平下产生的，那个时期由于生活经验缺乏和智力水平有限，做出错误解读也可以被理解。今天当我们回过头看待成长时期得到的负面经验时，求助者已经是成年人，生活阅历更加丰富，智力发展也更加成熟，能够更为客观理性地看待当年早期发生的事情，从而可能做出更为客观的认知解读。简言之，成长经验修复就是“用现在的我修正童年的我”，这一点在两个我对话技术的应用方面表现得最为明显。

由于个人视角的局限性，站在求助者的角度看待成长经验难免有偏颇，为了帮助求助者获得更为客观、全面的成长经验，心理咨询师需要鼓励求助者访问成长过程中的相关参与者或见证人，听听他们对自己的印象、看法和成长过程中的点点滴滴，也可以就成长过程中的创伤经验询问当事人，了解当事人的动机、看法和感受。

求助者一旦从他人角度看待成长过程，就会发现：（1）自己并不像过去想象得那样糟糕，他人对自己的看法有许多正面的认识和评价，这些信息对正性核心信念提供了支持；（2）通过对创伤经验当事人的访问，求助者对他人有了更多了解，纠正了自己的歪曲认识，这不仅有助于消除误解，也有利于求助者与当事人的和解。

为了让求助者修正负性核心信念，巩固正性核心信念，求助者在这个阶段有一个必须完成的作业，就是写一份个人传记，系统回顾个人成长经验。传记写作包括两个方面的工作：第一，回顾成长过程中发生的点点滴滴，不仅包括负面经验，而且包括正面经验。在撰写传记的过程中，求助者要在心理咨询师的协助下应用认知行为技术对负面经验进行重新解读，削弱附着在上面的消极情绪，补充更多正面经验。第二，为了让成长经验更为全面和丰富，心理咨询师建议求助者访问自己生命各个时期的重要他人，从他们口中获得自己成长的信息，从而丰富个人传记的内容。由于他人对求助者的看法往往比较客观和正面，对求助者而言，访问他人这个过程就具有疗愈作用。

心理咨询师为了帮助贪食症求助者形成比较全面、完整的个人传记，和她讨论后列出了一份需要访问的人员名单。按照她个人的成长阶段分别确定几个与自己接触比较多的人员，然后想办法找到他们的联系方式，并安排时间访谈。她的访问清单中包括：

0～3岁家庭时期：母亲、父亲、爷爷、奶奶、姥姥、姥爷；

3～6岁幼儿园时期：老师、幼儿园的朋友；

7～12岁小学时期：班主任和任课老师、3～6个男女同学；

13～15岁初中时期：班主任和任课老师、3～6个男女同学；

16～18岁高中时期：班主任和任课老师、3～6个男女同学；

19～22岁大学时期：任课老师、4～10个男女同学、前任男友；

23岁以后工作时期：2～4位领导，3～5位同事。

求助者花了半年时间联系并访问他们，她发现自己在他们眼里非常正面，也能回忆起过去非常多有趣的事情，随着访问人员的增多，她越发肯定自己、喜欢自己，同时她对这些老师、同学和亲人的看法也在发生改变，觉得他们很好，改变了过去对他们的不好印象。通过访问，求助者与相当一部分人重建了友谊，内心也得到了疗愈。

4.3 健康人格的修炼

无论何种心理咨询流派或疗法，心理咨询的终极目标就是让求助者成为心理健康的人，成为拥有健康人格的人。一旦求助者拥有健康的人格，就能对心理问题免疫，不再罹患心理疾病（当然短时间的、小小的情绪波动在日常生活中还会存在）。

用认知行为疗法术语来描述，一个拥有健康人格的人就是拥有正性核心信念的人。怎样的人才是拥有正性核心信念的人呢？拥有正性核心信念的内涵包括哪些呢？

我们可以将这个问题分为两个侧面来看，一个侧面是正性核心信念的人如何看待自我，另一个侧面是正性核心信念如何看待他人和对待他人，也就是如何看待人际关系。对自己，你也许不具备正性核心信念，你可以通过学习或咨询认知行为疗法，让自己具有正性核心信念；也许你很幸运已经拥有了正性核心信念，你还可以继续修炼它，让它更加强大，可以抵御外部更大风险的挑战。

下面我们就从健康人格的自我修炼和关系修炼两个部分描述正性核心信念关于自我和他人（及其关系）的内涵，以及上述两个角度修炼的方向。

4.3.1 健康人格的自我修炼

正性核心信念的人如何看待自我部分。在本丛书中《认知行为疗法入门》一书的“健康人格内涵”部分有详细讨论和说明，在那里我们把健康人格总结为“认知自己、悦纳自己和发展自己”三个方面。在这里，为了与讨论他人或关系部分的内容结构一致，我们对上述内容做了一些微调，把它调整为“肯定自我、接纳不足和追求发展”三个部分，这个调整突出“肯定”“接纳”和“发展”三个关键词。

1. 肯定自我

对自己而言，面对各种各样的事情或任务，有些事情能够做好，有些事情却做不好；对周围的人而言，我们能够得到一些人的喜欢，却没法得到另外一些人的喜欢。如果把能够做好的事情和不能做好的事情进行比较，我们就会发现能够做好的事情的是少数；如果把喜欢我的人和没有喜欢我的人（注意这里并非不喜欢我的人）进行比较的话，我们会发现喜欢自己的人是少数。我们普通人如此，杰出的人也是如此。

这一点我们从图 4-2 中就可以看出来，无论是做人还是做事，能做好的事情和喜欢我的人都是少数，普通人和杰出的人之间区别只是程度不同而已。既然我们能做好的事情和喜欢我们的人是少数，我们对自己是应该肯定还是否定呢？

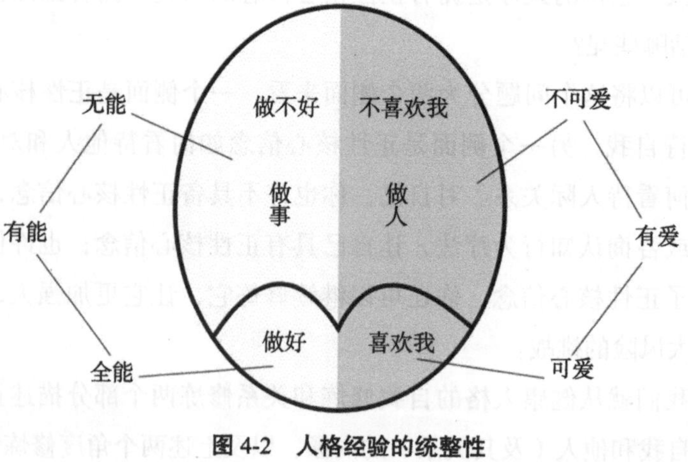

图 4-2　人格经验的统整性

答案当然是肯定自己。

这是因为任何人的生存和发展只能建立拥有的基础之上，无法建立在缺乏的东西之上。任何人想养活自己，就只能依靠自己拥有的技能，而不能靠自己缺乏的技能，假如一个人只会骑电动自行车，他可以去送外卖，如果刚好家里有车，他还可以去做网约车业务；如果自己口才好，推销能力强，就可以去做销售。任何人想要组建团队或组建家庭，你只能依靠那些喜欢或认可自己的人，不能依靠那些不喜欢或不认可自己的人。

由此可见，肯定自己，肯定自己拥有的，无论是技能还是关系，它是我们赖以生存的基础，是我们前进的基石。我们可以在肯定自己的基础上发展，提升自己的技能，让自己会得更多，让更多的人喜欢和认可自己。

我们以一个学习成绩全班垫底的初中生为例进行说明，通常这样的学生不会肯定自己。如果这个学生能够肯定自己，那么他有什么值得肯定的呢？一方面，他对各科知识的掌握不会是零，这些知识就是值得肯定的地方；另一方面，总有些老师对他是友善和关心的，有些同学是他的好朋友，拥有这些喜欢或接纳自己的人，就是值得肯定的。在肯定自己掌握一些知识的基础上，他才愿意去面对自己没有掌握的那些知识，也许通过自己的努力，自己还是可以掌握一些（尽管可能无法完全掌握）知识的。在有老师和同学喜欢并接纳自己的基础上，他能正视还有其他人不喜欢自己的现实，如果有必要，他可以让更多的人喜欢和接纳自己。对自我的肯定，给了这位学生勇气，去面对自己的不足，去挑战未知的领域。

相反，如果这个学生不肯定自己，他就害怕失败，许多学不会的知识会让他很挫败，于是他希望回避挫败感，也就不愿意学习，上课不想听因为有些内容听不懂，课后作业不想做因为有些题目不会做，也不想提升成绩，因为提升太难。如果这个学生不肯定自己，他就会发现有些老师或同学不喜欢自己，他不想面对这些不喜欢自己的人，就想要逃避，回避与他们的互动，如果在校无法回避这些糟心的人或事，他就有可能选择休学。

肯定自我是正性核心信念或健康人格的基石，人只有肯定自我，才有可能接纳自身的不足，才可能去追求发展。一个不能肯定自我的人会特别害怕被否定，害怕遭遇失败，所以，他们不敢面对自己的不足，也不敢尝试可能失败的事情，自然就无法实现发展了。

既然肯定自我很重要，为什么许多人都做不到呢？在这里主要存在两个原因，一是完美标准影响，二是社会比较。我们在核心信念形成的讨论中提到了这两个方面的原因。下面我们举例来说明这两个方面原因的具体表现。假如你参加某个项目考试，考试成绩为168分，你满意这个结果吗？

回答这个问题之后，你首先想到的是这个考试的满分是多少？假如这个考试的满分是182分。你会拿这个满分标准与自己的表现进行比较，如果和满分比较接近，我们会感到满意（当然有人会觉得只有拿满分才能满意），相对于182分的满分，自己能得168分就比较满意了，对自己的表现给予肯定。假如满分不是182分，而是380分，这时，你可能就不会感到满意，而是有些沮丧，对自己的表现进行否定。

这种将自己的表现与满分进行比较的思维方式，就是完美标准影响的结果。无论我们做人还是做事，我们都希望是完美的、尽善尽美的。一旦自己表现完美就对自己予以肯定，如果不是就否定自己。由于多方面因素的局限（这一点可以用饼图进行分析），我们很少能够达到完美的程度，其结果就是更多的自我否定而不是自我肯定。

这种以完美为评价标准的思维方式是怎样形成的呢？首先个体有较好的素质基础，在多项活动中的表现都优于身边的人，存在竞争优势，在这种背景下，生活中的重要他人（如家长、老师等）对其提出了更高的要求，即“要拿满分”“要拿第一”。后来，个体内化了重要他人的这种要求，把“拿第一”或“拿满分”变成自我要求，每次都把自己的表现与完美标准进行比较。一旦表现不完美，就会自我否定。

在上述例子中，虽然满分是380分，但我们发现没有一个人的得分在200分以上，参加考试的300人中，假如你名列第28名。对于这个结果你心里怎样想呢？也许你会感到满意。假如名列第280名你又会怎样看待呢？我想你的心情很可能不会好。分数相同但名次不同，你的感受就会不同，这是社会比较造成的。我们通常会把自己的表现与其他人进行比较，一旦我们超过他人或优于他人，就容易肯定自己，一旦和他人相当或不如他人，就容易否定自己。在现实生活中我们很容易发现，自己能够优于他人的项目非常有限，更多的情况是和他人相当，你也会发现有很多不如他人的情形。基于这样的现实，否定自我而不是肯定自我就容易理解了。

在满分 380 分的考试中得 168 分，在 300 人参加的考试中自己名列 280 名，在这种情况下，我们怎样才能做到自我肯定呢？

一方面，我们不要用完美标准，也不要用社会比较来评价自己，完美标准和社会比较只用于参考，它描绘了我们可以进步的空间。我现在得 168 分，还有 132 分的知识点没有掌握，如果我继续学习，这 132 分就是努力的空间，是需要掌握的知识和内容；名列 280 名，和他们相比，我稍显落后，如果我愿意或者有必要在这个方面努力，还可以继续前行，过一段时间我再来看看是否有进步，名次或许会有提升。

另一方面，也是最重要的，我们要看到自己的成绩，毕竟自己取得了 168 分，而不是零分。相比零分，自己已经掌握了这么多的知识，如果我希望考出更高的分数（如 198 分），这 168 分就是基础，我可以在 168 分的基础上，继续前行取得更高的分数。简言之，一个自我肯定的人，就是一个能够应用评估零点技术的人，一个愿意自我比较（和自己的过去相比）而不是社会比较的人，一个进步主义者（追求进步，愿意越做越好）而不是完美主义者。

2. 接纳不足

前面我们已经讨论过，相比能做好的事情还是做不好的事情居多，相比喜欢自己的人还是没有喜欢自己的人更多，这就意味着我们自身的不足是客观存在的。

对自身存在的不足，我们的态度非常重要，有的人不能接受自身的不足，希望自己呈现一个“全能”（战无不胜、攻无不克）或“可爱”（人见人爱、花见花开）的形象，竭尽全力取得成就、取得优势，讨好身边每一个人。这样做的结果，虽然一时取得成功，最终必然遭受失败，这是因为你不可能在所有事情上都能成功，你不可能得到所有人的喜欢。一旦遭遇失败，他们就开始否定自己、怀疑自己，事情可能就会走向反面：从努力转向了回避，从自恋转向了自弃。

如果我们能够接纳自身的不足，我们就会坦然面对，不会因为自身的不足而否定自己，因为我们有能做好的事情，我们有喜欢和接纳自己的人。

和试图做一个完美的人相比，做一个不完美的人更轻松也更幸福。

3. 追求发展

一个有着健康人格的人一定是能够正视自身不足的人，只有那些具有负性核心信念的人才会回避自身不足，因为暴露自身的不足会激活其存在的负性核心信念。有着健康人格的个体会怎样对待自身的不足呢？

一方面，拥有健康人格的个体会接纳自身的不足，承让在生活中的某些方面自己的确不如别人，没有他人优秀，不如他人成功；在生活中的另外一些方面欠缺相应的技能和基础，无法胜任该项任务，他们能够承认自己做得不好。他们既不会因此否定自己，也不会因为这些挫败经验激活其核心信念，因为健康人格的核心信念虽然是正性的，也包括自己不足的部分，求助者当前不足的部分经验并不否定正性核心信念，而是与正性核心信念吻合。

另一方面，对自身存在的不足，拥有健康人格的人还是愿意追求进步，让自己在某些方面变得更好。例如，一个中学生有些科目学得不好，他可以放弃这个学科，参加高考的时候可以选择不考这个学科。可是，如果他学得不好的科目不是选考科目而是必考科目（如语文、数学、英语），他也能投入时间精力，把自己不擅长的事情做得更好。

做事是这样，处理人际关系同样如此。我们知道生活中有人不喜欢自己，一般来说我们不往来、不交往就是。但是，为了工作的需要，拥有健康人格的人还是可以尝试和对方相处，与对方发展人际关系的，团队领导者就经常面临这样的情形。处理好与他人的合作关系，带领团队成员实现组织目标，对人格不健康的人来说非常困难，但对人格健康的人就容易得多。因此，一个人格健康的人就是一个愿意与人合作的人，一个更具领导力的人。

追求进步或发展是健康人格者和其他人最重要的区别。

4.3.2 健康人格的关系修炼

在认知行为疗法中，核心信念包括三个关键词，即自我、他人和世界。自我是指个体自身，他人是指生活中与我们有关联的人。（有些他人在个体的成长过程中很重要，对个体有决定性的影响，故称之为“重要他人”，重要他人包括父母或其他监护、老师，以及对自己产生重要影响的兄弟姐妹或朋友等。）当我们说“他人”的时候，实际上指的是与我们产生互动的个体，这些人可能是你的家人，可能是你的老师或同学，可能是你的领导或同事，也可能是你的朋友。简言之，在认知行为疗法中，“他人”就是指与自己有关联的“自己人”。

“世界”指的是个体生活中包括所有人的整个群体，如个体所在的家庭、学校、单位、社区和国家的所有人。这些所有人里，既包括有关联或互动的“自己人”，也包括偶然发生联系的“陌生人”（如公交车上的乘客、超市里的顾客、医院的医生等）。

当我们用“他人”来描述核心信念内容的时候，是一个个具体的人际互动经验得到的认知信念，当我们用“世界”来描述核心信念内容的时候，是整体上概括个体与自己人交往和与陌生人交往后得到的认知信念。

与自己人交往的经验非常重要，它不仅决定个体有关他人的核心信念，同时影响有关世界的核心信念形成。既然如此，前面从自我的角度讨论了健康人格后，我们还要讨论有关“他人”的核心信念问题，讨论个体该如何看待他人，如何与他人互动，进而形成有关他人的正性核心信念内容。当个体做到内心和谐（既肯定自己又能接纳不足，还能追求发展）又能与周围人和谐相处，才能称得上是人格健康的人。

一个有着健康人格的个体该如何看待他人和对待他人呢？下面还是用“肯定”“接纳”和“发展”三个关键词来描述。

1. 肯定他人

人是需要肯定的，这句话大概不需要去论证。我们自己需要肯定，你的爱人需要肯定，你的孩子需要肯定，你的同事、朋友等人也需要肯定。

人格不健康的个体对自己缺乏充分自我肯定，也很难肯定他人，他们最常见的做法就是否定、贬低或批评他人。例如，你的爱人会说“你这事做得不对”“那事做得不够好”等，一个常常对周围人指指点点的人，大概率是心理不健康的人。

生活中，我们经常遇到有些人喜欢夸奖他人，他们夸奖人的方式很夸张，别人听起来有“吹捧”和“拍马屁”的嫌疑。这种说话方式是肯定他人吗？

其实不是！

这种夸奖其实是言不由衷的，反映了说话者并不想肯定他人，又觉得不夸奖不合适，便用夸张的方式来表达对他人的肯定。他担心自己的夸奖达不到效果，于是夸张到“吹捧”的程度，以便让人信服。因为夸大的内容、夸张的表情和语气，也给外人传递出“吹捧”并非本意，实属无奈之举。

例如，一个初中一年级的孩子因为几次考试成绩不理想，丧失了进一步学习的信心，想休学。这种情况下，妈妈对他说：“儿子，我知道你是最棒的，你看你小学成绩一直都很好。”母亲为了鼓励孩子，让孩子相信自己的话，特意加重了语气。“你是最棒的”这句经常被人使用的话非常虚伪，并不真实，如果你是最棒的，怎么又会多次考试失败呢？很显然孩子不相信，其实家长也不相信。这样的话并没有表达出对他人的肯定。

人格健康的人更可能说出这样的话：“妈妈知道你这几次考试成绩不理想，你对自己感到怀疑，妈妈也看到了为提高成绩你付出了许多努力。回想你读小学的时候，你也不是成绩一直都好，也有不理想的时候，但那时我们能够一起努力，想办法改进学习方法，最终你的成绩得以回升。妈妈也相信，目前的困难是暂时的，除了努力，看看我们在其他方面还可以做什么，让学习得到改进。”

这段话最重要的地方是妈妈指出了孩子存在的问题，同时肯定了孩子的努力，通过回顾过往经验增强了孩子克服困难的信心。人格健康的人对他人的肯定应当是具体、真实的，而不是夸张的。

一个人格健康的人应当关注他人，发现他人值得肯定的地方，然后说给对方听，让对方了解到你很认可他。例如，“妈妈看到你最近三天学习到很晚，晚上 11 点半了还没有去睡觉。”

你肯定他人，对方却否定你，这时你是继续肯定他，还是以牙还牙否定他，让他也不好受。一个人否定他人的目的是希望得到肯定。这是因为，当我们不够好的时候，可以通过贬低或否定他人来反衬自己，达到自我肯定的效果。如果这个人是你的敌人，当他否定、贬低你的时候，你当然可以以牙还牙，加倍贬低、否定他。

如果这个人是你的爱人、家人或好朋友，你最好的做法是肯定对方，满足对方希望得到肯定的愿望。你越是习惯肯定你身边的人，他们就会越喜欢你，毕竟谁都会喜欢认可和肯定自己的人。他们接收到你的肯定越多，他们也就会习得一种新的互动方式——肯定他人而不是贬低或否定他人。你们的人际互动方式就会从过去的相互否定转变成了相互肯定，人际关系从此变得更加和谐美好。

2. 接纳他人不足

正如我们在前文中讨论人格经验完整性时提到的，相比能做好的事情，做不好的事情居多，相比喜欢自己的人，没有喜欢自己的人居多。这句话不仅用在自己身上合适，用在你身边的爱人、家长、同事、领导、老师等人身上同样合适。

在和他人相处的过程中，你会发现找到他人优点比较难，找到他人缺点却非常容易，这是个体的自我保护心理使然。一个人格不健康的人常常把他人当作竞争对手，他们希望通过战胜他人或超过他人来证明自己，进而实现自我肯定。

例如，你发现自己有 5 个优点，同时你发现对方也有 5 个优点，这时你们两人就打平了，你没法肯定自己。假如你的优点项目为 0，但你发现对方有 3 项缺点，你得 0 分，对方是 –3 分，相比起来，你赢他有 3 分之多。由此可见，只要找到他人的缺点和问题，你不用优秀也可以战胜他。

有时你看到的不是缺点，而是对方的优点，如当你努力工作却得不到提拔，而对方却通过与领导搞好关系而获得晋升，这时你有一个优点“努力工作”，他也有一个优点“搞好人际关系”，虽然优点是一比一，但结果是对方赢了。我们常常应用“贬低”对方优点的方式让自己获得心理平衡，对于对方的优点或优势不以为然，甚至非常反感或讨厌。对于他人取得成功的方式或优势不以为然、反感或讨厌等做法，实际上是一种自我保护的心理机制。

人格健康的人要看到对方的优点或优势，认可对方的优点和优势，正如看到和认可自己的优势一样。人格健康的人要具有宽广的胸襟，需要意识到别人的成功不等于自己的失败，何况对方还是与自己有密切关系的他人，他们可能是爱人、亲人、老师、朋友。难道我们不希望他们成功吗？何况他们成功对我们也是有益处的，不要把对待外人的竞争方式用在自己人身上。

对于他人，我们一方面要看到他人的长处和优势，另一方面要接纳他人存在的问题、不足或缺点。

我们怎样做才能接纳他人呢？首先，他人和自己一样既存在优点和长处，也存在缺点和短处，而且缺点和短处比自己的优点和长处要多，如果我们能够接纳自己的缺点和不足，就可以用同样的态度对待你身边的人，对待他们身上的缺点和不足。你既不用严于律己，也不用宽以待人，你只需要一视同仁，对自己和他人采取相同的态度即可。

其次，对于他人的缺点或不足，你没有义务改造他人，尽管你们之间存在某种关系（如亲密关系），除非对方愿意改变。那些希望改变对方的努力，往往以失败告终。这是因为，有些东西在你看来是缺点或不足，但对方却不这样认为；也许对方同意你的观点，认为这的确是一个问题，只是对方认为还有更重要的问题需要解决；更重要的是，当你要求对方改变的时候，对方往往会认为你在控制他，这容易引发人际关系上的对抗或冲突。

最后，人有多个方面，既有优势和长处的方面，也有劣势和短处的方面。和他人相处时，我们不要盯着他人的缺点或不足，我们要看到他人的优点和长处，我们要与他人的优点相处，不要与他人的缺点相处。一个人技术能力过硬可他却喜欢散播是非，这时你只需要和他的技术能力过硬相处，有技术方面的疑难问题请教他，而回避他喜欢传播是非的方面就可以了，不用和他讨论单位中同事和领导的是是非非，也别讲述自己的恩怨过往等，不和对方聊这些，你就可以避免他的缺点了。

3. 成就他人发展

成长是每个有机体的本性，每个人都希望能变得越来越好。人格健康的人有追求，努力让自己变得更好；人格健康的人也希望他人越来越好，并愿意成就他人的努力，协助他人取得成功，获得成长。

我们愿意成就他人，是因为他人与我们是利益共同体，有着共同利益。人格健康的人不会牺牲爱人的未来与前途来成就自己的前途，不会牺牲子女的发展来成就自己的职业辉煌，不会牺牲同事的努力来成就自己的晋升。我们需要相互成就，共同进步、共同成长，这正是“一花独放不是春，万紫千红春满园”。

4.3.3 健康人格自评表

作为学生，我们希望成绩优异，得到老师和同学们的喜欢；作为职场人士，我们希望业绩优异得到晋升，领导和同事都喜欢自己；作为家庭中的一员，我们希望阖家幸福、和和美美。怎样才能实现这些美好的愿望呢？先贤给我们指出了一条明路，那就是自我修行或修身，我们只有把自己做好了，才能实现或达成这些外在的东西，正所谓“修身、齐家、治国、平天下”，没有修身作为基础，何来治国平天下呢。

修身当以什么作为标准呢？先贤提出了“君子”和“贤人”的形象，他们认为这就是我们每个人修炼的目标，把自己修炼成君子或贤人。孔子在《论语》中经常通过“君子”和“小人”为人处世的不同，来说明“君子”应当怎样作为。例如，孔子在《论语·卫灵公》中说“君子求诸己，小人求诸人”，即君子要求自己，注重自身改变，而小人则是要求别人，从外界找原因；孔子在《论语·子路》中说“君子和而不同，小人同而不和”，意思是说君子能够包容不同想法和意见求得和谐，小人却为了强调相同或统一，结果却是打击异己，造成内部矛盾；孔子在《论语·颜渊》里说“君子成人之美，不成人之恶，小人反是”，这里的意思是，君子成全别人的好事不成全别人的坏事，小人则刚好相反。

如果我们把古人对“君子”“贤人”的标准和要求，用现代心理学的标准，特别是从认知行为疗法的角度来认识，做君子或贤人就是对自己和他人要做到“肯定”“接纳”和“发展”三个方面。我们可以把“健康人格”作为“君子”或“贤人”的内核，一个拥有“健康人格”的人，就是古人眼中的君子和贤人。

生命不息，成长不止。我们对健康人格的修炼是没有止境的。你可以根据表 4-1 这份评估量表对自己健康人格六个方面的情况进行评估。每个项目用 0-10 级赋分，如果你“一点也不”就可以评 0 分，如果你“完全”具备这样的情形，就可以评 10 分，除了 0 和 10 分，中间还有 1 ～ 9 分可以选择，如果你觉得自己具备项目要求的更多特点，可以评出较高分数，如 6、7、8 或 9 分，如果你具备项目要求的更少特点，就可以评出较低的分数，如 4、3、2 或 1 分等。

无论分数多高或多低，你只需要记住这是当下对自己的评估，你可以在此基础上继续修炼，让自己做得更好，一年后、三年后或者十年后你再次评价自己，看看自己在这些项目上面有多少进步。

记住：我们追求的是进步，而不是完美！

表 4-1　你离健康人格还有多远

评估日期：

项目	在 0 ～ 10 中选一个符合自己状态的数字
肯定自我	一点也不 0- 1 - 2 - 3 - 4 - 5 - 6 - 7 - 8 - 9 - 10 完全
肯定他人	一点也不 0- 1 - 2 - 3 - 4 - 5 - 6 - 7 - 8 - 9 - 10 完全
接纳自己不足	一点也不 0- 1 - 2 - 3 - 4 - 5 - 6 - 7 - 8 - 9 - 10 完全
接纳他人不足	一点也不 0- 1 - 2 - 3 - 4 - 5 - 6 - 7 - 8 - 9 - 10 完全
追求发展提升自己	一点也不 0- 1 - 2 - 3 - 4 - 5 - 6 - 7 - 8 - 9 - 10 完全
追求发展成就他人	一点也不 0- 1 - 2 - 3 - 4 - 5 - 6 - 7 - 8 - 9 - 10 完全

4.4　正性核心信念指导自动思维会谈

“目标导向”是认知行为疗法咨询特征之一，它是指心理咨询会谈从求助者的问题出发，朝向咨询目标实现的过程。目标导向的咨询会谈避免了心理咨询会谈的随意性，它使认知行为疗法的心理咨询会谈能够做到“短程高效”。

认知行为疗法咨询会谈目标体现在三个层面（见图 4-3）。咨询目标是基于求助者问题清单提出的，这个咨询目标是心理咨询师与求助者协商的结果（参见第 1 章的讨论）。咨询目标的实现意味着求助者心理症状的解决，即实现心理咨询“对症治疗”的效果。

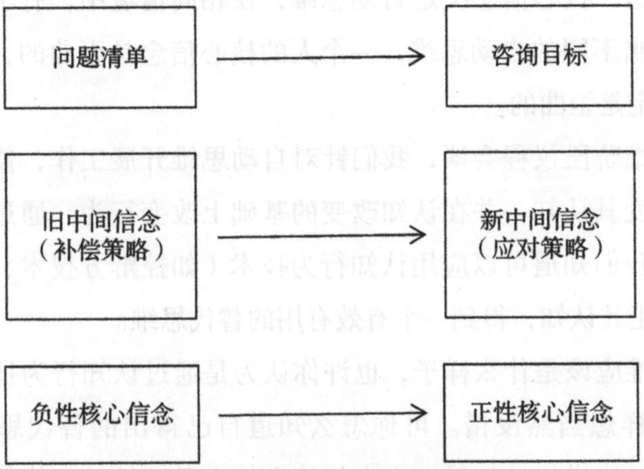

图 4-3　认知行为疗法咨询的三大目标

除此之外，认知行为疗法咨询会谈还有两个隐形的咨询目标，即中间信念目标和核心信念目标。这是因为，认知行为疗法咨询不仅要解决求助者的具体问题，实现“治标”任务，如果求助者有意愿，认知行为疗法咨询还要“治本”，解决导致求助者产生心理问题的深层原因，避免未来因为现实生活挑战再次引发心理问题。要想做到这一点，心理咨询师就需要把心理咨询会谈引向更深入的阶段，即中间信念阶段和核心信念阶段。

为了使咨询会谈有利于求助者中间信念和核心信念的改变，心理咨询师在会谈初期就需要明确求助者原有的中间信念（和补偿策略）是什么，新的中间信念（应对策略）应当是什么（参见第 3 章）；也需要明确求助者原有核心信念（负性核心信念）是什么，以及新核心信念（正性核心信念）应当是什么。了解新旧中间信念和核心信念内容之后，每次咨询会谈就可以在新中间信念和新核心信念的指引下，引导议程会谈的方向，使议程会谈朝新中间信念提出和巩固方向（参见 3.4 节），以及新核心信念提出和巩固方向前进。我们在 3.4 节讨论了用新中间信念指导咨询会谈，本节我们讨论用新核心信念（即正性核心信念）指导咨询会谈，使咨询会谈能够朝正性核心信念提出和巩固方向前进。

4.4.1 技术应用得到的替代思维准确吗

我们知道，核心信念决定自动思维，在相同情境中，有不同核心信念的人会表现出不同的自动思维，一个人的核心信念是歪曲的，那么他的自动思维就一定是歪曲的。

自动思维阶段议程会谈，我们针对自动思维开展工作，修正求助者的自动思维改变其认知，并在认知改变的基础上改变行为。通过自动思维阶段的学习，我们知道可以应用认知行为技术（如控辩方技术、发散思维技术等）来修正其认知，得到一个有效有用的替代思维。

替代思维应该是什么样子，也许你认为是通过认知行为技术应用得出来的，你这样想当然没错。可你怎么知道自己得出的替代思维是否准确呢？我们可以这样想，如果一个人的核心信念是正性的，换句话说，他的人格是健康的，在这种情境下，他应该怎么想呢？如果我们能够想清楚这个问题，我们就知道替代思维应该是什么样子了。

如果我们得出的替代思维并不是人格健康的人应该有的想法，那么这个替代思维就是不准确的，我们对认知行为技术的应用就是有误的。

求助者说在办公室里，一个同事同时也是他从小就认识的同乡，在自己面前和与自己关系不睦的另一位同事有说有笑，他的自动思维是“有意刺激我”。针对这个自动思维，心理咨询师应用发散思维技术，得到对方“应该是被迫演戏，毕竟我得罪了当权派”。心理咨询师得到的这个自动思维准确吗？

我们可以从核心信念的角度看待这个问题，求助者的自动思维“有意刺激我”对应的负性核心信念为“我是不可爱的”，因为自己不招人喜欢，他人才会故意让自己不高兴。这位求助者的新核心信念（即正性核心信念）

应当是什么呢？我们可以把它表述为“我是有爱的，不同的人喜欢程度有差异。”这里需要对这句话稍作解释，用“有爱的”而不是“可爱的”，这里表示正性的（有“爱”而不是不爱），同时也说明了程度差异（有爱是程度问题，可爱或不可爱是有无问题）。此外，为了说明“有爱的”，后面补充半句“不同的人喜欢程度有差异”，也就是说，有些人接受自己，有些人不接受自己，有些人接受多，有些人接受少。当然在正性核心信念的正式表述中，后面这半句话可以不保留，放在这里只是为了更严谨些。

知道了正性核心信念内容后，我们再来看替代思维内容“应该是被迫演戏，毕竟我得罪了当权派”。如果求助者按照正性核心信念来思考，心理咨询师就会发现，如果求助者相信自己是有爱的，他就不会认为自己“得罪了当权派”，最多就是自己和领导有些不和，既然如此那位同乡也就没必要“被迫演戏”了。由此可见，这个替代思维并不准确，其实它也是旧核心信念“我是不可爱的”表现。

在这种情况下，替代思维到底怎样才是比较准确的呢？假如求助者按照正性核心信念去思考我是有爱的，有人更喜欢自己，有人不那么喜欢自己，你就会发现你的同乡兼同事更喜欢你，而那位与你关系不睦的同事不那么喜欢你。既然同乡兼同事喜欢你，他就没必要刺激你让你不高兴，而且你和那位同事有矛盾，他和那位同事又没有矛盾，他和那位同事的关系可能是好的，他们有得聊也是正常的。基于这样的逻辑，得出这样的替代思维“他们聊得很开心，可见他们对这个话题感兴趣，与我没有关系”。

我们再举一个自动思维议程的例子。求助者告诉心理咨询师期中考试成绩出来了，自己把成绩拿给正在读初一的女儿看，问女儿有什么想说的。女儿回复说：“数学进步了 7 分。”家长指出女儿名次是第 32 名，女儿回复说“班里还有 48 名的”（全班共 48 位同学）。这个时候，求助者的自动思维是“这个成绩考不上普通高中的”（班主任老师告知只有排在班级前 25 名的同学才能上普高）。针对这个自动思维，心理咨询师应用可能区域技术，得到“女儿稍微努力应该可以上普高的，即使考不上普高也可以上艺术高中”的替代思维。

这个替代思维是准确的吗？我们先来看求助者的核心信念，她认为以女儿的能力是不能上普高的，同样认为女儿这样的状况是因为自己没把女儿教育好，自己也是无能的。因此她的负性核心信念是“我是无能的，他人也是无能的”。这位求助者的正性核心信念可以是“我是有能力的，他人也是”。

如果按照正性核心信念看待女儿排在32名这个问题，既然女儿有能力，预计女儿能够上普高，自己也有能力让女儿变得更好。就目前状况而言，女儿存在的问题包括学习主动性不强，只是完成老师布置的作业，没有针对自己存在的问题制订学习计划以及努力学习。这部分是孩子的不足，家长需要接纳孩子的不足，和女儿协商解决办法，促进女儿的进步。把上述意思归纳起来，替代思维大致是“女儿应当能够考上普高，对女儿学习主动性不足的问题，我们共同努力最终能够解决。”

4.4.2 替代思维为正性核心信念累积证据

前面阐明认知行为疗法（CBT）“通过现在经验修正过去经验”，即CBT通过自动思维和中间信念阶段的改变来支持新核心信念（即正性核心信念的）。那么，CBT又是怎样通过自动思维和中间信念阶段的会谈来支持正性核心信念的呢？

实际上，心理咨询师引导求助者从健康人格者的角度看待当前问题情境，通过一次又一次的实践练习，求助者逐步学会了从健康人格的角度看待问题。这样做的结果就是，求助者面临的问题情境得到了解决，正面经验越来越多，更容易接受正性核心信念。也就是说，替代思维为正性核心信念提供了支持和证据。

我们以刚才讨论的两个案例为例进行说明，在第一个案例中，求助者认为同事兼同乡和另一位与自己关系不睦的同事有说有笑，他觉得对方是在“有意刺激我”，这是其核心信念“我是不可爱的”具体体现。经过心理咨询，求助者认识到“他们聊得很开心，可见他们对这个话题感兴趣，与我没有关系”，在这个替代思维中，他认识到他人的所作所为并非针对自己，并且这位同事兼同乡和自己的关系是好的。有这样的经验作为基础，再累积更多类似的经验，求助者就会发现自己是有爱的，有人喜欢自己，也有人和自己关系并不近，甚至有不睦的情形。

在第二个案例中，求助者看到女儿排在第 32 名，就担心孩子上不了普高，这是求助者核心信念“我是无能的，他人也是无能的”具体体现，经过咨询讨论，求助者认识到“女儿应当能够考上普高，对女儿学习主动性不足的问题，我们共同努力最终能够解决。”求助者有了这样的认识，在未来的岁月中和女儿共同努力，女儿在班级中的名次逐步提升，最终达到了能上普高的程度。这样的经验有助于求助者形成“我是有能力的，他人也是”的正性核心信念。

第5章 规划自动思维会谈

当我们讨论自动思维、中间信念和核心信念阶段咨询会谈的时候，通常会把自动思维阶段内容的讨论放在中间信念和核心信念之前，这是因为心理咨询的顺序是从自动思维开始，然后进入中间信念，最后到达核心信念阶段。把自动思维会谈放在前面体现了心理咨询的自然进程。

在本书中，我们把自动思维阶段会谈放在中间信念和核心信念阶段会谈之后，这又是为什么呢？主要原因是为了避免自动思维阶段会谈的随意性，避免自动思维议程会谈出现方向偏差影响咨询效率，我们用新的中间信念和核心信念来指导自动思维阶段的会谈就可以避免这样的事情发生。

本章我们将用三个咨询目标来指导自动思维阶段的会谈（见图 5-1）。考虑到咨询目标主要通过议程选择和概念化选择来实现，我们首先介绍基于咨询目标来确定会谈议程，以及在议程存在多个概念化内容时选择最有利于实现咨询目标的概念化作为讨论的重点。其次，考虑到自动思维与核心信念有直接联系（自动思维体现负性核心信念，替代思维反映正性核心信念内容），我们讨论如何应用正性核心信念指导自动思维会谈。此外，具体情境中求助者的行为反应，实际上是个体一贯行为方式的具体体现（个别特殊情况除外），这表明求助者行为反应与旧中间信念（补偿策略）直接相关，讨论具体情境中行为改变的时候，我们就可以引入新中间信念（应对策略），用新中间信念指导自动思维议程中行为改变内容的讨论。

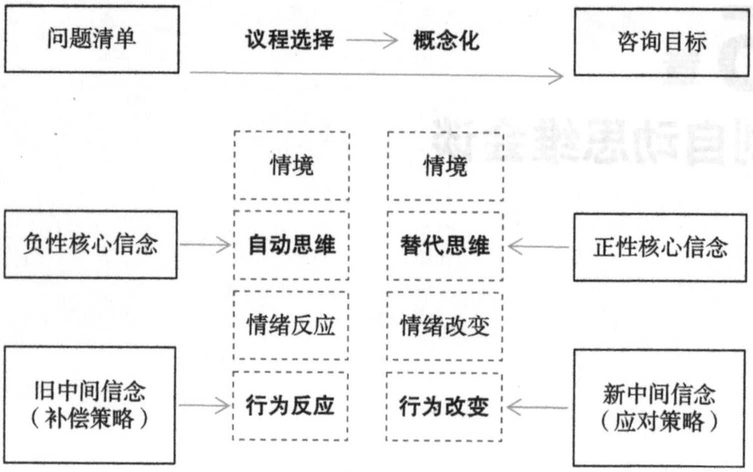

图 5-1　咨询目标决定自动思维会谈

5.1　咨询目标指导议程和概念化选择

CBT 是“聚焦问题、目标导向”的，在评估性会谈中我们需要确定求助者问题清单并明确咨询目标。在确定咨询会谈目标后，未来的咨询性会谈中该如何实现咨询目标呢？

5.1.1　议程选择

咨询目标的实现是通过咨询会谈中一个个议程设置和议程讨论完成的，我们通过每个议程中求助者认知改变和行为改变带动求助者情绪改善与具体问题的解决，在持续的议程会谈中，累积求助者的认知改变、情绪改善、行为改变和客观结果改变，最终促成咨询目标的实现。

在一次咨询实习督导会上，有学员说，当他和求助者商定本次会谈议程的时候，求助者表示自己没有什么想要聊的，这时心理咨询师就不知道该聊什么了，便教求助者肌肉放松练习打发了本次会谈时间。

类似于求助者表示没什么想聊的情况，在咨询实践中时有发生。对心理咨询师来讲，这时该怎么办呢？问题很简单，心理咨询师只需要对照咨询目标，看看咨询目标中还有哪些内容没有实现，就可以把那些没有完成或实现的目标作为咨询会谈议程，然后把会谈进行下去。

这位心理咨询师找不到会谈话题的主要原因就出在咨询目标上，他虽然与求助者讨论了咨询目标（开拓市场找到客户），但咨询目标过于具体，没有体现求助者个人成长的内容，没有从点到面的咨询目标。一旦求助者觉得他可以请教他人从而找到客户后就没什么可聊的了。

上述这个例子只是想告诉大家咨询目标对议程选择的重要性。咨询目标对自动思维会谈的影响体现在两个方面：一是议程的选择，二是议程中自动思维及其概念化的选择。我们应该选择那些与咨询目标实现直接相关的议程和议程中的概念化内容。

例如，当求助者把咨询目标定在处理职场中同事关系的时候，你觉得在求助者想要讨论的议程中，讨论下面哪些议程是比较合适的?

a. 最近有些失眠，睡不好；

b. 下周要代表部门参加公司的周年活动；

c. 同事小张争抢自己的功劳，在领导面前把自己的功劳说成是他的；

d. 这些天心情非常沮丧。

在这四个议程中，最直接体现职场关系的议程是“同事小张争抢自己的功劳，在领导面前把自己的功劳说成是他的”。至于失眠议程和心情沮丧议程，可能与职场关系有关，也可能无关，当然下周要代表部门参加公司周年活动是否涉及职场关系不得而知，需要询问后才能确定。

如果心理咨询师对失眠、心情沮丧和参加公司周年活动有更多了解，发现它们都涉及职场关系，这四个议程都与咨询目标相关，就可以将它们都列为会谈议程。如果询问得知失眠或心情沮丧与职场关系不相关，只有参加公司周年活动涉及同事关系，那么，心理咨询师只需要将同事小张争抢自己功劳和代表部门参加公司周年活动两个议程列入咨询议程中。

如果求助者提出的会谈议程都是围绕咨询目标的，心理咨询师也存在一个优先选择哪个议程讨论的问题。存在多个议程时，心理咨询师需要优先选择那些紧迫的、发生频率高的、比较容易见效的议程来讨论（可以参考第 1 章第 5 节中“解决问题从哪里入手”）。

5.1.2 概念化选择

会谈议程确定后，心理咨询师需要收集资料并进行具体化。在这个过程中，心理咨询师发现在求助者叙述问题的过程中，有多个地方都可以进行概念化。这时就存在需要讨论哪个概念化和讨论自动思维中哪个部分内容的问题。

如一个以维护朋友关系为咨询目标的个案，求助者提到的议程如下：上周三下午课程结束后，闺蜜有事要到老师办公室，让我等她回来一起回寝室。我等了她好久，她都没有回来，我就回寝室了。回寝室后我又和室友一起去取快递了。当我拿快递回来时，闺蜜也回寝室了。她显得非常不高兴，对我说："你太不够朋友了，我让你等我你都不等，我们绝交吧"。我想：我等你半天你都不回来，能怪我吗？绝交就绝交，谁怕谁呀，你以前没有等我，我还没和你说绝交呢。想到这里，自己也非常生气，便不理她，两人不欢而散。过去四五天了，两人都还没有说话。

在上述这个议程中，你觉得对哪个环节进行概念化更能实现咨询目标：

a. 闺蜜有事去老师办公室让我等她；

b. 我等她好久都没有回来，我就回寝室了；

c. 和室友一起出去取快递；

d. 闺蜜对我说："你太不够朋友了……"

e. 两人互相不说话。

在上面五个环节中，前面三个环节描述了整个事情的前期过程，没有涉及与闺蜜之间的矛盾冲突，对这些环节进行概念化效用不大，第四个环节"闺蜜对我说'你太不够朋友了……'"是整个事件的高潮部分，体现了双方对整个事件的认知差异和行为反应差异，更重要的是这个环节中激发了求助者强烈的情绪体验"自己也非常生气"。因此，第四个环节最适合进行概念化，通过对这个环节进行认知和行为的干预可以达到维护朋友关系的目的。至于第五个环节"两人互相不说话"是第四个环节的发展结果，可以在第四个环节概念化后的行为改变干预中进行处理，求助者需要放弃原来互相不搭理的行为反应，采取一些措施来修复朋友关系。

5.1.3 自动思维选择

当我们决定对某个环节进行概念化时，通过充分询问心理咨询师可以得到涉及多个方面内容的自动思维。对这些自动思维的处理，心理咨询师当然可以选择那些引发情绪最为强烈的内容，但如果从咨询目标来看，就更容易看清楚需要选择哪个自动思维内容了。

我们以上面第四个环节闺蜜对我说“你太不够朋友了……”为例说明，为了实现“维护朋友关系”的咨询目标，你觉得选择下面哪个部分的自动思维更合适？

a. 能怪我吗；

b. 绝交就绝交；

c. 谁怕谁呀；

d. 你以前没有等我，我还没和你说绝交呢。

在上述四个自动思维中，“能怪我吗”这个自动思维涉及归因问题，意思是到底谁该为此负责，这个部分的讨论只涉及责任追究，不利于问题解决，因此讨论这个自动思维不能得到维护朋友关系的结果；“绝交就绝交”这个自动思维涉及怎样理解对方表达真实意思的问题，也许对方说“绝交”并非真的要绝交而只是表达某种情绪，如果求助者能够认识到这一点，了解到对方对友谊的渴望，就有利于维护朋友关系，从而实现咨询目标，从这里看，选择这个自动思维是合适的；“谁怕谁呀”这个自动思维表达的是对绝交后果的恐惧，如果讨论结果是害怕没朋友而恢复朋友关系，这样的朋友关系并非自愿，也不平等，这样的结果并非我们乐见的，因此，选择这个自动思维并不合适；至于“你以前没有等我，我还没和你说绝交呢”，这句话只是表达了谁更有理由绝交而已，讨论这个内容同样无法达到咨询目标。因此，我们把精力集中在讨论对方“绝交就绝交”这句话所表达的真实内涵，更容易了解对方内心的渴望和情绪，增加朋友之间的相互了解，从而更有利于平等处理朋友关系，这就有利于咨询目标“维护朋友关系”的现实了。

5.2 核心信念指导自动思维讨论

有关应用核心信念指导自动思维会谈的内容，前面已进行过相关讨论。这里再次讨论主要是基于规划自动思维会谈话题内容的完成性。在这里我们以上一节闺蜜绝交的朋友关系话题为例进一步说明。如果希望了解更多这方面内容，就可以回顾 4.4 正性核心信念指导自动思维会谈部分内容。

在自动思维阶段学习过程中，大家知道替代思维是通过认知行为技术的应用得出来的，我们怎样知道这个替代思维是我们想要的呢？这个替代思维有助于求助者重塑核心信念吗？显然大家过去并没有想过这个问题。其实，对自动思维的处理，除了考虑自动思维适合什么认知行为技术，我们还需要从重塑核心信念的角度来看待。

一方面，我们怎样知道在这种情境下替代思维到底应该怎样呢？我们可以考虑：一个拥有正性核心信念的人（或者正常人，或者心理健康的人）在这种情境中会怎么想，会怎么看，你可以把他们的想法作为最终替代思维的参考，特别是你通过应用认知行为技术无法得到替代思维的时候，更需要如此思考。

另一方面，从 CBT 咨询规划的角度，我们希望自动思维会谈要有利于或有助于求助者核心信念的重建。如果是这样的话，我们就希望自动思维会谈得到的替代思维能够支持新的、正性核心信念。也就是说，当我们得到一个替代思维的时候，我们就需要思考这个替代思维是否有利于正性核心信念的提出或巩固。如果我们得到的替代思维不那么理想，我们就可以对替代思维的表述做一定程度的微调。

我们以前一节的案例为例加以说明，并选择这个互动片段来处理：闺蜜回到寝室后对求助者说“你太不够朋友了”，表示要和她绝交，求助者认为：我等你半天你都不回来，能怪我吗，绝交就绝交，谁怕谁呀，你以前没有等我，我还没和你说绝交呢。她感到生气，便不理对方了。

在这个片段中，求助者的自动思维包括几个内容要点：没等你不能怪我；绝交就绝交；我不怕绝交；如果说要绝交的话，我更有理由，因为你以前也没有等我。

假如我们是一个心理健康的人或者是有正性核心信念的人，我们会怎样看待自己没有等对方以及对方向自己表现不满的情形呢？我们知道：自己答应等却没有等到最后，对方回来有些抱怨是可以理解的，是正常的情绪反应，对方说绝交有些小题大做了，两个人也不能因为这样一件事情就不做朋友了，就真的绝交了。

如果我们对照求助者的自动思维与具有正性核心信念的人的想法就会发现二者存在这些差异：自己的确没有等到最后，而不是把责任推给对方，当然自己等对方了，只是没有等到最后，并不是没有等；对方只是抱怨，并非真的想要绝交，求助者却当真了；这不是怕不怕的问题，这并非威胁，只是抱怨或者说希望引起重视；自己是否更有理由绝交在这里并不重要。

对照上述四点差异，如果就技术选择而言；“没有等你不怪我”这个自动思维可以用控辩方技术；“绝交就绝交”这个自动思维可以用发散思维技术；“我不怕绝交”和“我更有理由绝交”这个自动思维不用讨论，求助者理解对方只是抱怨就没有必要讨论怕不怕的问题了。

此外，如果我们认为替代思维要有利于正性核心信念提出和巩固，也就是得到的替代思维支持正性核心信念，上述案例中怎样表述替代思维会更好些呢？在这个案例中，求助者的核心信念是“我是不可爱的”，其正性核心信念应该类似于“我是值得爱的，也存在不足”。

如果按照“我是值得爱的，也存在不足”这个信念来看问题，我们可以看到“两人关系是稳固的，同时自己也有做得不当的地方”，如果按照这样的观点来看，替代思维就可以表述为：“很抱歉我没有等到最后（控辩方结论），对方感到失落很正常，有些抱怨可以理解，我们俩关系稳固，还不至于绝交（发散思维：有效和有用）。”

5.3 中间信念指导行为改变

如果说核心信念指导自动思维会谈主要体现在自动思维改变上，那么中间信念指导自动思维的会谈则主要体现在行为改变上。我们在前面（3.4节）已经介绍过用中间信念指导自动思维会谈，在这里我们换个角度做进一步说明，一方面是基于本章规划自动思维会谈内容的完整性考虑，另一方面也是为了帮助大家更深入地了解这部分内容。

从自动思维与中间信念的关系来看，一方面，求助者在具体情境中的行为通常反映其一贯的行为方式，即具体的行为反应体现中间信念对应的行为方式；另一方面，中间信念的改变（也就是新的中间信念）也会体现在具体行为改变上，即具体情境中的行为改变体现了我们希望求助者改变的行为方式（这个行为方式对应新的中间信念）。

在前一节案例中，闺蜜说要绝交，求助者对此感到很生气，其结果是四五天过去了两人还没有说话。从中间信念的角度看，在这个案例中求助者该怎样做出行为改变呢？一方面，求助者和闺蜜互相不搭理是一种什么样的行为方式。这其实是一个包含报复、惩罚、对抗要素的行为方式，这种行为方式不能解决朋友之间的矛盾，反而会导致关系疏远。另一方面，要想维持朋友关系，求助者就需要理解他人并保持与闺蜜的互动。在这种新的行为方式指导之下，求助者需要做的事情是理解闺蜜的不满，过去的事情让他过去，并继续与闺蜜交往，维持良好的朋友关系。具体做法可以是这样的：借某个机会与闺蜜说话，邀请闺蜜和自己一起做某件事情，从而恢复两人的正常往来。

再如，一个采取顺从策略应对父母的求助者，当父母催婚的时候，他虽然希望按照父母的要求行事，但自己又做不到，他只能找各种借口搪塞。从中间信念的角度看，当顺从带来问题时，求助者需要做出改变：不要一味顺从而是在必要的时候与父母平等协商，让父母尊重自己的选择。如果我们希望求助者在中间信念层面做出这样的改变，求助者就需要有这样的成功经验作为支撑。

从这样的思路出发，在自动思维阶段会谈中，当求助者无法顺从时，心理咨询师可引导求助者与父母平等协商，让父母尊重自己的选择。例如，在父母催婚的情境中，求助者就可以尝试与父母平等协商，寻求父母尊重自己的选择。这意味着求助者不再像过去那样找各种借口搪塞，而是与父母做深度交流，聆听父母的想法和期望，并向父母说出自己的想法和感受，表达出希望父母尊重自己的意愿的想法等。

从这里我们可以看到，一旦我们从中间信念改变角度去看待，自动思维阶段具体议程中的行为改变就是一个非常清楚且明确的事情了。

第6章 咨询会谈要素

心理咨询有不同的咨询理论或疗法，每个咨询理论或疗法都有自己独特的理论观点、技术方法，对心理咨询会谈也有不同的规范或要求。如果你有这样的认识或看法，就是因为你离它太近了，如果站的位置更高一些，你看到的东西就会不一样。这就像你从森林中走过去，看到的就是一棵棵形状各异、品种不同的树而已，假如你从森林的上空俯视，你看到的就是整个森林。当你从更高的高度看待心理咨询时，自然就会有不一样的领悟。

当我们与每个流派的理论观点和技术方法保持一定的距离，从整体看待或认识心理咨询时，我们就会发现心理咨询会谈都是围绕共情、解释和干预三个要素展开的。所谓"大道至简"在心理咨询会谈这里，就是共情、解释和干预三个技术要素的应用。

6.1 共情

关于共情及其重要性的内容，你可以在许多书上查到。笔者觉得有些相关书籍把共情问题复杂化、深奥化了。共情其实既不深奥，也不复杂，只是这个技能有难度，需要时间加以练习而已。

6.1.1 共情的重要性

心理咨询会谈并非简单的你问我答、你提问题我提供解决方案的过程。心理咨询不仅要让求助者知道问题的答案，更重要的是要帮助求助者解决问题。换言之，求助者不仅要正确答案，还要知道解决方法，让问题得到解决。

鉴于心理咨询需要经历一个较长的会谈进程，求助者对心理咨询师的信赖就显得非常重要，只有巩固的咨询关系才能走得更远，否则求助者可能因为缺乏信心而中途脱落。因此，心理咨询师都非常注重咨询关系的建立和巩固，及时解决咨询过程中妨碍咨询关系的各种问题。

“共情”是心理咨询师与求助者建立咨询关系，并巩固咨询关系的重要手段。心理咨询师共情求助者，求助者就会有一种被理解的感受，一种找到知己的感觉，他才能信任心理咨询师，才更愿意和心理咨询师结成同盟，解决他的问题。

“共情”也是一种会谈技巧。求助者在表达自己的想法和感受时，心理咨询师能够用恰当的语言和非言语的表情姿态回应对方，让对方感觉到自己被理解，也可以使咨询会谈能够更加深入，探索求助者的内心世界。

6.1.2 共情的要求

在会谈过程中，心理咨询师的共情有两个要求。

第一个要求是“无我”。这种“无我”的心态，就像主人给我们续茶，我们需要先倒出自己杯子里的残茶，才可能接受对方的茶水。在会谈的时候，心理咨询师如果抱着自己的成见去聆听求助者的故事，就无法共情，容易对求助者的讲述进行评判，自然就无法接纳求助者了。因此，心理咨询师在会谈的时候要做到“空杯”心态，把自己的道德感、价值观、为人处世方式等撇开，认真聆听对方的讲述，而不是评价对方。

这种“无我”心态也类似于“镜子”，当求助者与心理咨询师会谈时，从心理咨询师那里得到的信息，就像照镜子一样，看到的是自己的样子。通过咨询会谈看到自己，求助者就可以获得领悟，从而找到问题解决的思路或方向。心理咨询师要成为求助者的“镜子”，就必须把自己的观点和看法撇开，放空自己，与求助者的谈话都只反映求助者自己，不反映心理咨询师的价值观和为人处世方式等内容。

例如，求助者说“我是一名老师”，心理咨询师马上回应：“当老师好呀，一年有两个假期！”这位心理咨询师的回应反映的是自己的价值判断，认为老师有带薪假期是令人羡慕的。但作为老师的求助者可能不这样认为。那么这时心理咨询师做出什么反应比较合适呢？就是“无我”的“空杯”心态，让对方继续说下去。

求助者接着说，她感到困扰的是有些家长挑剔、不认可自己的班主任工作，搞得自己不知道该怎样管学生了。当求助者说出自己的问题后，有的心理咨询师就这样回应：“是呀，有些家长就是没有素质”，这是在认同对方的观点，虽然心理咨询师可能试图安慰求助者，但这反映了心理咨询师的意图。也有心理咨询师会这样回应：“别理他，你该怎么做就怎么做。”这是给求助者建议，反映的是心理咨询师的为人处世方式。

如果是“无我”的“镜子”状态，心理咨询师该怎么回应呢？你只需要反映求助者的状态，让她看到自己的困境就可以了，你可以这样回应：“有家长挑剔你的工作，你对怎样开展班主任工作感到困惑。”

我们怎么判断自己是否做到“无我”状态的共情要求了呢？我们可以用共情的第二个要求“三不”来判断，即不否定、不评价、不建议。

当心理咨询师这样回应“有家长挑剔你的工作，你对怎样开展班主任工作感到困惑”时，你就会发现，心理咨询师既没有否定求助者的感受（感到困扰），也没有否定她的看法（有家长挑事），更没有评价这件事情的好坏（如家长挑事对不对），当然更没有贸然提出解决问题的建议。以此可见，当心理咨询师的回应能够做到“三不”（不否定、不评价、不建议）时，他就做到了共情。

对心理咨询师而言，做到“三不”（不否定、不评价、不建议）可以遵循下面的要求。

- 不要否定求助者的想法、态度、情感和行为方式，即使你认为它是错误的。记住：不要用评价语言称赞或贬低、否定对方。
- 求助者讲述自己的事情时，不要点评好坏，即使看起来是良好的方面，也不要轻易称赞对方。记住：只有你确定称赞是符合对方心意时才可以。

- 对方没有寻求建议之前，不要主动提供建议，特别是咨询前期求助者诉说问题阶段。在问题解决阶段，心理咨询师可以分享自己的看法，而不是直接提出建议或要求。

6.1.3 共情的方法

对心理咨询会谈的共情，我们可以分为浅层次共情和深层次共情两个层次。

所谓浅层次共情，就是心理咨询师能够准确识别求助者言谈话语中表达的想法和情绪等内容，把求助者的想法和情绪等像“镜子”一样反馈给求助者，让他意识到自己的想法和情绪。

求助者告诉心理咨询师：女儿学校即将举办中考百日誓师，前几天老师安排她上台演讲，并强调要声音大点。她一直声音不大的。女儿对我抱怨说：“我的声音大，同学们的积极性就高了吗？真是的！”看得出来她心里对老师不满。我觉得女儿对老师不满是不对的，我不敢说出来怕她不高兴。

如果对这段话进行共情，首先要觉察对方的情绪，要明白这段话中表达的观点或看法。从上面这段话中，我们可以感受到求助者对女儿的抱怨是不认可的，“我觉得女儿对老师不满是不对的”这是求助者的看法，求助者的情绪是担忧，“我不敢说出来怕她不高兴”。一旦我们识别了对方的情绪和想法，就可以把对方的情绪或想法说出来，回应对方，让对方觉得我们理解了她。例如，我们可以这样说：“你觉得女儿不应该这样对待老师，你担心说出自己的想法，女儿又不高兴。”这句话中既包含了求助者的想法，也包含了求助者的情绪。在实际咨询过程中，可以只共情想法或者只共情情绪。如“你觉得女儿抱怨老师是不对的”或“你不敢向女儿说出自己的真实看法”等。

如果你对自己是否做到准确共情没有把握，也可以把共情的话说得委婉些，如应用“听起来，你的意思是……”“你的意思是……”“看起来你……”“我能感到你……”这样的句型。如“听起来你不希望女儿对老师有不满”“我能感受到你的担忧”等。

浅层次共情只需要心理咨询师准确把握求助者谈话内容中的观点、感受、想法和情绪，有点像语文或英语考试中的阅读理解，准确把握文中的意思。浅层次共情能够起到什么作用呢？一方面，它可以让求助者觉得心理咨询师能够理解自己，缩短求助者与心理咨询师的心理距离，有助于建立和巩固咨询关系；另一方面，通过心理咨询师共情回应，求助者对自己的想法和情绪有了更为清晰的认识或觉察，在此基础上，求助者可以进一步思考和探索，或者认识到问题所在，或者探索问题解决之道。

例如，心理咨询师共情性回应“听起来你不希望女儿对老师有不满”，这时求助者就会想自己是否真是这样的，如果真是这样的，女儿对老师不满这个问题又该怎样解决呢？通过心理咨询师的回应，求助者就不会只停留在“女儿对老师不满是不对的”这个点上，她会继续思考和探索下去。

相比浅层次共情，深层次共情不仅指出问题，而且指出问题原因和探索的方向。深层次共情不仅要求心理咨询师能够准确识别求助者言谈话语中的想法和情绪感受，而且要把握求助者这些想法或情绪感受的原因，通过共情回应揭示它们之间的关系，让求助者对问题有更深刻的领悟，从而对问题解决的探索更有方向性。

我们以前面这位母亲的讲述为例说明深层次共情，心理咨询师能够从求助者的讲述中准确把握到“女儿对老师不满是不对的”“我不敢说出来怕她不高兴”，这就说明心理咨询师能够准确把握求助者的想法和感受（即情绪），达到浅层次共情的要求。如果要做到深层次共情，心理咨询师要知道求助者为什么会有这种想法或感受。这时心理咨询师就需要从求助者过去的讲述中寻找答案，或者通过提问的方式来找到答案。

为了说明想法（即认知）和感受（即情绪）的来源，我们用一个图（见图 6-1）来说明，从认知行为疗法的角度看，想法（或认知）是由经验决定的，即经验决定观念，除此之外，求助者对事件的期望（即诉求）也是影响认知的重要因素。例如，一个学生存在考试焦虑，担忧自己考不好。学生有自己可能考不好这个想法，一方面是因为自己过去考试经验中有成功也有失败的经验（或事实），另一方面是因为自己期望考出好成绩，成败经验和想考好的诉求使他产生了这样的想法。至于学生的担忧感受也和两个因素有关，一方面是求助者的想法，即观念决定情绪，另一方面是求助者的诉求，想要考出好成绩。

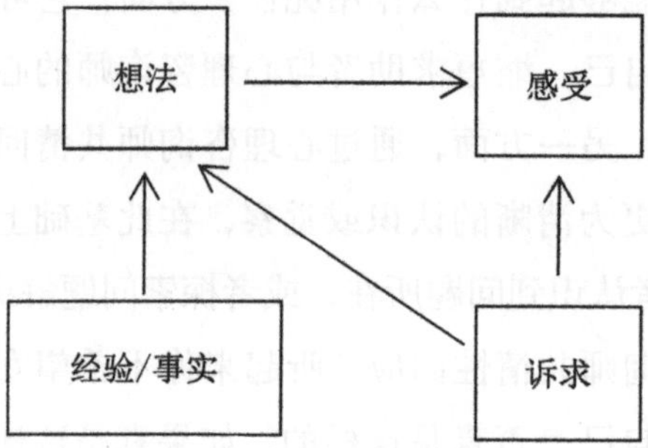

图 6-1 深层次共情四要素

在这里，我们以前面女儿抱怨老师的案例为例对深层次共情做进一步解释说明。求助者的讲述中主要提到两个内容“女儿抱怨老师是不对的”“不敢向女儿说出来怕女儿不高兴”。

从深层次共情的角度看，“女儿抱怨老师是不对的”是求助者的看法或认知，求助者为什么会有这样的看法呢？心理咨询师可以从经验 / 事实和诉求角度来思考，从经验 / 事实的角度看，求助者在成长经历中曾经有过类似遭遇，或许小时候父母就是这样告诫她的；从诉求的角度看，也许她希望孩子能够接受老师，只有这样孩子才能得到老师更多关照。只是这两个方面的内容在求助者当下的叙述中并没出现，这时心理咨询师就需要从前面的讲述中寻找内容，如果找到相关内容，心理咨询师就可以这样说：“你觉得女儿不应抱怨老师，因为抱怨老师会影响老师对待女儿的态度”。如果没有找到相应的内容，心理咨询师就可以通过提问的方式，把会谈引向有关方面的探索。如心理咨询师可以这样说：“你希望女儿对老师不要有意见？”（了解想法背后的诉求），或者说：“想必你一定有过某些经历让你觉得抱怨老师是不对的？”（了解想法背后的经验 / 事实）。

至于说出来怕女儿不高兴这个内容。从深层次共情角度看，这反映了求助者欲言又止的担忧情绪。担心说出来女儿不高兴，实际上说出来女儿有可能不高兴，也可能没有不高兴。对这个内容，如果是浅层次共情的话，你可以这样回应：“你担心说女儿不对，她会不高兴”。如果是深层次共情的话，你可以这样回应：“你不想惹女儿不开心，如果你说出来的话她不高兴就非你所愿了”，这就把情绪和诉求联结在一起了。当然你也可以这样回应：“你没把它说出来，是因为你觉得说出来的话她会不开心的。”在这里把情绪和想法联结起来了。

共情作为心理咨询师的态度，同时也是一种咨询会谈技术在人本主义学派中最为重视和强调的。卡尔·罗杰斯作为人本主义学派代表人物，他提出了以人为中心疗法，在咨询会谈中，他强调非指导，陪伴求助者的探索，从而找到问题解决之道。下面摘一段罗杰斯与求助者对话片段并搭配点评，给大家呈现共情在咨询会谈中的应用。

吉尔：我和女儿相处有一些问题。她20岁了，在上大学。让她这么走了，我非常痛苦。我对她充满了内疚。我非常需要她，依赖她。【点评：求助者提到女儿的信息（她20岁，在上大学）然后说自己感到痛苦也充满内疚，表示自己需要也依赖女儿。】

罗杰斯：需要她留在你身边，这样你就可以为你感到的愧疚做些补偿。这是其中的一个原因吗？【点评：心理咨询师把求助者的诉求（希望她留在身边）和情绪（愧疚）做了一个联结，让求助者认识到自己的情绪与内心诉求有关。】

吉尔：很大程度上是吧。她一直也是我真正的朋友，而且是我的全部生活。非常糟糕的是，她现在走了，我的生活一下子空了很多。【点评：求助者表示同意心理咨询师的分析，进一步强调女儿对自己的重要性“女儿是自己全部生活”，女儿走了自己的生活就空了。】

罗杰斯：她不在家，家里空了，只留下妈妈。【点评：心理咨询师回应了女儿离开，求助者感到空的感觉，这里说明的是想法（家里空了）与事实（女儿不在家了）之间的关系。这里用“家里空了，只留下妈妈”，心理咨询师并没有强调妈妈感到孤独、空虚或被抛弃等情绪词汇，注意体会这些用词的差异。】

吉尔：是的，是的。我也想成为那种很坚强的母亲，能对她说："你去吧，好好生活。"但是，这对我来说非常痛苦。【点评：求助者非常认同心理咨询师的描述，然后表达了自己的愿望——成为坚强的母亲，也表达了自己感到非常痛苦的情绪。】

罗杰斯：失去了自己生活中珍贵的东西是非常痛苦的，另外，我猜，还有什么别的事情让你感到痛苦，是不是你提到的和内疚有关的事情。【点评：这里心理咨询师首先解释了痛苦情绪的原因，失去了生命中珍贵的东西（女儿离开了），这里应用的是诉求（不想失去女儿）与情绪之间的联结来解释的。最重要的是，心理咨询师通过提问将会谈引向另外方面的探索，在心理咨询师看来，仅是女儿离开并不足以让求助者感到内疚。】

吉尔：是的，我知道我有些生她的气，因为我不能总得到我所需要的东西。我的需要不能得到满足。唉，我觉得我没有权力提出那些要求。你知道，她是我的女儿，不是我的妈妈。有时候，我好像也希望她能像母亲一样对我。可我不能向她提出那样的要求，也没有那个权力。【点评：求助者提到自己生气情绪及其原因（自己不能得到所需要的东西），求助者也意识到一个事实即她只是女儿而不是母亲，但她的愿望却是对方像母亲一样对待自己。】

罗杰斯：所以，那样的想法是不合理的。当她不能满足你的需要时，你会非常生气。【点评：在这里心理咨询师简单地把求助者的想法、诉求和情绪呈现出来作为回应，属于浅层次共情。】

吉尔：是的，我非常生她的气。【点评：求助者表示同意，并特意强调了自己的情绪，生她的气。】

罗杰斯：我猜这会让你感到紧张。【点评：心理咨询师设身处地思考，发现了求助者没有意识到的情绪。这是因为生气是针对女儿不满足自己而产生的，但对于期望女儿像母亲对待自己，但自己又不能向女儿提出这样的要求（想法）缺少描述感受的内容。】

吉尔：是的，非常矛盾……【点评：求助者回应自己愿望的矛盾之处，生气女儿不能完全满足自己，但又意识到女儿没有责任完全满足自己，因为女儿并不是自己的母亲。】

罗杰斯：嗯，嗯。【点评：用简单的“嗯”表示认可。】

6.1.4 共情能力修炼

共情是态度，是咨询技巧，更是一种能力，一种理解他人的能力，能够跳出自己的视角从他人的角度理解他人的能力。共情能力对心理咨询师而言非常重要，是一种最基础的能力，心理咨询师只有能够共情求助者，才能与求助者建立稳固的咨询关系，只有能够共情求助者，才能从求助者的角度看问题，体验求助者的感受，只有看到求助者面临的问题，才能帮助求助者解决问题。

心理咨询工作就是理解人的工作。心理咨询师不仅要在心理咨询会谈中理解求助者和共情求助者，在日常生活中也需要加强这方面的训练。通过日常生活的观察和体验来增强自己的共情能力，就像做演员要体验生活一样，好的心理咨询师也需要观察和体验生活。一旦对周围的人和事有着良好的观察和共情能力，心理咨询师对求助者的问题就会有更深刻的洞察，也更容易看到求助者的问题和解决之道。

那么，在日常生活中该怎样练习共情能力呢？我们要留意自己周围的人和事，把他人遇到的事情当成自己的事情，想象自己是他人，体会和感受他人，然后寻求反馈。共情练习有两种情况：一种情况是旁观者，另一种情况是参与者。

所谓旁观者，就是你置身事外，你只在旁边观察，如你在乘坐高铁，旁边座位上的两个人在闹矛盾，他们闹矛盾并不牵涉你，你作为旁观者只是观察。又如在家里，你的两个孩子为玩具或其他事情发生争执，你看到了并不打算干预，只在旁边观看。

作为旁观者，你可以在他人的互动过程中代入任何一个角色，去体会他的想法和感受，然后思考他为什么会有这样的想法和感受。为了判断自己的共情是否准确，你可以聆听对方的说话和表情是否与自己的体验一致。

例如，曾经在高铁上发生过这样一件事情。一名 30 岁左右的女士坐在自己的位置上，邻座大妈大约50岁，希望这位女士和她调换座位，女士拒绝，这位大妈感到非常不悦。随后大妈和同伴撞击她的座椅，这名女士非常生气，在制止对方行为无效后，女士拿出手机录像，这位大妈与伙伴过来抢夺手机，双方发生肢体冲突。

假如你是一名旁观者目睹了这个事件的全过程，你可以尝试共情练习。假设自己是这名拒绝调换座位的女士，体会对方要求调换座位时自己的想法和感受，对方和同伴撞击座椅时自己的想法和感受，以及用手机录像对方来抢夺时自己的想法和感受，把你猜测的结果与这位女士的言谈话语、表情和动作进行印证，看自己的共情是否准确。如果你能够准确共情，就可以进一步思考对方为什么会有这样的想法和感受，她有着什么样的诉求，有着什么样的经历等。

如果你愿意，还可以假设自己是希望调换座位的大妈，体会提出调换座位请求被拒后的想法和情绪，对方制止自己和同伴撞击座椅时自己的想法和情绪，以及对方拿手机录像时自己的想法和情绪等，把你的想法和感受与现场观察结果进行印证。如果吻合就可以继续思考对方为什么会有这样的想法和情绪。

作为旁观者，把自己代入到某一方是容易的，基于一方与自己在某些方面的相似性，我很容易把自己代入一方。例如，普通人很容易在普通人与权贵的纷争中站在普通人一边。但作为心理咨询师，我们需要理解其他群体的思想、感情、想法和情绪，我们也需要练习把自己代入到另外一方。因此，作为旁观者的共情练习，我们可以尝试把自己代入到每一方，分别体验不同人或角色的思想和感情。

所谓参与者，就是对方与你互动，你是局中人，你需要回应对方。例如，在高铁上，你在自己的位置上坐着，有人走过来和你商量，他希望能与你调换座位，他的位置在另外的车厢，位置也不好。从共情练习的角度考虑，你需要考虑自己的想法、诉求，觉察自身情绪感受，还需要从对方的角度考虑，体验对方的想法、诉求和情绪状态。在此基础上找到既满足自身意愿又估计对方感受的回应方式。

如果你觉得调换座位没有多麻烦，愿意成全别人，就很容易回应。如果你通过共情，发现他们调换座位仅是为了能够坐在一起聊天，你可能就不想成全了。如果你发现他们坐在一起是为了照顾病人、老人或小孩，你就可能愿意成全了。如果你不想成全对方坐在一起聊天，你可以这样回应："好朋友坐在一起这个主意挺好的，这个座位是我朋友费了很大力气经过几次退票购票才买到的位置，没法和你调换，否则我就对不起朋友的付出了。你们既然是好朋友，下车以后有的是时间聊天。以后买票的时候你们买到一起就可以解决这个问题了。"

有些心理咨询师的生活经历比较简单，大学毕业后就在一个单位工作，家庭温馨幸福，没有遭遇什么挫折，很难理解他人的困苦、烦恼和绝望等。除了上述旁观者和参与者共情练习，心理咨询师还可以从文学作品中吸取营养，有意识地阅读反映家庭生活伦理的小说或观看这些方面的电视剧，特别是近期反响比较好的文学作品。当然，如果你对职场、官场等方面的人难以共情，你也可以阅读职场和官场方面的小说或观看这方面的影视作品。在阅读或观赏这些作品时，你可以像旁观者一样，尝试把自己代入作品中的主要人物中，分别体验他们的想法、诉求和感情。

如果你能够按照上述三种途径（旁观者、参与者和阅读者）进行共情练习，假以时日，你一定可以提高对求助者的共情能力。

6.2 解释

共情在解决求助者心理问题方面所起的作用，主要是帮助求助者看清自己，协助求助者进行自我探索。心理咨询师对求助者的想法和感受，以及产生这些想法和感受原因的揭示，求助者可以更好地认识自己，促进求助者对当前问题或困惑的自我探索，从而找到问题解决办法。

在心理咨询会谈中，对一些具有明确心理症状（如强迫症、抑郁症）的求助者来说，仅有共情是不够的，心理咨询师还需要应用其他技术帮助到求助者找到问题解决之道。对存在明确心理问题或心理障碍的求助者而言，解释是心理咨询师常用的咨询会谈方法。所谓解释，就是应用心理学或心理咨询疗法的理论知识对求助者心理问题或心理障碍形成原因、咨询过程和干预原理和方法进行说明，让求助者对问题成因和问题解决有更深的理解。当求助者对自己的问题有更深的理解时也就更容易解决问题，明白心理问题的解决原理和技术方法，就能更好地配合心理咨询。解释技术的应用，使求助者的问题解决朝着既定方向进行，这比单纯应用共情让求助者自我探索效率更高。

6.2.1 解释即心理教育

解释是精神分析疗法或心理动力疗法最重要的技术手段。它借助精神分析理论，并结合求助者的具体生活实践，说明求助者心理问题表现及其原因，让求助者对自己的心理问题产生领悟，从具体问题的困境中走出来，问题最终获得解决。

只是由于精神分析理论太过高深，对普通人来说显得非常奇怪，不太容易被接受，这就使得精神分析需要更长时间的会谈，求助者才能理解和接受精神分析理论对自己问题的解释。

虽然我们可能不一定认可精神分析的理论观点，但“解释”这种方法对心理咨询还是非常有用和必要的。毕竟，求助者还是希望了解“自己得了什么病”“为什么会有这个病”“怎样才能治好这个病”。也就是说，求助者需要对自己的心理问题有一个了解。要想回应求助者的这些问题，“解释”就非常必要。

在认知行为疗法中，与“解释”相对应的技术是“心理教育”，我们通过心理教育可以让求助者知道自己的问题是什么、为什么和怎么办。

那么，认知行为疗法中的“心理教育”是什么呢？所谓心理教育就是应用心理学和心理咨询的理论知识给求助者解释心理问题及其原因，心理问题干预技术方法及其原理，目的是让求助者对自己的问题及其原因，和心理咨询策略及其依据的理解，使求助者对自己的问题获得领悟，更好地与心理咨询师合作，共同推动心理咨询的进展。

有位家长告诉心理咨询师，自己6岁的小女儿有个问题，就是一生气就打人，她会打妈妈，也会打奶奶。心理咨询师询问孩子在什么情况下会生气打人，她说孩子想要一个东西，如果不给的话她就会打人。对这位家长而言，孩子打长辈（妈妈、奶奶）是不礼貌行为，她对孩子进行批评但没有什么效果。

为了解决孩子打人这个问题行为，心理咨询师需要应用解释（即心理教育）帮助家长理解孩子打人行为。心理咨询师给家长介绍了心理学中"挫折—攻击理论"，告诉家长孩子打人的行为属于攻击行为，她是在受到挫折之后产生的，这种挫折是有目的做某件事情的过程中受到阻碍，致使愿望无法实现而产生的。挫折—攻击理论非常符合孩子打人的实际情形：孩子想要一个东西，奶奶或妈妈不给她，孩子的愿望受阻就体验到了挫折，她认为这个挫折是大人造成的，于是便通过打人的方式进行攻击。通过应用挫折—攻击理论的解释，家长理解了孩子打人行为。

理解了孩子打人行为的原因，那么怎样解决孩子打人行为呢？心理咨询师也需要心理教育，向求助者说明心理干预的原理和过程。心理咨询师应用认知行为疗法中情绪与行为关系的知识（即情绪驱动行为）对求助者进行心理教育，向求助者解释孩子打人行为是情绪驱使的，如果孩子不生气就不会有打人行为。问题解决的一个思路是让孩子不生气或少生气，第二个思路是孩子可以生气但不要打人，她可以通过其他形式来宣泄情绪（即行为替代）。

对第一个思路，让孩子不生气或少生气，心理咨询师就需要对情绪是怎样产生的进行心理教育，即观念决定情绪的心理教育。对第二个思路，允许孩子生气但孩子不能打人，这时就需要进行差异强化的心理教育，帮助孩子找到被接纳的宣泄情绪的方式，用来替代打人问题行为。

考虑到孩子生气在所难免，以及处理孩子认知的难度，心理咨询师和家长共同决定，接纳孩子生气情绪，重点解决孩子打人的行为。心理咨询师解释并讨论差异强化干预原理：当孩子表现问题行为时，家长采取忽视或惩罚措施，当孩子表现良好行为时，家长予以肯定，坚持实施一段时间，孩子就会增加良好行为表现同时降低问题行为表现。

家长认可差异强化方案，心理咨询师与求助者协商在孩子生气的情况下，家长可以接受的良好行为——要求家长安慰（抱一抱）或补偿自己（提出家长可以同意的要求），或者离开现场并告知家长（我不理你了，然后自行离开）。

从上面这个例子中，我们可以发现心理咨询师应用心理教育，求助者很容易理解问题，也容易就心理问题干预和解决方案取得共识，推动心理咨询取得进展，避免了仅是应用共情导致求助者在探索方面耗费大量时间。

6.2.2 什么时候进行心理教育

心理咨询师对求助者进行心理教育有两种情形：一种是被动的，也就是应求助者请求而进行的；另一种是主动的，也就是心理咨询师觉得有必要进行而实施的心理教育。

我们先讨论被动心理教育情形。求助者前来咨询，希望解决自己的问题，在这个过程中，他们往往会对自己为什么会有这个问题感到困惑，希望得到这个问题的答案。他们会向心理咨询师提问，询问自己为什么会得强迫症、抑郁症、躯体变形障碍等。这时心理咨询师就需要对求助者问题的形成原因做出解释，对求助者心理问题或心理障碍形成原因进行心理教育。求助者除了对问题原因感兴趣，他们可能也会对心理咨询怎么解决，以及心理咨询设置等问题感兴趣，这时心理咨询师对此进行解释和说明，同样需要心理教育。

接下来我们讨论心理咨询师主动进行的心理教育。心理咨询师主动进行心理教育是为了推动心理咨询进展，也就是为了配合下一步心理咨询工作的开展而进行相关解释说明。简单来说就是，当你需要求助者做什么之前，就需要进行心理教育，让求助者理解为什么要这样做，这样做的目的是什么。

例如，当心理咨询师需要求助者填写“自动思维监控表”（即三栏表）、“思维记录表”（即五栏表）等家庭作业的时候，你就需要进行心理教育，说明填写表格的目的和能达到的效果，求助者明白家庭作业的目的和原理依据后，就能更好地配合完成家庭作业。

再如，当心理咨询师试图采取暴露技术解决求助者的特定恐惧症（如对狗的恐惧）时，你就需要说明求助者对特定对象（狗）的威胁性认知是假的，暴露技术就是为了证明这个认知是假的。通过心理教育，只有求助者理解了暴露技术干预的原理，他才可能接受这样的干预策略。

还有，有的求助者发现经过最近几次会谈咨询没有进展，或者已经解决的问题又冒出来了，感到前功尽弃的时候，心理咨询师也需要进行心理教育，向求助者解释心理咨询进程的特点，它不是总在进步，会有反复，也会有停顿，但总体上在前进。一旦求助者理解了心理咨询进展特点，就更可能坚持咨询下去，最终实现咨询目标。

6.2.3 怎样进行心理教育

无论是应求助者所请，还是心理咨询师觉得有必要进行心理教育。为了确保心理教育取得效果，心理咨询师实施心理教育要考虑解释目的、理论依据和个案具体表现三个因素。所谓解释目的是指心理教育的目的，也就是说，心理咨询师希望通过心理教育达到什么效果，是答疑解惑，还是促进合作。所谓理论依据，就是指心理教育凭借的心理学、心理咨询的理论观点，没有心理学或心理咨询的理论作为基础，我们就没法进行心理教育。所谓个案具体表现，是指心理教育要结合求助者的具体表现来进行解释和说明，如果仅说明心理学或心理咨询理论知识，一方面求助者不容易理解，另一方面也无法帮助求助者运用理论知识理解自己的问题，结合个案具体表现说明心理学或心理咨询原理就能很好地解决这个问题。

我们以个案5为例说明怎样进行心理教育。该求助者患有强迫症，对打电话、收到诈骗短信、洗衣服和小便等情形存在“过度重复”的模式。求助者无法理解自己患有强迫症，她看到周围的同学都没有强迫症而她自己却有强迫症，希望知道自己为什么会有强迫症。求助者表达了希望得到解释的诉求，这就具备了心理教育的第一要素——解释目的——向求助者说明罹患强迫症的原因。

如果不具备其他两个要素，心理咨询师就没办法进行心理教育，没法向她解释她的强迫症是怎样形成的。因此，在了解求助者的心理教育需求后，心理咨询师需要找到相关的心理学或心理咨询理论知识，作为心理教育的理论依据。

要说明强迫症的成因，需要先说明强迫症 CBT 模型。强迫症 CBT 模型是情境—威胁性认知（即自动思维）—焦虑情绪—安全行为（见图 6-2）。这个模型用文字来描述就是情境引发自动思维，自动思维导致焦虑情绪，在焦虑情绪的驱使下个体采取防范危险发生的安全行为。由于求助者焦虑障碍（包含强迫症）自动思维内容包含情境存在危险性或威胁性内容，故此把这个自动思维称为威胁性认知。

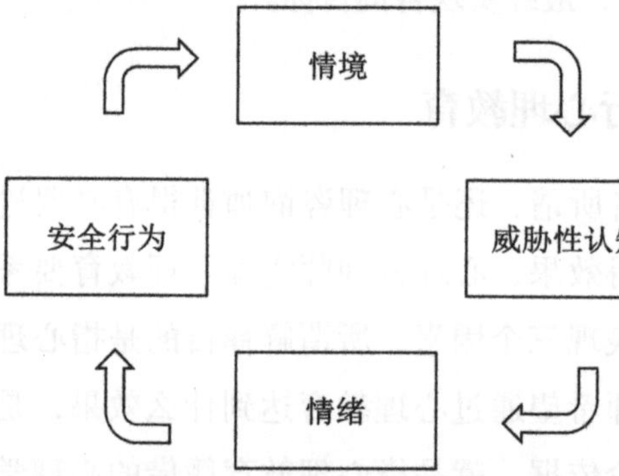

图 6-2　焦虑障碍 CBT 模型

我们以求助者打电话强迫行为为例说明这个模型。求助者在打完电话后（情境）会产生电话没有挂断、被人偷听、传播出去对自己不利的想法（威胁性认知），于是感到焦虑（情绪），便检查自己是否挂断电话（安全行为，防止担心的事情发生），过一会儿又想到这件事，再次出现同样的想法、情绪和行为反应，出现过度检查行为模式。

关于强迫症的成因，涉及这些认知行为疗法理论知识：强迫行为由焦虑情绪驱使，当下情境不具有威胁性，引发求助者感到焦虑的不是当下情境，而是现实生活，这就是求助者使用安全行为不能消除的原因；当求助者采取安全行为，使威胁性认知缺少验证为假的机会，求助者继续相信原有的威胁性认知，焦虑情绪和安全行为维持下来；求助者对现实问题的焦虑转化为强迫症往往遵循“过度控制”机制（参见 1.4.2.1 心理障碍形成机制），即求助者把应对生活的努力模式转移到强迫情境的过度苛求上面。

讨论到这里，我们已经具备了心理教育的解释目的和理论依据两个要素，还缺少第三个要素——个案具体表现。如果心理咨询师对求助者的具体表现缺乏了解，就向求助者说明强迫症是怎样形成的，就变成了 CBT 关于强迫症知识的讲解，求助者还是无法明白自己的强迫症是怎么来的。要想让求助者理解自己的强迫症是怎么来的，心理咨询师就需要充分了解求助者，掌握更充分的材料，才能为求助者做出令人信服的解释说明。所以，当求助者表示希望知道自己为什么会得强迫症之后，心理咨询师需要告诉她："我还需要了解更多情况才能有答案。"

为了得到求助者强迫症形成原因的答案，心理咨询师需要了解求助者的强迫症是在什么情况下出现的，即强迫症状最早是什么时间出现的，看看强迫症的出现是否符合 CBT 理论观点。

通过询问，咨询师了解到：求助者从小学到初一的学习成绩非常拔尖，进入初二后成绩下滑明显，主要原因是新增了物理等学科，学习任务重、作业和考试多；从那时起她出现了强迫症状：担心丢东西、担心门没锁好，总要反复检查才放心。究其原因，求助者曾经因为没有锁好门而丢失了学习资料和生活费，进而影响学习连带被家长责备，以后便担心丢东西和门是否锁好等问题；进入高中后，学习压力增大，每个月有月考，自己常常为考试而焦虑，这个时期强迫症状增加：对清洁卫生和细菌很在意，如担心接触公共卫生间的门把手而感染细菌，要反复漂洗衣服直到完全没有泡沫；由于高考成绩不理想，进入了一个非常普通的大学，在这所学校里，许多同学不爱学习，但她希望能够考研，依然存在较大的学习压力；求助者担心丢东西、门没有锁好、接触门把手感染细菌、衣服没有洗干净时，就会感到焦虑，然后反复检查或反复洗涤，只要反复检查或洗涤后焦虑情绪就会减轻，过一段时间焦虑感又会上升。

掌握了求助者强迫症状形成过程和具体表现的相关资料之后，心理咨询师就可以向求助者解释其强迫症的形成原因了。心理咨询师对求助者强迫症形成原因的心理教育内容要点如下。

我们以打完电话反复检查是否挂断为例来说明强迫症表现的过程。当你打完电话后，脑子中就出现一种想法：如果电话没有挂断，就会被人偷听并传播出去，这时你体验到焦虑或不安，焦虑或不安的情绪会促使你去确认电话是否挂断。当你确认后发现电话已经挂断，于是感到心安，你的焦虑就消失了。没过多久，你又想起刚才打过电话，担心电话没挂断被人偷听并传播出去的想法又冒了出来，接着你又感到焦虑不安，又检查确认电话是否挂断，当然结果和刚才一样，电话已经挂断，你再次感到心安。可是没过多久你又想起刚才打过电话，刚才相同的想法、情绪和行为再重复一遍。

这个过程用认知行为疗法模型来描述就是这样的。打完电话或者想起打过电话，这属于情境，这个情境中你产生了一种想法：如果电话没有挂断，就会被人偷听并传播出去，这种想法对你而言有威胁性，我们把它叫作威胁性认知，因为这个想法的影响，你体验到了焦虑不安的情绪，在这种情绪的驱使下你做出了检查确认行为，由于这个行为是为了防范危险以确保自己安全的行为，我们把它叫作安全行为。如果我们用一个环形图来表示就是这样的（见图 6-2）。我们把它画成一个环形，表示你采取检查确认之后并没有终结这个过程，而是周而复始地重复这个过程。

从这个模型来看，你感到焦虑的直接原因是存在担心想法，这个想法使你做出了检查确认的行为。你也发现当你检查确认之后，焦虑不安的情绪就会减轻许多。事实上正如你刚才说的，有些时候你也知道电话实际上是挂断的，但你还是感到担心，还是要检查确认一下才能放心。

既然你都检查确认电话已经挂断，为什么还要担心呢？实际上这个担心另有出处，我们来看一看你最早出现强迫症状的背景。你的强迫症状是在初二时期出现的，那时你的学习面临巨大挑战，原来你的学习成绩非常优秀，到初二时你的成绩不再优秀了，你感到压力了吗？有考试焦虑情况出现吗？（求助者回答：是的）这时发生了一个偶然事件，因为没有锁好门导致你的学习资料和生活费丢失，招致家长责备，你刚才说这件事情也让你不好受，此后你也担心是否会出现同样的情况，于是你把学习中常用的反复检查确认方法就用在了检查门有没有锁好这个症状上。

我们用一个图（见图 6-3）来说明，初二时期的你因为学习成绩不理想引发了焦虑；因为没有锁好门导致丢失物品，也引发了你的焦虑；对学习引发的焦虑，当时你没有办法解决，学习焦虑依然存在，这一点从强迫症状出现之前存在焦虑就可以证明。但是对锁门引发的焦虑你却有办法解决——再次检查门是否锁好。当你担心门是否锁好引发焦虑的时候，你再次检查门锁，结果发现锁好了，你的焦虑也就减轻了。

可是在你的生活中焦虑并没有消失，还依然存在焦虑，这时你就存在一个问题，这个焦虑是从哪里来的呢？鉴于检查门锁能够让你的焦虑减轻，于是你认为这个焦虑来源于担心门没有锁好，于是你再次检查门锁。当你确认门锁好后，你的焦虑再次缓解。事实上，你的焦虑并非来自门有没有锁好，而是学习。因此，无论你检查多少次门锁，你都会存在焦虑。

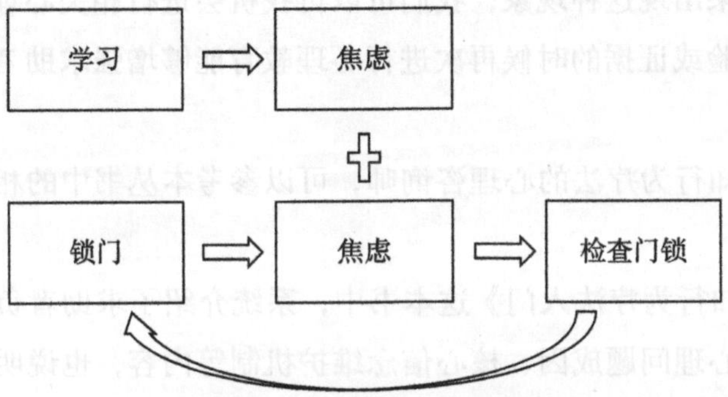

图 6-3　强迫症状产生过程

如果你回顾强迫症状的严重程度变化情况与你学习焦虑的关系，你就会发现，当你的学习取得进步时，强迫症状就会缓解一些，当你学习压力大的时候，你的强迫症状就会严重些。这在你初中时期、高中时期和大学时期的表现就可以证明。

简言之，你的强迫症状是这样产生的。初二时期，你面临巨大的学习压力，成绩不如从前那么优秀，体验到学习焦虑。这时一个偶然事件——门没有锁好丢失物品被家人责备，这件事也让你感到焦虑，担心再次出现这样的情形，于是你把学习中常用的努力策略（反复检查避免出错）用到了门锁检查上。因为焦虑本身是由学习引起的，但却解释为担心门没有锁好导致，致使你的强迫症状长期持续。

实施心理教育，除了上面提到的解释目的、理论依据和个案具体表现三个要素，我们需要注意三个问题：一是心理教育应当尽量通俗易懂，特别是引用心理学或心理疗法理论知识的时候要少用术语，虽然使用术语会让人感到高大上，但无助于求助者明白；二是心理教育应当简洁，特别是对相关理论的解释部分，不要啰啰唆唆说一大堆，说得太多或太复杂都不太容易让人理解；三是寻求反馈，当你给求助者心理教育后，你需要了解心理教育的效果，因此，在你心理教育完成后，可以寻求反馈，让求助者讲讲他对你解释内容的理解和接受程度。

另外，初次给求助者进行心理教育，一个很常见的现象是他们对此将信将疑。如果出现这种现象，我们可以再找机会进行相关心理教育，特别是有类似经验或证据的时候再次进行心理教育能够增强求助者的理解和接受程度。

作为认知行为疗法的心理咨询师，可以参考本丛书中的相关内容进行心理教育。

在《认知行为疗法入门》这本书中，系统介绍了求助者负性核心信念形成过程、心理问题成因、核心信念维护机制等内容，也说明了认知行为疗法基础理念（如观念决定情绪等）。这些内容适合用来解释一般性心理问题的成因和干预策略依据。

在《认知行为疗法咨询方案：10 大心理障碍》和《认知行为疗法咨询方案：7 大心理问题》中，比较具体地说明了抑郁障碍、广泛性焦虑障碍、惊恐障碍、场所恐惧症、特定恐惧症、社交焦虑障碍、强迫症、人格障碍、精神分裂症、双相情感障碍、成瘾行为、睡眠障碍、拖延症、考试焦虑、厌学与拒绝上学问题、夫妻关系问题、亲子教育问题等 17 个心理问题或心理障碍的形成原因和干预原理、咨询技术等内容。这些内容适合用来说明上述心理问题或障碍的成因和干预原理与方案，当求助者存在上述问题，希望了解问题成因以及需要给求助者解释干预方案的时候可以参考。

另外，本书第 1 章也是对求助者心理教育重要的参考，这一章更为详细地介绍了心理问题的成因，特别是补偿策略与诱因事件、心理问题内因与外因和心理障碍形成机制等内容，特别适合用来解释心理问题或心理障碍的形成过程。

6.3 干预

共情和解释在众多心理疗法中都是铺垫，干预才是心理咨询的主旋律。干预是心理咨询的主体，共情和解释都是为心理干预服务的。心理咨询师不能一上来就对求助者的问题进行干预，我们需要共情和解释打头阵，当求助者被共情，理解了心理问题成因和干预方案后，干预才是恰当时机。

只有当求助者被共情，他才愿意与心理咨询师结成同盟，解决他面临的问题。只有在求助者理解自己的问题，以及理解心理咨询怎样解决他的问题，也就是心理咨询师进行必要心理教育之后，他才愿意按照咨询师的安排进行改变。

所谓干预，就是指心理咨询师应用认知行为疗法的干预技术（如控辩方技术、行为试验技术、暴露技术）处理求助者的问题，实现求助者的改变，从而解决求助者的问题，实现咨询目标。

那么，在什么情况下应用干预策略呢？

心理咨询师对求助者的问题进行干预，需要满足两个条件。第一，与求助者建立比较巩固的咨询关系，也就是需要应用共情策略让求助者认为自己被理解，当然在共情策略应用过程中，心理咨询师可以搜集到干预所需要的相关资料并进行认知概念化。第二，需要心理教育，让求助者了解心理咨询原理和咨询进程，取得求助者的配合，求助者需要明白当前与心理咨询师的会谈是在针对自己的某个问题进行干预。不能只是心理咨询师明白干预策略或目的，而求助者只是糊里糊涂地回答提问。简言之，应用干预策略应当是求助者知情且同意的。

在心理咨询过程中，不具有某个心理疗法特色的干预方法就是一般性支持，这种一般性支持可以用在任何心理咨询疗法会谈中。一般性支持为求助者提供心理支持，帮助求助者应对当前问题的挑战。一般性支持包括安慰、保证、强化、寻找应对资源等措施。

- 安慰。当求助者处于悲痛、沮丧之中，心理咨询师陪伴求助者。安慰求助者是指使之认识到问题终究会过去的，事情会变好起来的。例如，一位求助者因为失恋感到很痛苦，痛不欲生。这时心理咨询师可以安慰她："我知道你很痛苦，很难受，很多人经历像你这样的事情也是这种感受。他们最终都走出来了，你也一样，最终会从痛苦中走出来。当你走出来后，你会看到光明的未来。"

- 保证。当求助者对问题能否解决没有信心，忧虑事情发展走向时，心理咨询师以肯定的语气向求助者表明能够得到解决，事情终会向好的方向发展。例如，一个患者患有妄想症状和社交恐怖症等已经12年之后，求助过精神科专家和心理咨询师都没有治愈，家人对求助者的问题能否得到解决没有信心，心理专家表示："只要是心理问题就都能够得到解决，她的妄想症状和社交恐怖症通过认知行为疗法能够得到解决。"
- 强化。当求助者在咨询过程中取得进步，有了某些改善，心理咨询师把这些进步或改善指出来，并予以称赞或肯定，目的是增强求助者取得进步的信心。例如，抑郁患者按照心理咨询师的要求去散步20分钟，一周之内做了8次。心理咨询师看到求助者的进步：上一周求助者只完成了3次，本周完成了8次，有些天还做了2次，这是一个进步。心理咨询师指出了这个进步并称赞了他："你做得很不错，和上周相比有明显进步。"
- 寻找应对资源。对求助者当前存在的问题，心理咨询师帮助求助者思考自身存在哪些资源或者周围存在哪些资源，可以用来应对问题。例如，孩子到了上学年龄还没有学校可以上，大学毕业后还没有找到工作等问题，心理咨询师可以和求助者一起思考如何解决这些问题。

认知行为疗法的干预策略有三个类别，分别是改变、接纳和发展。我们将在下一章讨论这三个策略。

6.4 咨询会谈要素应用：以强迫症为例

在认知行为疗法教学过程中，我们更多地强调干预技术的应用，往往给人的印象是CBT缺少共情，这个理解其实是有偏差的。只要是心理咨询，共情是必需的，当然解释（即心理教育）也是必需的。因此，大家学习心理咨询会谈的时候，就需要把共情和解释方法结合起来，与干预策略配合，实现最大的咨询效果。

6.4.1 共情第一

一般来说，在咨询会谈（如评估性会谈、议程会谈）的开始，求助者需要讲述自己遭遇的问题，以及由此引发的消极或负面情绪，这时心理咨询师的主要任务是聆听、共情并收集相关资料进行认知概念化。在这里，收集资料和认知概念化是求助者叙述自己故事时心理咨询师的大脑内部操作，如果从外部表现看，就是求助者在讲述的时候，心理咨询师在聆听并予以共情性的回应。故此，在咨询会谈中共情是心理咨询师首先应该做到的。

我们以个案 5 为例说明共情、解释和干预三个咨询要素的应用。下面这段对话围绕打完电话反复检查这个强迫症状干预而展开的。在会谈的开始，心理咨询师邀请求助者讲述整个过程，以便提供更多细节，在这个过程中予以共情，并完成认知概念化。

心理咨询师：你最近什么时候出现过打完电话反复检查的情况呢？

求助者：今天上午就有过。

心理咨询师：接着说……

求助者：上午十点钟左右我妈妈给我打来电话，就是网络语音电话，和妈妈聊了十来分钟家常，聊完就把电话挂断了。挂断后，我不确定是否挂断，我立刻检查，发现的确已经挂断，也就放心了。

心理咨询师：检查后发现已经挂断，就不再担心了。

求助者：是的，可没过多久，就开始怀疑自己刚才是否挂断电话。

心理咨询师：对是否挂断电话自己没有把握。

求助者：这让我感到不安，于是我再次检查手机，发现的确是挂断了，我才放下心来。

心理咨询师：不安的情绪驱使你再次检查手机。

求助者：我忍受不了这种不安，虽然我知道电话应该是已经挂断的，可我最终还是再次检查。

心理咨询师：检查的结果让你安心了。

求助者：这种安心并没有持续多久，也就一分钟左右，我又开始担心电话没有挂断。

心理咨询师：于是你再次检查手机，尽管你知道电话已经挂断了？

求助者：是的，你说的没错，尽管我知道电话应该是挂断的，但我还是要检查一下才能放心。

心理咨询师：所以你就这样一而再、再而三地重复这样的模式？

求助者：对呀。

心理咨询师：不安的情绪驱使你反复检查手机，你对电话是否挂断如此关切，想必有让你感到不安的东西。

求助者：通话结束后如果没有挂断的话，我在这边说的话就会被人偷听到，然后被人发到网上去，这样我的名声就臭了，我也就没脸出门，没法正常学习和生活了。

心理咨询师：如果发生这样的事情，真是非常糟糕。正是因为你有这样的想法，所以在通话结束后，当你想到这些时就会让你感到不安，于是你就再次检查是否挂断电话。

求助者：是呀，检查了，我也就放心了。

6.4.2 解释第二

共情的目的是理解求助者并与其建立咨询关系。心理咨询师为了协助求助者解决心理问题，在充分掌握求助者个案具体表现的基础上，对求助者的问题成因以及干预原理或方案进行解释，使求助者能够理解自己的问题和干预方案，能够更好地配合心理咨询师实施咨询方案。许多时候求助者对心理咨询不配合，除了咨询目标并非求助者所希望的（如孩子并不想讨论返校问题，但心理咨询师基于家长诉求与孩子讨论返校问题），心理教育的缺失也是重要原因。

在聆听和共情的过程中，心理咨询师收集到足够的资料也完成概念化工作，接下来就需要实施干预。为了让求助者理解并配合实施干预方案，心理咨询师就需要在干预之前对相关原因（问题成因）、原理（干预原理）和计划（咨询计划）进行心理教育，做出必要的解释。由此看来，解释是共情之后要做的第二项工作。

心理咨询师：反反复复地检查不仅耗费了你的时间，也让你很烦恼和痛苦吧？

求助者：是呀，我特别希望解决它，不要让自己总是反复检查了。

心理咨询师：接下来我们讨论一下怎么解决这个问题，好吗？

求助者：好的。

心理咨询师：你还记得我们之前聊过焦虑障碍认知行为疗法模型吗？

求助者：有点印象。

心理咨询师：我们复习一下焦虑障碍认知行为疗法模型。打完电话或者想起打过电话，这属于情境，在这个情境中你产生了一种想法：如果电话没有挂断，我的谈话内容就会被人偷听，被人发到网上，我的名声就臭了，我也就没脸出门，没法正常学习和生活了。这种想法叫作威胁性认知，因为这个想法，你体验到不安的情绪，在这个情绪驱使下你再次检查电话是否挂断。经过检查你发现电话的确挂断了，这个行为确保你担心的事情没有发生，这个行为被称为安全行为。

心理咨询师：从这个流程图中，不知道你有没有发现焦虑不安情绪和反复检查电话是否挂断的行为是怎么发生的呢？

求助者：是因为打完电话和想起打过电话吧。

心理咨询师：的确是这样。在你有这个病之前，你也打过电话，当时你并没有焦虑不安和反复检查的行为吧？

求助者：是的。

心理咨询师：可见打完电话或想起打过电话并不是问题的关键。问题的关键是打完电话或想起打过电话的时候你脑中出现的想法：你担心没有挂断，会被人偷听并发到网上去，把你名声搞臭了。

求助者：应该是这样的。

心理咨询师：你以前没有病的时候不反复检查，那时你也有这样类似的想法吗？

求助者：那时没有这样的想法。

心理咨询师：可见这个想法是引发不安情绪和反复检查的原因，你同意吗？

求助者：我觉得是。

心理咨询师：如果你用 0 ～ 100% 来描述你对这个想法是引发情绪和反复检查原因的相信程度，你会给多少分？

求助者：80%。

心理咨询师：认知行为疗法认为，这个想法或者我们之前用的威胁性认知这个词是强迫症状的核心，如果我们能够证明这个想法是错误的，你不再这么想，或者说你能够像过去那样想的时候，你就不会有紧张不安的情绪，也就不会再有反复检查这个症状了。

求助者：嗯。

心理咨询师：我们接下来就要想办法证明这种想法不是真的，一旦证明这个想法不是真的，我们提出符合实际的新想法，当你按照新想法看待上述情境时，这个问题就解决了。

求助者：实际上我知道自己的担心是多余的，但我还是无法克制不安情绪和反复检查呀？

心理咨询师：你说的没错，你知道自己的担心是多余的，但你还是有不安的情绪和反复检查的行为。这就说明你并不相信自己的想法。也就是说，你一方面知道自己担心的事情并不成立，另一方面你又不太相信自己的看法。

求助者：对，对，对。

心理咨询师：所以，我们接下来要做的事情就是通过客观事实证明自己担心的事情是假的，增强你对自己想法的相信程度。当相信程度达到相当程度如90%的时候，你就没有多少不安了，也就没有多少反复检查的冲动了。

求助者：哦，这样呀，我们怎么做呢？

6.4.3 干预第三

在前述两个工作完成的情况下，心理咨询师就可以与求助者讨论并应用认知行为疗法技术实施干预了。当然，在干预过程中，如果有必要还是可以再次共情和解释的，特别是求助者在讨论干预措施的过程中存在强烈情绪时，共情就很有必要；在求助者对干预措施存疑的时候，也就是实施干预措施意愿不够高的时候，再次解释或心理教育也很有必要。

心理咨询师：我们要检验一个想法是否为真，可以通过行为试验的方式进行。

求助者：行为试验？我以前没有听说过。

心理咨询师：行为试验是一种心理咨询方法。它是指我们设计某种行为或做出某个行为改变，看行为的后果是否与我们的预期一致，以此来检验原来的想法是否正确的方法。

求助者：哦。

心理咨询师：按照顺序排列，你担心的内容如下：电话没挂断——谈话内容被偷听——发到网上——被周围人知晓名声变臭——没脸出门——没法正常学习和生活。在这个事件序列中，我们可以评判事件是否发生的关键点有三个：一是电话有没有挂断，二是是否被发到网上，三是是否被周围人知晓。你觉得是这样吗？

求助者：是的。

心理咨询师：如果第一步即电话未挂断被证明没有发生，后面的事情就不会发生了，是吧？

求助者：对。

心理咨询师：我们的试验方案就以电话是否挂断作为检验的内容。也就是说，当你担心或觉得电话没有挂断的时候，就去检查手机，看电话是否挂断。

求助者：过去我就是这样做的。

心理咨询师：我知道你是这么做的。因为我们要实施行为试验，所以做法会和过去有所不同。

求助者：怎么个不同法呢？

心理咨询师：主要有两个不同，一是当你担心电话没有挂断的时候，不要立即去检查确认，你需要间隔一定时间后再去确认，二是需要把检验确认的结果记录下来。

求助者：我要间隔多久检查呢？

心理咨询师：我先问一个问题，你上次重复检查进行了多少次？持续了多长时间呢？

求助者：大约持续半小时，像这样反反复复地检查最少也有20次。

心理咨询师：你以前重复检查的次数和时间，和这次相比怎么样，多或少？

求助者：差不多。

心理咨询师：那好，我们以这个数据为基础来安排试验。最理想的试验方式是你在挂断电话后只检查一次，从挂断电话到你检查的间隔时间为30分钟。我想你肯定忍受不了这么长时间的焦虑不安而不去检查确认吧？

求助者：肯定的。

心理咨询师：所以我们降低一些难度，让你容易完成行为试验，以后我们再提高难度，你看怎样？

求助者：这样最好了。

心理咨询师：你看这样好不好，你平时30分钟检查20次，也就是大约1.5分钟检查一次。我们在这个基础上稍作提高，如间隔2分钟以上，或者2.5分钟以上检查一次，你觉得呢？

求助者：可以。

心理咨询师：你觉得间隔多长时间合适呢？你想挑战多长时间的间

隔呢？

求助者：5分钟吧。

心理咨询师：我们还是不要着急，待首次试验成功后再增加时间间隔。从2分钟和2.5分钟中你挑一个吧。

求助者：那就2分钟。

心理咨询师：好的，我们以2分钟为标准。当你想到电话可能没有挂断或担心电话没有挂断的时候，就开始计时，你需要等到2分钟以上才能去查看电话是否挂断。

求助者：我必须等到2分钟才能查看吗？

心理咨询师：如果你等不到2分钟就要看，也是可以的，只能说这次试验是无效试验了。当然，如果2分钟时间到了，你还可以忍住不去看，也是可以的，这次试验结果就是有效的，只要间隔时间达到或超过2分钟就可以。

求助者：明白了。

心理咨询师：你需要把每次试验的结果记录在表格中（见表6-1），下次咨询的时候带回来，我们再讨论后续干预方案好吗？

求助者：好的。

心理咨询师：现在我介绍一下表格填写说明，如果你有不理解的地方，可以提问。

求助者：好的。

心理咨询师：本次试验的情境为“打完电话或想起打过电话”，在这个情况下你担心的内容比较多，这里我们只检验“电话没有挂断”这个想法，具体的检验方法为“检查手机，看手机是否处于通话状态”。我们把这些内容填写在表格中。当你回家后，发生打完电话事件，就可以开始行为试验，这次试验就是第一次，你就可以在“试验次数”后面填写“1”，然后把具体日期填写在“日期”后面。接下来就是填写行为试验结果了。因为你每打完一次电话后都要进行多次检查确认，你可以把每次检查确认的试验结果填写在表格的下半部分，你按照检查确认的顺序填写，每一行填写一次行为试验结果。如果你是第一次检查确认，就在检查次数“1”对应行填写结果，先填写你想要检查的时间，记为“开始时间”，间隔一定时间后你再去打开手机检查确认是否挂断电话，你把实际等待的时间填写在间隔时间里，可能是2分钟，也可能更多或更少，将检查发现电话是否挂断的结果填写在“试验结果”中，最后请你基于试验结果填写对“电话没有挂断”这个想法的相信程度，用0～100%的数字填写在“相信程度”中。当然过一会儿，你又会产生想要检查的愿望，这时你在检查次数“2”所对应的表格里填写结果就可以了。

表6-1 行为试验记录表

试验内容	情境：打完电话或想起打过电话 想法：电话没有挂断 检验方法：检查手机，看手机是否处于通话状态			
次数|日期	试验次数： 日期：			
检验次数	开始时间	间隔时间	试验结果	相信程度
1				
2				
3				
4				
…				

求助者：明白了。如果我第二天又出现这样的情况，打完电话需要记录行为试验结果怎么办呢？

心理咨询师：这张表格只记录一次行为试验，当你第二天或别的时候进行试验的时候都要填写在新的表格中，我会给你多份相同的表格。记住每次打完电话的试验结果记录在一张表上。

求助者：明白了。

第7章 CBT干预策略

尽管存在众多的心理咨询疗法，还是会有学者不断提出新的心理咨询技术方法，无论是原来的心理咨询疗法，还是新的心理咨询疗法，作为心理咨询疗法，它们都需要对心理问题何以产生做出“解释”，也需要对心理问题怎样“解决”总结出一套技术方法。可以这样讲，观察心理咨询疗法怎样“解释”心理问题和怎样“解决”心理问题，是了解这个疗法最好的切入点。

我们在第1章“理解求助者的问题”里面，系统阐述了认知行为疗法关于心理问题产生的根本原因和各种心理障碍的形成机制，这是认知行为疗法对心理问题何以产生做出的“解释”。在这一章我们将讨论认知行为疗法怎样“解决”求助者的心理问题。

在过去的学习中，你可能认为认知行为疗法就是应用控辩方、行为试验、代价收益、评估零点等技术解决求助者心理问题的，这种认识当然没错，只是这种认识太过于具象。如果我们更为抽象一些，更为宏观一些，你会对这些技术有更深刻的理解和领悟，看到认知行为疗法解决求助者问题的总体思路。

本章介绍了认知行为疗法“解决”求助者心理问题的干预策略，从更为宏观的视野讨论认知行为疗法干预求助者心理问题的思路。“改变你能改变的，接受你不能改变的”这句话很清晰地解释了认知行为疗法干预中的两个策略，即改变和接纳。此外，之所以你解决不了有些问题，很重要的原因是自己不会，缺乏解决问题所需要的技能或能力，这时你既可以选择“接纳”这个现实，也可以选择“发展”自己的技能或能力，使问题能够得到解决。这样一来，认知行为疗法干预策略就变成了三个策略，分别是改变、接纳和发展。

7.1 改变

改变是认知行为疗法的核心策略，是心理咨询的主旋律。认知行为疗法认为求助者存在心理问题的原因是存在认知歪曲和行为不当，如果求助者能够改变认知、改变行为，相应的情绪问题和问题情境就能够得到解决。因此，在认知行为疗法解决求助者心理问题的过程中非常注重“改变”求助者，改变求助者的认知、行为、情绪和问题情境。

7.1.1 认知改变

认知行为疗法认为求助者的认知歪曲是其心理问题产生的内在原因，因此它把改变求助者的认知歪曲作为首要任务。

埃利斯合理情绪疗法认为，由于求助者存在认知歪曲（即不合理的信念），因此产生了不良情绪反应，出现了焦虑症、抑郁症等心理问题。要想解决这样的问题，就需要修正求助者不合理信念。埃利斯认为，只要求助者改变了歪曲的认知，情绪问题也就解决了。

在亚伦·贝克的认知疗法中，他把认知分为三个层次，分别是自动思维、中间信念和核心信念。一个有着心理问题的求助者在自动思维、中间信念和核心信念方面都存在歪曲的认知观念。要想解决求助者的心理问题，就需要改变求助者的自动思维、中间信念和核心信念。基于这个思想，心理咨询会谈过程就被分成三个阶段，即自动思维阶段、中间信念阶段和核心信念阶段。

亚伦·贝克认为，改变自动思维，具体情境中的情绪问题就能得以解决，行为得到调整，生理反应得以改善；改变中间信念，某个领域（如与上级关系、学习考试）的问题得到解决，绩效表现就会变好，能更好地应对或处理该领域的挑战；改变核心信念，求助者从负性核心信念变成正性核心信念，就具有了健康人格，也就具有了抵御生活挑战造成心理健康问题的风险。

我们以个案 3 为例说明认知行为疗法干预策略。求助者小娜认为自己“奇丑无比”拒绝外出学习或工作，实际上在他人眼里并不是这样，他们认为小娜身材很好，有着修长的双腿，是人们眼中的“美女”。可见她对自己奇丑无比的想法是歪曲的，并不符合事实。如果我们能够修正求助者这个认知歪曲，她就不会拒绝出门，也就能够恢复外出活动，甚至参加学习和工作了。

基于这样的思想，心理咨询师应用认知行为疗法技术向求助者证明“奇丑无比”的认知是不符合事实的。只是求助者有“证据”支持其奇丑无比的观念，如身体太胖、臀部太宽、双腿太粗。事实上这些“证据”在别人看来并非事实，是求助者对自己身体的歪曲解释，如明明身体不胖她却认为自己身体太胖。求助者对客观事实进行歪曲解释，然后以歪曲解释作为支持自己观点的证据，心理咨询师就很难通过简单的方法（如控辩方技术）来纠正其认知歪曲，因为心理咨询师和求助者在“证据”方面（身体是否太胖、臀部是否太宽、双腿是否太粗等）会出现分歧且无法说服对方，既然“证据”方面都存在问题，心理咨询师又怎么可能通过“证据”来修正认知歪曲呢。

既然无法通过求助者获得客观证据，心理咨询师就可以将他人反馈作为客观证据来修正求助者认知。考虑到求助者认为他人对自己的赞美是“刻意地反讽”，因此，简单地找几个人询问，让他们说说对求助者的看法也不能达到目的。心理咨询师可以应用调查访问的方法来验证求助者的观点在多大程度上是正确的。

我们可以将求助者的照片和其他几个人的照片放在一起，邀请他人（如公园里休闲的人）评价包括求助者在内的这几个人的漂亮程度，用 0 ~ 100 分的分值予以评分。考虑到求助者本身长相漂亮，相信求助者最终得分会比较高，但不管得分如何，结论都是她不是奇丑无比的，比较可能的结果只是得分不是最高而已，而得分最高的那个人的分数也不会是 100

分，这就意味着她也不是完美无缺的。这就说明大家都是漂亮的，只是程度不同而已，这个结论符合认知连续体的思想。

当我们访问的人数越多，就意味着相反证据越多，意味着求助者原来的想法得到了更多的否定，基于这些证据新的想法也就可以提出来了：我还是比较漂亮的。当求助者有这样的想法后，她的情绪就得到了改善，行为也就有了改变的可能。

7.1.2 行为改变

从认知行为疗法的理念观点看，认知的改变能够带来情绪的改善，也能带来行为的改变，但它并不必然带来具体问题情境的解决。这是因为从求助者的角度看，问题情境改善、持续或恶化，主要取决于求助者的应对方式（当然问题能否解决也可能与求助者之外的因素有关）。如果求助者采取措施不当，问题就得不到解决，就可能持续甚至恶化，如拖延症患者采取回避拖延的方式，他的问题不会自然解决，强迫症洗涤患者采取反复洗涤的方式也不能消除他的恐惧，解决他内心的不安。

认知行为疗法认为，求助者只有采取有效行为才能解决具体情境中的问题。认知改变带来了行为改变的可能性，即求助者更愿意做出行为改变。心理咨询师还需要在此基础上与求助者讨论怎样改变行为才有效，才能够解决问题。正是因为这个道理，我们可以看到，在认知行为疗法咨询中，针对每个议程，心理咨询师除了花时间干预求助者的认知，还需要花时间与求助者讨论行为改变的问题，特别是行为改变方案的问题。

在行为改变问题上，心理咨询师如果知晓该情境下解决问题的正确做法，恰好求助者不知道，这时心理咨询师就可以通过建议的方式让求助者尝试这样去做；如果心理咨询师和求助者都不甚了解怎样做是最好的，就可以和求助者讨论可能的解决方案是什么，然后通过行为试验去尝试，看看哪种方式最好（当然请教他人也可以获得最初试验方案的来源）；如果求助者对解决问题有自己的想法或方案，心理咨询师可以允许求助者去探索，不要强烈建议求助者该怎么做了。

总的来说，行为改变在具体情境中问题解决至关重要，心理咨询师要非常重视行为改变的问题。在具体问题解决方案上，如果求助者知道怎么做，心理咨询师就不要建议；如果求助者不知道怎么做而心理咨询师知道，就可以提供建议；如果大家都不知道，就一起探索。

对那位躯体变形障碍求助者而言，她整天待在家里拒绝外出，如果需要出去，她会设法把“丑陋部位”隐藏起来。在前面调查访问证据的基础上，求助者已经认识到自己是漂亮的。这只是认知上的改变，求助者还需要做出行为方面的改变。在这里，求助者可以改变现有行为方式，如每天安排1-2次外出，如去公园散步、超市购物等；外出准备时间可以适当减少，也可以逐步减少遮挡部位。

当她做出这样的行为改变走出家门，她发现周围的人并没有对她指指点点，也没有恶语相向，她会感到安心些。以后逐渐增加外出次数，增加社交任务（如问路、主动打招呼问好），减少身体部位遮挡等，也没有出现她担心的问题。求助者的行为发生了改变，她不再待家里，而是外出活动，也没有出现担心的事情，求助者就慢慢走出来了。这为求助者最终走入社会学习和工作奠定了良好基础。

7.1.3 情绪改变

情绪是心理问题的指标，也是心理咨询效果的指标。求助者存在心理问题通常表现为心情不好，如抑郁、焦虑、恐惧、紧张、沮丧等；心理咨询产生效果，往往带来求助者的负面情绪强度降低，正面积极情绪出现，如放松、愉悦等。

在认知行为疗法中，情绪通常不是直接干预的对象，它是认知行为疗法干预的结果。对于情绪改变，认知行为疗法主要有两种方式，第一种方式是改变认知。通过认知改变，带动求助者情绪好转，这是最根本也是最主要的做法，认知行为疗法横向概念化模型（情境 - 自动思维 - 情绪 / 行为 / 生理反应）就说明了这一点，当求助者的自动思维发生改变的时候，情绪也就改善了。如一个对考试充满焦虑的学生，因为担忧考试不能正常发挥水平而感到忧心忡忡，如果我们修正他担心不能正常发挥的认知，如通过回顾过去考试经验，求助者对未来考试正常发挥有着良好预期，他的焦虑就会减轻，也会对未来考试有更多的信心。

第二种方式是改变行为。心理咨询师针对求助者的情绪问题，教授某种行为技巧用来缓解负性情绪。比较典型的做法有，当求助者存在典型焦虑情绪时，心理咨询师可以教授求助者肌肉放松技术、膈式呼吸技术、冥想、正念等；当求助者抑郁的时候，心理咨询师可以教授求助者行为激活技术（如散步、跑步、聊天等）；当求助者愤怒的时候，心理咨询师可以教授求助者应对方式，如数数、默念“咒语”、离开现场等方式。这种针对某种情绪而教会求助者采取某种行为方式的做法看起来是直接干预情绪，实际上是通过求助者行为改变而实现的。例如，当孩子不好好写作业，自己特别生气的时候，你又知道生气不管用，这时你就需要控制自己的情绪。有人就建议，你可以心中默念“是我亲生的，我不生气，不生气”这样的“咒语”。

这两种情绪干预方式，我们什么时候选择第一种，什么时候选择第二种呢？一般而言，我们应当选择第一种方式改变情绪，因为情绪是由认知引发的，改变认知就相当于治本，认知改变了，情绪也就失去了基础，自然也就改变了。

在下面两种情况下，我们需要应用第二种方式。第一，认知干预没有取得进展，需要对情绪有应急的处理需求，如家长因为孩子写作业拖拉而生气，咨询会谈中还没有来得及处理求助者的认知歪曲，这时，心理咨询需要有效果，心理咨询师可以教授求助者应急的愤怒管理措施。第二，求助者的情绪（如焦虑、抑郁）持续时间长，一天都有三四个小时以上，求助者往往还说不清楚这些情绪来自什么具体情境，这时心理咨询师教授一些改善焦虑或抑郁情绪的行为策略也是合理的。总的来说，在心理咨询初期应用改变行为干预情绪更具有合理性。

7.1.4 情境改变

情境是心理问题产生的外因。如考试焦虑，学生因为需要参加考试才会感到焦虑，如果他不用参加考试，考试焦虑就不会发生。所以，许多求助者会认为生活事件才是心理问题出现的原因。当然，认知行为疗法不会这样看，认知行为疗法认为具体情境下的自动思维（即认知）才是心理问题发生的直接原因（即内因），认知行为疗法讨论求助者心理问题解决的时候，往往默认情境存在的外在性和客观性，通常从求助者自身考虑和解决问题，也就是通过改变求助者的认知、情绪和行为等来解决问题。

虽然我们不否认情境是心理问题的外部因素，但从干预策略角度考虑，如果我们能够通过某种方式处理问题情境，一旦问题情境不存在，因为问题情境而引起的自动思维、情绪问题、行为问题也就不用讨论了。

情境改变有四种方式，第一种是中止情境。

求助者的情绪困扰或问题行为是在某个情境下发生的，如果我们能够中止这个情境，就不会再有情绪困扰或问题行为了。如你正在读书的时候，他人却在唱歌，他人唱歌影响你读书学习，让你心烦，书也读不进去，这时你可以请求他人停止唱歌，一旦他人停止唱歌，你就不再被其困扰，也就能够专心读书了。

有些求助者总是不自觉地陷入对过去的思考或回忆中，这样的思考或回忆让他感到痛苦，这种情况下，如果求助者能够中止对过去的思考或回忆，就不会再感到痛苦了。心理咨询师往往会给求助者一些建议，分心或再聚焦、思维中止都是常见的有效做法。

当求助者意识到自己思维反刍（就像上述回忆痛苦的过往等情形）的时候，就可以转移自己的注意力，如果求助者当下正在做正事（如读书、工作或做饭），就可以重新把注意力回到当下的任务中，这种做法叫作"再聚焦"；如果求助者当下没有做什么正事，如在发呆，求助者就可以转移注意力，去做点别的事情，如站起来走动走动，或者和其他人说说话，这种做法叫作"分心"。除了上述两种做法，还有第三种做法，就是通过语言或动作叫停思维反刍，当求助者意识到自己陷入痛苦的思考或回忆中时，他可以对自己说："停！"让思维反刍停下来，当然他还可以搭配一定的动作，如在叫停时拍大腿、拧耳朵等，通过语言和动作停止思维反刍活动，这种做法称为思维中止法。

需要特别说明的是，上述中止思维反刍的做法虽然简单，但要完全掌握这个技能需要耗费一些时间。当求助者应用分心、再聚焦或思维中止方法后，他会发现自己很快又陷入原来的思考或回忆中了，这是正常现象。这说明求助者只是知道了中止思维反刍的方法，还没有达到驾轻就熟的程度，需要继续练习。当求助者又陷入思维反刍情境的时候，求助者可以继续练习上述方式，直到能够有效中止思维反刍为止。

分心、再聚焦或思维中止中哪一种方法更管用呢？求助者都可以去尝试。如果求助者报告某种方式不好，心理咨询师可以建议求助者尝试别的方法，这就像患者对医生说吃药没有效果，医生给求助者换另外的药一样。

情境改变的第二种方式是离开情境。

当情境难以应对，我们会很自然地想离开这样的情境。离开难以应对的情境也是前文介绍过的应激战斗 / 逃跑反应中的逃跑反应（见 1.4.2.2 节）。离开情境在生活中很常见，当我们遇到解决不了的问题时，比较常见的做法就是离开。例如，当学生发现学校生活（可能是因为学业，也可能是因为师生关系、同学关系）让其感到困扰难以应对时，就选择休学或转学；成年人在职场上工作压力过大或存在职场关系问题，离职也是许多人的选择；亲密关系处理不好，两人经常发生矛盾，离婚或分手也是不少人心中的最佳选择；在一个地方没有发展空间郁郁不得志或者声誉不好，远走他乡也是可以理解的选择。

情境改变的第三种方式是改造情境。

对某个给自己带来困扰的情境，如果你既无法中止也无法离开，你就可以对情境加以改造，使情境对自己更友好些。就像前文所述的情形，你在读书的时候，他人唱歌影响你的学习。如果你请求对方停止唱歌而未获得同意，你就可以采取某种方式降低对方声音对自己学习的影响，比较常见的做法就是戴耳塞。生活中有许多类似的处理方式，如室外噪声比较大，可以加装降低噪声的双层玻璃窗户，室外光线太强影响室内活动就安装阻断光线的窗帘等。

校园霸凌事件时有发生，也常常是新闻热点。霸凌者的存在是自身受到霸凌的外部环境因素，对一个受到霸凌的学生来说，当他无法叫停对方霸凌行为，也无法通过转学方式回避的时候，他可以采取改造环境的方式来应对。我们知道霸凌行为往往存在强弱对比，无论是体力或是人数上，霸凌者都比受霸凌者更为强势也更占优势。如果我们能够改变这种局面，霸凌行为的情境也就实现改造了。在这里，最重要的是求助者需要改变自己独来独往的局面，能够交到几个朋友，大家经常在一起活动，就可以大大减少霸凌事件的发生。

情境改变的第四种方式是创造环境。

上述三种情境改变针对的是引发困扰的问题情境，而创造情境则是为了达到某个目标而主动创设某种情境。例如，一个准备减肥和控制体重的求助者，为了顺利实现自己的目标，他就要在家里准备更多低盐、低脂、低热量的健康食品；一个喜欢锻炼身体的求助者就需要在家里准备一些锻炼身体的器材或设施；一个希望培养孩子阅读习惯的家长就需要买一些孩子可以阅读的图书，自己也常常读书而不是看电视或刷手机，潜移默化地影响孩子。

除了物质环境的创造，人际环境创造也是非常重要的一个方面。当一个人想减肥控制体重，就可以和减肥控制体重的人交往，大家可以聊聊这方面的心得，还可以从他们那里得到鼓励和支持。如果你和一个不减肥的人互动，往往获得的是否定，甚至受到诱惑。同样道理，当你想戒烟的时候，你就要多和不吸烟的人来往，少与吸烟的人来往；当你想要学习考研的时候，就要寻找志同道合的考研朋友。“道不同不相为谋”这句话就说明了与有着相同兴趣、爱好和追求的人在一起非常重要。

在其他心理咨询疗法或书籍中，把针对问题情境而采取的干预措施叫作“问题解决策略”，这个概念表达的意思就是把问题情境看作是问题，并想办法解决它。

我们从情境改变的角度讨论了四种干预策略，如果你对这些策略加以审视，你就会发现这些情境改变方式或问题解决策略，本质上都是求助者的行为改变。也就是说，情境改变实际上就是针对情境的行为改变。

上面我们针对认知行为疗法横向概念化的四个要素（情境、认知、情绪和行为）讨论了改变方式，这四个方面的改变归根结底还是认知改变和行为改变。求助者的情绪改变是通过认知改变或行为改变来实现的，求助者面临的问题情境是通过行为改变实现的。因此，大家需要记住的是，认知行为疗法干预措施归根结底是从认知改变和行为改变入手的。

7.2 接纳

认知行为疗法高举“改变”的旗帜，但改变也不是无所不能的，在某些极端情形下，我们讨论“改变”就显得无能为力。这时以正念为核心思想的认知行为疗法（以下简称正念疗法）提出的“接纳”思想就比较好地弥补了只谈“改变”的局限性。当然我们也不能走极端，过度强调“接纳”，对任何问题都接纳，这明显不妥当。只有把“改变”和“接纳”结合起来，才能发挥认知行为疗法更大的效用。另外，“接纳不足”（见 4.3 节）也是健康人格的重要组成部分，因此教会求助者接纳现实生活中存在的不足是认知行为疗法咨询策略的重要组成部分。正念疗法强调对情绪和客观现实的接纳，当然接纳也可以应用在心理咨询过程中，对心理咨询的效果和局限性进行接纳。

7.2.1 接纳情绪

情绪接纳是正念疗法中很重要的思想之一。消极或负面的情绪（如焦虑、沮丧、紧张、羞耻等）的确让人感到不舒服，我们有去之而后快的愿望或冲动。正念疗法认为，为了逃避消极或负面情绪而采取的措施往往会让问题变得更加糟糕，不仅原来的问题没有解决，反而增加了新的问题。如因为工作压力而借酒浇愁，可能导致酒精使用障碍，或者因为学业问题而沉迷游戏娱乐，就有可能导致游戏成瘾障碍。正念疗法认为，如果不回避消极或负面情绪，而是选择接受它，我们付出的代价会更小，也更有利于问题解决。

接纳情绪，意味着接纳现实生活挑战产生的负面情绪。我们知道“人生不如意十有八九”，生活中总有这样或那样不如意的事情，这些事情引起负面情绪是很自然的事情。例如，许多人参加考试会体验到紧张，遇到有人挑衅会感到生气，遭遇太多的失利难免会感到沮丧。我们需要接纳这些情绪，把它视为正常的情绪反应，不用去处理它，特别是当你缺乏处理这些情绪的能力的时候。

有些生活中的压力会持续相当长一段时间，这就意味着求助者会长期处于某种情绪状态中。如参加中考或高考的学生，他们为了参加考试要准备数月，在这段时间里，他们会随着成绩的波动而体验焦虑、抑郁、沮丧、紧张等情绪体验，当然也会因为取得进步而感到快乐或喜悦。对成人来说，因为失业且短期内无法找到工作，也就注定在较长时间里没有固定的工作状态，求助者体会到长期处于焦虑、沮丧等负面情绪状态中也很正常。

接纳生活中的负面情绪，并不意味着让这些负面情绪主宰我们的生活，也不意味着我们要生活在这些负面情绪中。尽管我们会体验到这些负面情绪，但我们不能被这些负面情绪控制，我们还要管控负面情绪，我们还要继续前行。

从认知行为疗法的角度看，个体体验到某种消极或负面情绪是因为其处于特定情境之中，如参加高考并体验到考试焦虑的学生，他体验到焦虑情绪主要表现在面临考试或想到考试的时候。面临考试是客观、外在的情境，考试举行是学校或相关教育部门规定的，对此个体无法改变。而想到考试是主观、内在的情境，这是由个体想到考试、意识到考试、回忆起考试等情况构成的，个体可以控制或减少这类情境的。

参加高考的学生体验到考试焦虑，在这里应用接纳情绪的策略主要是指接纳“面临考试”客观情境时的焦虑情绪，而对“想到考试”所引发的焦虑情绪，就不适用接纳情绪策略了，求助者需要减少这类自己引发焦虑情绪的情境。对这种“想到考试”的内在情境，正念疗法的解决之道就是“活在当下”。

“活在当下”的意思是求助者应当把注意力聚焦在当下的事务中，不要任由思想肆意奔腾。例如，你正在吃饭的时候，就要把注意力放在咀嚼和体会饭菜的味道上，而不是想自己还没有准备好明天的考试等。“活在当下”就是要做“此时此地的人”而不是做“此时彼地的人”，不要“心在曹营心在汉”，把注意力聚焦在当下的事和当下的人上。当然，要做到“活在当下”并不容易，为此正念疗法发明了许多练习方法，增强求助者聚焦当下的能力。

接纳负面情绪不意味负面情绪永远持续下去。接纳情绪是为解决现实生活挑战创造时间和空间。我们知道，许多事情会因为时间持续而得到解决或改善，一旦问题得到解决或改善，负面情绪自然就消失了。例如，我们刚才谈到因为参加高考而体验到考试焦虑的学生，一旦高考结束，因为高考而产生的考试焦虑就消失了。那位因为裁员而失去固定工作的人，一旦找到了工作，他的焦虑或沮丧情绪也就改善了。

对现实生活中的问题，除了“承受”负面情绪以等待事情好转，求助者“为所当为”也是必要的。正念疗法除了强调接纳，还强调应当有所行为，求助者需要做应该做的行为。对因为考试而感到焦虑的学生，他一方面要接纳考试焦虑，另一方面他还需要认真复习积极准备考试。对那位失业的成年人，他除了要接纳沮丧等负面情绪，他还需要寻找一些短期工作挣些收入补贴家用，另外也要多投递简历，以便及早找到固定的工作。

在心理咨询中，对有着焦虑障碍、恐怖症或抑郁障碍的求助者而言，他们需要接纳自己体验到的焦虑、恐惧或抑郁情绪，要承认并接纳这些负面情绪的存在，不能因为有这些负面情绪就回避正常社会生活，更不能以此为借口拒绝行动，“带着症状去生活”就是对这个要求最通俗易懂的说明。“带着症状去生活”是森田疗法对患者的要求，这句话的意思是如果症状没法消除我们就接受它，我们可以负重前行，背负着这些症状继续做事情，做自己该做的事情。

在个案10中的那位大一女生，因为她在与人相处时会感到紧张焦虑，就不敢与他人接触，和他人互动时总是低头不敢看他人的眼睛，上课不敢回答问题也怕老师提问（因此还有逃课）。她认为有焦虑紧张情绪是不好的，她认为这些情绪妨碍了自己与他人的互动，让自己与他人互动时并不自然，并给他人留下不好的印象，让他人感到尴尬。在这种情况下，心理咨询师告诉求助者，有不少人在与他人的互动过程中会感到焦虑、紧张或不自然，这是正常的现象，既然自己暂时还做不到像他人那样轻松自在，我们就接纳自己的焦虑不安，带着焦虑进行必要的社交活动，如求助、回答问题、参加小组讨论等。实际上，当求助者把注意力放在社交任务（如求助）而不是自己的负面情绪（焦虑）及其生理反应上，求助者会有更好的表现。求助者的良好表现和他人的积极反馈又有助于缓解求助者在社交活动中的焦虑紧张情绪，随着求助者的社会活动增多，求助者的焦虑也就逐渐缓解了。

从这里我们就看到，接纳情绪并不是目的，它只是为解决问题创造必要的时间和空间，最终使求助者的问题能够得以解决。

7.2.2 接纳现实

我们的生活并非按照我们意愿规划和设计的，客观现实不符合我们的心愿是很自然的事情。当现实生活不符合我们的意愿，我们就可以通过“情境改变”的方式去改变，使之与我们的意愿匹配。一旦无法通过改变来达成心愿，“接纳”就是合理的策略。

对现实的接纳是正念疗法思想中另一个重要的侧面，一旦客观现实无法通过改变符合自身意愿，自己又不能接受不理想的现状，个体除了感到沮丧、焦虑、绝望或不满等负面情绪，还能有什么结果呢。当个体不接受现实又无法使客观现实发生改变时，比较明智的做法就是接纳现实。

接纳现实有四种情形，第一种情形是对无法实现期望的接纳。

我们常常对生活中的事情有所期望，希望达成某个目标或实现某个结果，但由于时间仓促或客观条件所限，我们没法实现愿望。在这种情况下，我们只能接受无法实现期望的现实。例如，有位求助者至今未婚，其父亲病重时日不多，父亲希望能够在离世前看到求助者结婚。求助者为了实现父亲的愿望，便忙于相亲着急结婚。相亲对象便觉不妥，毕竟双方认识不久，了解不多，不宜结婚。时间一天一天地过去，求助者没有办法达成结婚的事情，父亲的病情越发加重，求助者也越发焦虑。面对这种情况，求助者最明智的做法就是接纳，接纳自己无法在父亲辞世前结婚的现实，因为能否结婚并不是一件操之在我的事情，需要对方的配合，也需要时间培养两个人的感情。

接纳现实的第二种情形是对存在现状的接纳。

生活中总是存在着这样那样令人不满意的事情，这是正常的，但有些人试图否认它、拒绝它。否认或拒绝的心态不能解决问题，也不利于事情向好的方向发展。例如，求助者因为配偶出轨的事情前来咨询，求助者说半年前配偶出轨，事发后配偶表示后悔愿意回归家庭，求助者考虑到孩子和双方老人以及诸多方面的因素，表示愿意原谅配偶并维系夫妻关系。只是问题到此并没有结束，求助者经常回想起配偶出轨的事情，特别是夫妻二人躺在床上的时候，求助者的脑子里就容易想象到配偶与外人出轨的画面，因此与配偶闹别扭发生矛盾。求助者认为如果不发生出轨的事情，他们就能正常生活，现在夫妻生活变得如此糟糕，根本原因就是配偶出轨。

求助者当下的心态，就是不接纳已经存在的现状——配偶已经出轨的事实，还幻想着不要发生这样的事情，不发生这些事情就会岁月静好，可事实上，这件事情已经发生。在这种情况下，求助者有两个选择，接纳与不接纳。如果求助者不接纳配偶出轨的事情，可以选择离婚；如果接纳，求助者就需要承认已经发生的事情，解决他们夫妻关系中存在的问题，把夫妻关系变得更好，把日子过得更好，让两人的感情变得更深厚。

求助者却选择了“忍受”，基于多方面原因而选择维系夫妻关系。“忍受”与“接纳”的区别就在于，求助者不接受配偶出轨的事实，保留在长时记忆中，经常回忆起来，引起情绪困扰，有时还会导致夫妻矛盾冲突。

对现状的接纳，就意味着求助者需要承认他们现在的夫妻关系是在配偶已经发生出轨的情况下的继续，是求助者在综合权衡各方面条件之后的决定。既然选择维系夫妻关系，求助者就要承认配偶出轨事实，在此基础上重建信任和修复夫妻之间的感情。如果求助者既要维系夫妻关系，又不愿意接纳配偶出轨的事实，经常感到痛苦以及与配偶发生矛盾冲突，就是自寻烦恼了。

再如，一位大四学生因为严重抑郁休学在家，家长希望她能够按期毕业，便想让孩子及时返回学校，按照学校要求完成毕业创作和毕业设计等相关任务。但这位大学生因为严重抑郁每天多数时间都是卧床，没有多少精力和体力从事散步、与人聊天等活动，更不用说学习活动了。在这种情况下，这位大学生并不具备完成毕业相关学习任务的精力，虽然家长希望孩子能够按期毕业的期望是不能实现的。

在这种情况下，我们需要做的事情是接纳孩子抑郁症的现状，想办法让孩子的抑郁症状好起来，恢复精力和体力，待症状改善后再恢复上学继续学业，最终完成大学学业取得毕业证。虽然孩子无法按期毕业，但在抑郁症好转的情况下还是能够顺利毕业的。接纳现状是解决问题和实现目标的基础。

接纳现实的第三种情形是他人局限接纳。

关于接纳他人不足，我们在第四章健康人格修炼（见 4.3.2 节）中已经有过讨论，在那里我们是从健康人格自我修炼的角度来说的，这里我们从咨询的角度来讨论。我们知道每个人（包括我们自己）都是优点和缺点并存、优势和劣势同在，无论我们如何努力这个结论都不会改变，即使优点或优势变得更多，缺点和劣势也都是存在的。

对生活中与我们关系密切的人（如配偶、子女、同事、学生等），我们往往希望对方表现更好，不能接纳存在的问题或不足，一旦对方的表现令自己不满意，我们就容易表现出愤怒、沮丧等情绪。例如，孩子向妈妈要手机，他要玩游戏，玩之前和妈妈讲好只玩 30 分钟，可时间到了，孩子却回答“等会儿，这局结束就不玩了！”妈妈和孩子就停止玩游戏这件事情反复拉扯，孩子最终结束了手机游戏，妈妈发现孩子玩手机游戏的时间并不是原来的 30 分钟，常常是 50 多分钟，妈妈感到愤怒和无奈。

对孩子的表现感到愤怒并不解决问题。因为孩子玩手机游戏经常都是承诺 30 分钟结果却玩了 50 多分钟。这时，家长需要做的就是接纳孩子的局限，他没有能力控制自己（一旦开始游戏不到结束他就停不下来）或者缺乏时间长度的观念（头脑中并不清楚 30 分钟或 50 分钟到底有多长，能够做多少事）。一旦我们能够接纳孩子的局限，不再生气或沮丧，面对问题时也就有了更多的选择和智慧。

对于他人的局限，我们可以有两个选择。一是接受他人局限，自己补强。在对方存在某种缺陷或不足的情况下会出现问题，为了避免这个情况，我们就需要做出某些补缺的应对措施。例如，女性朋友经常抱怨男友或丈夫不够浪漫，不会制造或创造温馨的氛围或时刻。对男友或丈夫不够浪漫这个特质，我们可以采取接纳的态度，承认这是对方的特点，尽管如此，我们还是希望能够有浪漫的时刻，这时，我们可以自己主动制造浪漫时刻和温馨的氛围，或者向对方表达更为明确的愿望，对方就更容易做出我们期望的浪漫事情。

二是促成对方的发展，也就是说我们可以采取必要措施帮助对方获得发展，以便解决当下的问题（关于这个部分，我们在4.3.2节已有相关讨论）。我们刚才讨论孩子说玩30分钟手机游戏结果却总是玩50分钟以上的情形。在这里，家长可以有两个做法，第一种就是接纳他人局限，既然孩子玩了50分钟，就不再要求孩子承诺只玩30分钟，而是把时间限制一小时以内；第二种方式就是帮助孩子增强时间观念，如放一个表在孩子面前，让他看到时间的流逝，以便自己在截止时间到来之前结束游戏，或者帮助孩子增强自制能力，不管游戏是否结束，只要到时间就立刻停下来，一旦孩子做到了这一点，家长就予以表扬和肯定。

接纳现实的第四种情形是自身局限接纳。

当然，对自己局限的接纳也是对现实接纳的应有之义。当你努力做某件事情，却发现结果依然不令人满意，这时我们要做的事情就是接纳它，接纳因为自身能力局限无法达到的结果。例如，尽管希望高考中可以取得好分数以便升入理想的大学，结果你发现高考分数与预期相差有点远，这时你可能会感到沮丧。不管是决定复读一年重新参加高考，还是决定进入不太理想的大学就读，你都需要接纳这个不理想的高考分数，这就是我们前面讨论过的"对存在现状的接纳"。

对自己局限的接纳不仅是指对努力结果的接纳，也是指对自己的缺点、劣势或不足的接纳。例如，你可能发现自己不如他人有才华，自己不如他人善于社交，自己做事情反应慢，做事情没有耐心等。对于这些不足，你要做的就是接纳，接纳自己的不足，尽管你想要改变它，但你改变的前提依然是接纳。

认知行为疗法认为，"人是不完美的，现实是不完美的"。对不完美的人和现实，我们要做到的就是接纳。虽然我们能在某种程度上或某个范围内改变或发展它，但还是要先接纳它，因为只有接纳它，承认不理想的现实或个人，我们才能找到更好的办法去发展它。

7.2.3 接纳心理咨询效能

“接纳”策略不仅应用在求助者生活中的人和事上面，而且应用在心理咨询的过程中，求助者和心理咨询师都要接纳心理咨询进程中存在的客观现象和结果。在心理咨询中“接纳”有以下四种情形。

第一种情形是接纳负性情绪逐渐改善的过程。

对有着典型情绪症状（如焦虑、抑郁、恐惧）的求助者而言，他们希望经过少数几次的咨询就可以解决自己存在的情绪问题。实际上，情绪改善是逐步的，尽管我们可以通过改变认知或改变行为的方式让情绪得以改善，但这些改变所带来的情绪改善往往是逐步进行的，特别是当求助者的焦虑或抑郁症状广泛而且存在时间较长的情况下。这就意味着求助者的情绪症状是缓慢改善的，在心理咨询过程中，情绪症状会在较长时间内持续存在。

在心理咨询的某些阶段，求助者要接纳情绪症状（焦虑、抑郁、恐惧）存在的客观现实，“带着症状去生活”，去做该做的事情，不再关注负面情绪，这样更有助于推进情绪症状的好转。例如，对焦虑症状患者，心理咨询师可以通过放松技术和暴露技术等，使求助者的焦虑情绪得到大幅度缓解，但这个缓解是逐步取得的，并不是一两次会谈就达成的。这些技术的持续应用往往不会导致焦虑症状清零，接下来求助者就需要接纳焦虑情绪存在的现实，关注现实生活问题，只有求助者解决了现实生活问题和引发焦虑情绪的问题情境，求助者的焦虑情绪才能清零。要想实现这个目标就需要时间，接纳为最终解决争取了时间。

第二种情形是接纳改变需要时间的现实。

在心理咨询实践中，心理咨询师经常会遇到求助者表示因为时间紧迫，希望能够短时间内解决自己的心理问题。有句话叫“冰冻三尺非一日之寒”，要化解冰冻也非一日之功，心理问题的产生有一个发生和发展的过程，心理问题的解决也有一个逐步改善和好转的过程。

因为初三的孩子数月不上学，家长带孩子前来咨询，希望心理咨询师能够和孩子聊聊，做做孩子思想工作，让孩子马上回到学校上学。家长的理由是中考临近时间紧迫，孩子需要马上回到学校复习，这样中考才能有更好的分数，才能上一个好的高中。心理咨询师能够理解家长的愿望，但心理咨询无法满足家长的期望。因为孩子不上学的心理问题并不是几句激励的话就能解决的，它需要有计划的心理咨询安排才能逐渐解决。孩子需要具备应对学校学习和各种人际关系挑战所需要的能力与素质，才能回到学校并待在学校继续上学。

我们经常遇到这样的情况：孩子和心理咨询师会谈后，表示第二天愿意回到学校，可到了第二天早上，孩子又不愿意去学校了。也有的孩子回到学校上课，没过几天又不去了。孩子的这些反应都非常正常，这是因为经过一两次谈话不能帮助求助者掌握面临学校问题的应对策略，孩子没有具备应对学校问题的能力或技能，他就可能不想去上学，即使上学了也待不住。这就像拳手刚在比赛擂台上被打败，你又让拳手回去比赛，基于刚才的失败经验，他会预期自己还会失败，他当然不愿意回到擂台。在这种情况下，他需要学习一些新的招数，增强自身体力和身体素质，一旦他觉得自己大有长进，能够应对擂台比赛，他才有信心返回擂台。

学生从休学到回到学校上学，就和被击败选手重回擂台需要时间学习成长是一样的，孩子需要在心理咨询师的陪伴和协助下成长，具备重返学校所需要的技能和心理素质。要做到这一点，就需要时间。

第三种情形是接纳心理咨询可能无法达到预期。

当求助者遭遇现实生活问题寻求心理咨询时，他希望能够通过心理咨询解决问题。但是，心理咨询并非万能的，也会存在无法达到求助者预期的情形。例如，求助者遭遇婚姻危机，配偶执意要离婚，但求助者不同意，遂求助心理咨询师，希望心理咨询师能够帮助自己挽回婚姻。对求助者不想离婚的愿望，心理咨询有可能实现，也有可能无法实现。这是因为，心理咨询是以个人成长为目标，并通过个人成长实现客观结果。换句话说，心理咨询师可以帮助求助者改变自己处理亲密关系中的认知观念、行为方式和情绪模式，实现个人的成长，一旦求助者成长了，处理亲密关系的能力得到了提升，夫妻之间的矛盾冲突就会减少，两人和谐相处的时光就能增加，夫妻两人对婚姻的满意度也就增加了。

当两人冲突减少、对婚姻的满意度增加时，是否就意味着配偶不再要求离婚了呢？这是有可能的，同样有可能的是配偶依然坚持要离婚，一是配偶可能对夫妻过去的冲突存在心理阴影，二是配偶对夫妻关系的改善程度不满意，三是配偶在夫妻关系之外存在亲密关系吸引因素等。

心理咨询无法达到预期除了现实生活中他人不配合，求助者的自身原因也是影响咨询效果的重要因素，比较常见的原因是求助者动机不够或者缺乏改变的动机。现在有许多大中学生休学或者毕业后不工作，家长非常着急，希望他们能够通过心理咨询回到学校上学或者去工作。但求助者没有改变的动力，他们觉得待在家里吃喝不愁，不用上学、不用上班、不用社交的生活挺好。在求助者缺乏改变意愿的情况下，心理咨询就很难取得效果。如果要取得预期效果，心理咨询师就需要更多时间来激发求助者动机，或者通过家庭成员的改变来促成求助者改变。

此外，缺乏足够的心理咨询疗程时间，缺乏必要的家庭或社会支持配合，缺乏足够的应对问题资源以及罹患严重的心理问题等都可能使心理咨询效果无法达到预期。

第四种情形是接纳心理咨询师能力局限。

心理咨询师在心理咨询过程中需要接纳自身的局限。对求助者的问题，经过心理咨询，我们会发现有的问题得到了完美解决，有的问题得到了部分解决或者是一定程度上解决，有的问题可能没有什么进展。

造成求助者问题没有得到解决或者只是部分解决的原因，除了前面提到的改变需要时间和心理咨询无法达到预期等，心理咨询师自身也可能是原因之一。由于心理咨询师导致心理咨询效果不理想的原因如下。

- 能力。业务能力局限可能导致心理咨询会谈和干预效果不理想，这一点在新手咨询师身上比较突出。
- 人格特质。心理咨询师的性格可能与求助者不匹配，导致咨询互动存在矛盾，咨询双方都对咨询会谈感到不满意。
- 经验。经验是影响咨询效果的重要因素。缺乏心理咨询经验或者心理咨询经验少对求助者的问题容易感到困惑，不知道求助者的反应是否正常，不知道怎样干预是有效的。另外，心理咨询师的生活经验也是重要因素，如果具有与求助者相同或相似的生活经验，就更容易理解求助者，也更容易抓住求助者的问题所在。

- 专长。每个心理咨询师都需要有一个主攻方向，更容易解决这个主攻方向的心理咨询问题，但对自己平时很少接触的心理问题，解决起来效率不高，甚至可能遭遇失败。
- 疗法。有些问题得不到解决或者解决起来效果不理想，是由于心理咨询师使用的心理咨询疗法局限所致，不同疗法有自己擅长的问题，也有不擅长的问题。处理求助者问题的时候，心理咨询师需要选择合适的疗法。

作为心理咨询师，出现下面两种情况时你比较容易体会到自身的局限。一是求助者脱落，在求助者问题没有得到解决的情况下，求助者中止了心理咨询。心理咨询师往往会感到受挫，认为求助者中止咨询是对自己工作的否定。二是心理咨询没有取得进展，虽然求助者坚持前来咨询，但心理咨询师发现经过多次咨询，求助者的问题依然存在，没有改善，咨询无法推进。在这种情况下，心理咨询师常常有一种无力感，对自身能力产生怀疑。

面对上述情况，心理咨询师也要学会“接纳”，接纳自己的局限，接纳求助者在问题没有解决的情况下中止咨询，接纳经过自己的努力心理咨询没有取得进展的情况。我们要知道，这在心理咨询中是非常正常的现象，无论是新手咨询师，还是资深咨询师，甚至是心理咨询专家都会遇到这种情况，差别在于这种情况出现的次数多少而已。

接纳上述情况后，我们再分析造成上述情况的原因，你可以按照上面提到的能力、人格特质、经验、专长和疗法等方面进行分析。对心理咨询无法取得进展的情形，心理咨询师可以寻求专家督导，想办法推动心理咨询取得进展。如果求助者感到力不从心，就可以转介其他心理咨询师，让更合适的人帮助求助者。

7.3 发展

一位家长因为青春期的儿子拒绝与自己沟通前来求助，她说孩子每天放学回家后就把自己关在房间里，不与家长互动交流，平时和他说话也爱搭不理的。对这个家长提到的问题，心理咨询师应当想办法解决而不是“接纳”，因为“接纳”并非首选策略，它只是在无法改变的情况下接纳，或者是为了改变而接纳。

求助者希望能够与儿子进行沟通交流，这个目标显然是能够实现的，因此心理咨询师可以按照前文提到的“改变你能改变的，接纳你不能改变的”思想，帮助求助者做出某些改变，以实现咨询目标。在“改变”策略的指导下，求助者需要做出认知改变、情绪改变和行为改变等。

在这个案例中，心理咨询师可以应用常规“改变”技术来实现求助者的认知改变、情绪改变。心理咨询师可以应用认知行为疗法技术实施干预，使求助者对儿子不与自己互动有着更为准确的认识，而不能仅从自身的角度看问题，实现求助者的认知改变。心理咨询师可以用认知改变带动情绪改善，也可以用行为改变（如放松技术）促成情绪好转。但对行为改变部分，求助者需要改变对孩子说教、命令的行为方式，转变为能够倾听、共情、协商沟通的行为方式。对求助者的行为改变，认知行为疗法常规技术就不足以帮助求助者了，因为求助者并不具备新的行为所要求的技能，也就是说求助者既不会倾听，也不会共情，更不会协商沟通，这时最合适的策略就是“发展”。

7.3.1 什么时候发展

所谓“发展”，就是求助者通过学习掌握新的行为技能，能够应对现实生活问题的挑战，从而实现咨询目标。形式上“发展”也是“改变”，求助者改变过去那种不能适应问题情境的旧方式，转而使用能够成功应对情境的新方式，但本质上，发展的本质是“成长”，二者有着本质的不同，如果用英文单词来描述的话，发展和成长两个词对应的英文单词都应该是“growth”，发展是对旧有方式的升级或迭代。

既然发展代表成长，这是否意味着发展比改变更高级，我们要更多地应用发展策略呢？事实上没有必要，我们都知道“适合的才是最好的”，只有当求助者的问题适合应用发展策略的时候，应用发展策略才是最好的。

什么样的问题适合用发展策略来干预呢？在前文讲到的心理问题分类和层级方面内容（见 1.4.1 节）中，我们把心理问题分为三个类别或层级：适应或发展问题、心理障碍和重性精神疾病。在这三类心理问题中，心理障碍和重性精神疾病不适用发展策略，应当应用改变或接纳策略来处理求助者存在的心理问题症状。至于适应或发展问题，主要是指求助者现实生活的挑战，如学习、工作、家庭、人际交往、健康等方面的挑战，如果求助者能够应用既有经验或方式来解决，应用改变策略就可以了。如果既有经验或做法不足以应对，就需要通过发展新方式来应对，这时就需要应用发展策略了。

简单来说，“发展的问题要用发展来解决”。也就是说，当求助者面临发展性问题时，心理咨询师就可以应用发展策略来帮助求助者。

那么，什么样问题属于发展性的课题呢？

所谓发展性课题是指求助者在成长过程中遭遇的新课题，对于这些前所未有的新课题，我们的应对办法就是学习。下面这些课题就是发展性问题：幼儿从家庭走向幼儿园，习惯幼儿园生活，并学会与老师同学相处；个体随着年龄增长，进入小学，进入中学，进入大学，需要适应各阶段的学习生活，调适师生关系和同学关系，应对升学压力的挑战；在成长过程中，逐渐产生发展出与异性恋爱，结婚组建家庭，生儿育女的课题等。

这些问题之所以是发展性问题，就是因为这些问题是随着求助者的年龄增长进入新的人生阶段而产生的，求助者之前的人生经验和技能不足以应对新情境和新挑战，因此要学习新技能才能应对挑战。

例如，我们刚才提到的这位家长，在孩子年龄小的时候，家长应用控制和服务的策略能够把孩子管教得妥妥帖帖的，但当孩子进入青春期后，这位家长就发现孩子不搭理自己了，以前那套管控的方式不再起作用了。这时她需要学习新的教养方式，适应孩子长大的现实，才能解决这个问题。

7.3.2 发展什么

从认知行为疗法的视角来看，求助者需要发展的内容可以归纳为认知发展和行为发展两个方面。认知发展主要是指求助者需要改变原有的歪曲的认知方式，习得更为全面、客观的认知方式。行为发展主要是指求助者需要放弃原来无效的行为方式，习得适应问题情境的新的行为技能。

在心理咨询过程中，心理咨询师可以通过应用认知行为技术修正求助者的认知歪曲。例如，对抑郁的求助者，心理咨询师可以通过应用可能性区域技术修正求助者对未来的消极预期，也可能通过应用控辩方技术修正求助者对自我的否定，并通过应用行为激活技术让求助者增强活动改变情绪状态。尽管我们可以通过这些技术治愈求助者，解决求助者当前的抑郁症状，但如果未来再次遇到类似情境，求助者还可能陷入抑郁之中。

为了防止心理障碍的再次发生，求助者不仅需要改变当前问题情境中的歪曲的自动思维，他们还需要改变原有歪曲认知方式（如理想化、最高标准、选择性负面关注、读心术等），学习健康的思维方式，以便能够长期维持心理健康。

健康思维是一种维持心理健康的思维方式，在任何处境（无论是顺境还是逆境）中，个体都能凭借它保持积极的心态，做出有效的应对措施。健康思维是一种客观、正面看待问题的方式。它以事实为基础，因而是客观的；它发掘事件的有利因素，谋求实现个体目标，因而是正面的。

对抑郁症患者，心理咨询师除了可以通过上述技术治愈求助者当前的抑郁症状，还需要修正求助者身上存在的黑白思维、选择性负面关注、消极预测未来等歪曲的认知方式，习得控辩方、可能性区域、发散思维、代价收益等健康的思维方式。

行为技能学习在心理咨询发展策略中最为常见，求助者遭遇的现实生活问题有相当部分是因为缺乏相应的行为技能所致，一旦求助者掌握了必要的行为技能，求助者就可以解决现实生活问题。

有个妈妈，她有一个上小学六年级的女儿，平时女儿和妈妈一起睡觉，而且女儿要妈妈等着她一起上床睡觉。在一次咨询会谈中，她和心理咨询师提到上周末和女儿的冲突：上周末女儿上网玩游戏，妈妈问她什么时候睡，女儿说要“杀死”一个怪物才结束游戏然后睡觉，妈妈追问她要多久，女儿回复说十分钟。结果半小时过去了，女儿没有关闭结束，理由是怪物还没有“死”，妈妈很生气，也很困了。妈妈凶了女儿几句后就自己上床睡觉了，可她躺在床上睡不着。过了一会儿女儿来睡觉了，她侧着身子背对着妈妈，没有像往常那样和妈妈亲昵。妈妈觉得孩子有情绪了，认为孩子带着情绪睡觉是不好的，于是她想要处理女儿的情绪问题。她爬起来对女儿说：“你起来，我问你，刚才你知道错了吗？”女儿没有吭声，说要睡觉，不愿意起来。妈妈不甘心，继续拽着女儿要她起来。女儿被迫爬起来，然后对妈妈说：“好了，饶了我吧，我错了，不行吗？”妈妈看到这种情形后更加生气了。

在这个情境中，从行为发展角度看，女儿需要发展的行为技能涉及时间管理技能和控制欲望的技能，妈妈需要发展的行为技能涉及情绪管理技能和沟通技能。对女儿而言，如果她具备时间管理技能，就能比较好地分配时间，合理安排学习、游戏和睡眠时间。如果她具备控制欲望的技能，就可以在想要“杀死”怪物但时间不允许的情况下，克制自己的冲动，留到明天玩游戏时再来“杀死”它，如果能够做到这一点，她可以按时睡觉。

对母亲而言，如果她具有情绪管理技能，在女儿不愿意沟通时，停止与女儿的沟通交流，把问题留在次日合适的时间来处理。另外，如果母亲有沟通技能，她就不会一上来质问女儿“你知道错了吗？”这种指责性的提问会激起对方的防御反应，不利于讨论问题和解决问题。由于本案的求助者是母亲，所以心理咨询师首先要帮助妈妈学习情绪管理和沟通技巧。一旦求助者掌握了这两个行为技能，求助者就能心平气和地与女儿沟通，解决玩游戏超时的问题，和谐的亲子关系也就能得到维系。

7.3.3 怎样发展

认知行为疗法心理咨询通过会谈议程实现求助者问题解决，在议程会谈过程中心理咨询师怎样帮助求助者获得发展呢？鉴于求助者发展主要包括认知发展和行为发展两个方面，下面我们分别说明心理咨询过程中如何实现认知发展和行为发展。

第一，心理咨询过程中实现认知发展。

求助者认知发展主要体现在转变求助者歪曲的认知方式，学到健康的思维方式，也就是掌握认知行为疗法相应的干预技术（如控辩方技术、发散思维、可能区域、代价收益），并能自觉应用到自己的日常生活中。一旦求助者能够熟练、自觉地应用认知行为疗法技术来处理问题，不再或者更少地应用原来歪曲的认知方式看待问题，我们就认为求助者实现了认知发展。

求助者如何通过心理咨询会谈实现认知发展呢？

第一步，示范。咨询会谈议程中心理咨询师每次应用认知行为疗法干预技术（如控辩方、发散思维）处理求助者问题，这一过程从技能教学的角度看就是一种示范，心理咨询师示范某种特定认知方式（如控辩方、发散思维）的正确使用方法是什么，有哪些步骤。

第二步，练习。结束咨询后，求助者完成“自动思维监控表”（即三栏表）和“思维记录表”（即五栏表）两项家庭作业，这两项作业就是在应用认知行为疗法干预技术，这项作业包括识别自动思维和情绪，以及应用控辩方、发散思维、可能区域、代价收益、行为激活和他人参照等技术的实践练习。

第三步，反馈。当求助者把三栏表、五栏表反馈给心理咨询师时，心理咨询师针对其正确应用的地方予以肯定，对错误应用的地方予以纠正和指导。这个过程增强了求助者对认知行为疗法技术正确应用的理解。

第四步，应用。咨询会谈中心理咨询师再次应用相同的技术处理求助者的问题，不仅修正了求助者的认知，而且让求助者对认知行为疗法技术的正确使用有了更深的理解和认识。基于前面咨询议程会谈中认知行为疗法技术应用的示范，以及三栏表和五栏表练习中经验的积累，求助者逐渐能够在现实生活中觉察到消极或负面情绪，识别并命名情绪，识别自动思维，并应用认知行为疗法技术来处理自动思维。

第五步，熟练。面临同类问题情境的时候，当求助者能够按照健康的思维方式去思考或认识，能够全面、客观、正面地看待问题时，就不会再产生过去经常出现的负面情绪。到了这种程度，就说明求助者熟练掌握了健康的思维方式或认知行为疗法的相应技术。

我们在前面介绍了个案 9，对这位求助者而言，他有着各种各样的焦虑：怕同事关系处不好，给人留下不好的印象，怕工作表现不突出被领导批评，还怕上班迟到，怕公司解雇自己。

对求助者的各种焦虑，在心理咨询会谈中，心理咨询师只能逐一纳入会谈议程讨论和处理。上述担心中最容易处理的问题应该是“怕上班迟到”，因为它最容易得到验证和发生频率较高，我们可以把它列为第一个讨论议程。

对怕上班迟到这个议程，心理咨询师可以应用可能区域技术进行处理，让求助者预测次日上班的可能性区域（从迟到多少分钟，到提前多少分钟到达公司），然后用次日实际到达单位时间来验证自己的预期在多大程度上是准确的。讨论自己是否会上班迟到认知的时候，心理咨询师要求求助者根据过去上班时间的经验做出预测。本议程会谈过程可以视为对可能区域技术应用的示范。求助者回家后填写每天预测值和实际结果（到达单位的时间，迟到或早到分钟数），经过一个星期的实践，心理咨询师持续讨论“怕上班迟到”议程，看看求助者对上班迟到的预期是否准备好，担忧程度是否降低。事实上，求助者发现自己并没有迟到，而且经常提前 20 分钟以上到达公司，求助者对上班迟到的担忧减少。

上述议程的讨论是可能区域技术的首次应用，为了降低求助者的焦虑，求助者还需要继续学习和应用可能区域技术。因此，心理咨询师在布置家庭作业方面，求助者除了要完成上述“怕上班迟到”行为试验作业，还需要先后完成“自动思维监控表”和“思维记录表”。

在接下来的会谈中，心理咨询师一方面与求助者讨论“自动思维监控表”和“思维记录表”的完成情况，指导求助者正确填写这两张表格，另一方面逐步推进求助者担心内容议程的讨论。经过怕上班迟到的行为试验，求助者最终对迟到的担心下降到 20% 以下，心理咨询师与求助者协商确定讨论第二个议程“怕给人留下不好印象”。在这个议程中，心理咨询师询问求助者，自己做什么行为会给他人留下不好印象，怎样确定是否给人留下了不好印象。

求助者认为，工作中有问题解决不了、穿着服装颜色太鲜艳、说话声音太大、吃饭时候有剩饭等情形会给人留下不好印象。至于怎样确定是否给人留下不好印象，求助者没有思路，他认为这是个人内心的东西，不好从表面看出来。心理咨询师提出了询问或观察两个方式，鉴于观察结果容易出现歧义，推荐采用询问的方式。为了避免求助者担心对方不说实话，咨询双方协商询问方式和技巧。具体做法如下：求助者直接询问自己的好朋友，看看自己的这些行为是否给人不好印象。当好朋友表示没问题后，请好朋友代为询问其他人对自己行为的看法。求助者在某个场合中表现上述行为，事后，好朋友询问他人是否注意到求助者的行为，以及对这种行为的看法或这种行为发生在其他人身上的看法。经过上述讨论，心理咨询师和求助者确定了行为试验方案，即求助者在某些场合故意高声说话，然后由好朋友询问他人对求助者行为的看法，以及其他人表现这种行为的看法，用 –10 分（糟透了）到 10 分（好极了）的分值范围进行描述。

当试验方案确定，心理咨询师继续应用可能区域技术，要求求助者预测分值结果，最后应用实际访谈结果印证自己的想法是否准确。在下一周的咨询会谈中，心理咨询师与求助者就行为试验结果进行讨论，并基于行为试验结果邀请求助者继续预测后面的行为试验结果区间。通过可能区域技术和行为试验技术的应用，求助者对说话声音太大的担忧下降到 20%，这个议程讨论可以结束。心理咨询师可以用同样方式讨论“穿着服装颜色太鲜艳”“吃饭时有剩饭”“工作中有问题解决不了”，在这些议程中，求助者反复应用可能区域技术和行为试验技术，这就让他学到一种新的思维方式：对未来的预测要基于过去经验，对自己的想法或担忧要通过行为试验来检验，放弃原来从情绪出发的思维方式——因为担心，所以凡事都往坏处想。

第二，心理咨询过程中实现行为发展。

求助者的行为发展主要体现在学习并掌握新的行为技能（如情绪管理、时间管理、人际沟通、拒绝他人），能够解决求助者遇到的同类问题。一旦求助者遇到同类问题情境时，能够正确、熟练应用学到的行为技能解决问题，不再或很少使用原来的行为方式，我们就认为求助者实现了行为发展。

心理咨询议程会谈过程包括收集资料与概念化，应用认知行为技术干预自动思维和讨论行为改变三个环节（这里不包括对自动思维和情绪的评估）。求助者行为发展主要体现在行为改变环节，鉴于求助者不具备行为改变所需要的技能，心理咨询师就需要教授相应的行为技能，为了让求助者掌握必要的行为技能，通常有以下几个步骤。

第一步，示范。心理咨询师先示范行为技能，常见方式有两种：言语指导，口头告知求助者该怎样操作，说明并讨论具体行为方案；示范表演，心理咨询师在咨询室或其他场所亲自展示技能应用过程，角色表演就是比较常用的示范方式，心理咨询师在表演中扮演求助者，展示技能的应用。

在这里需要注意，由于行为技能可能涉及多个操作环节，求助者又不能在一次学习中掌握全部环节，这时心理咨询师就需要像学习舞蹈、体操、武术、驾驶等技能一样，把所需要的技能分拆逐一学习。例如，在心理咨询过程中，心理咨询师常常遇到缺乏人际沟通技能的求助者，他们因为缺乏这些技能往往把亲密关系、亲子关系、职场关系等搞得一团糟。在这种情况下，他们就需要学习人际沟通技能。人际沟通技能通常由倾听、共情理解、描述性表达、协商共识、暂停与持续五个技能组成。人际沟通技能的五个组成部分都需要求助者花时间练习才能掌握，心理咨询师通常选择从某个技能开始，帮助求助者掌握，然后学习其他技能。

对一个经常总是习惯说很少聆听的求助者而言，首先需要学习的技能是“倾听”；对于一个经常压抑自己需求和不满的求助者而言，首先需要学习的是“描述性表达”。当求助者掌握这些技能后，心理咨询师再根据求助者的情况确定后续要学习的其他技能。

一旦心理咨询师确定了求助者需要学习“描述性表达”环节的人际沟通技能，就可以给求助者说明描述性表达技能的含义和操作要点（描述性表达就是向对方表达自己的想法、情绪和愿望，不以指责对方的方式说明自己），然后通过角色扮演的方式示范技能和练习技能。

第二步，练习。知道是一个回事，做到又是另外一回事。求助者在知道行为技能是怎么回事的情况下，还需要通过实践练习来促进技能的掌握。

在心理咨询实践中，如果有可能心理咨询师应当在心理咨询室安排技能练习。就人际沟通技能而言，角色扮演就是非常好的练习方式，心理咨询师扮演求助者展示沟通技能，这是在示范，交换角色后求助者扮演自己应用沟通技能，这就是在练习。

第三步，反馈。求助者在实践练习中不可避免地会存在这样那样的不足，心理咨询师需要予以反馈，帮助求助者完整且正确地掌握所学技能。每次求助者实践练习之后，心理咨询师都需要告知求助者哪些地方做对了，值得肯定，继续坚持，有哪些地方有偏差，需要修正。在角色扮演过程中，心理咨询师可以针对求助者的表现予以反馈，如果求助者的练习通过家庭作业方式进行，心理咨询师就可以在下次会谈中安排时间予以反馈。

第四步，应用。在对所学技能掌握到一定程度之后，求助者就可以把学到的技能应用到现实生活中，如一个在夫妻关系中感到非常憋屈的求助者就可以把描述性表达应用在夫妻沟通中，把自己对夫妻互动中的某个问题的想法和感受说给配偶听，并观察方法应用的效果。求助者在下次咨询会谈中把技能实践应用过程和结果反馈心理咨询师，心理咨询师对其进行指导，帮助求助者正确应用所学技能。

如果行为技能是分步学习掌握的，当求助者掌握某个技能之后，心理咨询师需要根据实践过程中暴露出来的问题，决定下一步要掌握的技能。然后按照上面流程继续学习。如求助者应用“描述性表达”之后，发现配偶能够在一定程度上调整自己满足求助者的心愿，但求助者发现这种方法有时候不管用，对方可能不太会倾听自己的诉求。这时求助者就需要学习倾听和共情理解技能了，对配偶有更多了解。

第五步，熟练。当求助者能够正确应用行为技能来处理问题时，就说明求助者掌握该项技能，我们相信随着时间的推移，求助者处理这种问题的机会越多，更多地应用技能，求助者对技能掌握得就能够更加熟练。当然，求助者从“掌握”该项技能到“熟练”应用该项技能的过程，通常不在心理咨询议程之中，心理咨询议程通常在求助者能够正确应用所学技能处理问题之后，就不再讨论了。

7.4 干预策略综合应用：以神经性贪食症为例

并非所有心理问题咨询都会应用到改变、接纳和发展三种干预策略，如果心理咨询师能够在心理咨询的不同时期或阶段恰当选择干预策略，将会有更好的心理咨询效果。下面我们以个案 12 为例说明干预策略综合应用。

我们选择以神经性贪食症个案为例进行说明，主要有两个方面的考虑。第一，神经性贪食症属于心理障碍层级，它同时包含适应或发展问题，即该求助者同时包含两个层级的心理问题，心理问题更丰富，所能应用的策略会更多。其他心理障碍（如强迫症、失眠障碍）的干预也可以从这个个案的干预思路中获得启发。第二，在本书讨论的个案中，这个案例的现实生活问题和个人成长史方面的信息更为丰富，方便大家理解干预策略。

7.4.1 改变为先

在改变、接纳和发展策略中，认知行为疗法更强调“改变”策略，也就是通过改变认知和改变行为的方式促成情绪改变和问题情境的解决。至于“接纳”策略，通常是在无法改变或者改变难以快速见效的情况下应用。

对于客观情境，如果我们能够改变的话，就直接改变它，如果无法改变情境，我们就接纳这样的情境。如考试压力，有的求助者的考试压力来自家长的期望，他的成绩可能是班级 20 名之外，父母却要求他考试名次要在 10 名以内。当前水平和家长期望之间巨大的差异构成了考试压力，要缓解这个压力，学生可以和父母协商调整他们对自己的期望，如争取考试成绩在 20 名以内，这就是应用改变策略（情境改变中的改造情境），通过与父母沟通调整父母对自己的期望，假如父母同意孩子的诉求调整了考试期望。求助者的压力就能得到缓解。但也存在一种可能，求助者欠缺沟通技能或者家长比较固执，最终还是坚持原来的期望，要求他必须实现 10 名以内的目标。这时我们只能接纳家长的期望，这是因为他人可以有自己的愿望，尽管这个愿望看起来不现实。

对于认知（或自动思维），应用改变策略，就需要应用诸如控辩方等技术去修正求助者的认识，使求助者的认知更加符合实际并有助于咨询目标的实现，也就是说替代思维需要做到有效和有用。如果你没有能力修正求助者的认知，就按照正念疗法的处理方式，把求助者的想法看成是一个情境，是一个客体化、外在的东西。求助者只需要告诉自己那只是一个想法，几个字而已，就像天空飘浮的白云一样。不用当真，也不用按照这个想法从事，把自己从想法中解放出来，这种做法按照接纳承诺疗法（ACT）的说法就叫作“解离”。

有的求助者担心自己会早死，现在只有32岁的他担心自己活不过50岁，对“我可能活不过50岁”的想法，心理咨询师当然可以应用可能区域技术进行干预，讨论他存在哪些因素有利于增寿，又存在哪些因素可能导致减寿，然后让求助者预期自己寿命区间（如32～82岁），以及最有可能的寿命数字（如75岁）。经过这样的讨论，求助者可能会减少一些忧虑，但更有可能的是，他依然会存在自己活不过50岁的想法，这个想法时不时出现在他的脑子里，想到这些他就感到很心烦和忧心。

正念疗法的接纳策略通常是这样处理的。一方面是“活在当下”，求助者应该处理的是当下生活的具体事情，而不是关注那些不相干的事情，如你在读书或工作时想到这个问题，你应当把注意力聚焦在当下事情而不是想别的问题。另一方面是客体化，告诉求助者这只是一个想法，就像你每天产生的诸多想法一样，它们总是“缘起而生，缘尽而灭”，你不用关注它。它自然会离开，像天上的云，飘来了，又飘走了。心理咨询师建议求助者把这个想法想成各种具象的东西，如天空飘来“我可能活不过50岁”几个字而已，你该干啥就干啥，不用搭理它。

对于情绪，特别是负面情绪，我们通常采取的策略是改变，因为负面情绪会让我们感到不舒服，如果能够消除它，就是最好不过的事情了。因此，认知行为疗法先想办法改变情绪，无论是通过改变认知的方法，还是通过改变行为的方法。但有的时候，改变认知或改变行为都不足以消除负面情绪，或者说改善情绪会导致更为严重的心理障碍或后果，这时接纳负面情绪就是成本最低的选择了。

对于行为，无论是认知行为疗法还是正念疗法都强调改变，即求助者“为所当为”，做该做的事情。如果说二者有什么区别，认知行为疗法的行为改变主要针对问题情境，而正念疗法针对期望结果。对于个案3而言，求助者认为自己丑，因此不愿意外出活动。对这种情况，心理咨询师从改变策略出发安排求助者不要把自己隐藏起来（行为改变），以验证求助者的威胁性认知“自己奇丑无比”的想法是否为真；如果应用正念接纳策略，则是把“自己奇丑无比”这个想法当成是天空飘来的6个字而已，不用当真，求助者只需要做自己该做的事情。按照这个思想，求助者需要按照自身需要去社交（与朋友约会）、去工作（找工作、面试并上班）。求助者去社交和工作，相对原来的宅家行为，也是行为改变。

当然在许多时候，这两个行为改变思路的结果是相同的。如强迫症状的处理就是相同的，个案5强迫症个案的求助者在小便以后，担心没有擦拭干净，有臭味，被人嫌弃，就要反复擦拭20多次。对这个症状的处理，认知行为疗法改变策略要求她减少擦拭次数以验证担心内容为假，而正念疗法接纳策略则是让求助者接纳焦虑或担心，同样也是要求她减少或停止反复擦拭。

关于改变和接纳策略，我们从情境、认知、情绪和行为四个方面进行了讨论，下面我们来看个案12的咨询策略应用。对求助者存在神经性厌食症的症状，心理咨询师可以采取改变策略进行处理，这是因为改变策略可以处理神经性贪食症状。就求助者贪食症来说，主要存在以下两个症状或问题情境。

一是大量进食。她一个人做三人份食量的饭并独自吃掉，或者点外卖吃掉四个巨无霸汉堡，感到享受的是进食过程而不是美味。她通常在感到心情沮丧的情况下会大量进食，每周发生两次左右。

二是催吐行为。她在大量进食后会感到后悔，便发生催吐行为，一种做法是用手抠喉咙的方式催吐，另一种做法是用泻药的方式。这种行为总是伴随大量进食后出现。

我们用横向概念化来描述这个过程：大量进食：体验到沮丧情绪（情境）——沮丧情绪太难受了，我要让心情好起来（自动思维）——做饭或点外卖，然后大量进食（行为）——（进食时）心情变好（后果）；催吐：进食后（情境）——意识到体重会增加（自动思维）——后悔（情绪）——催吐（手扣喉咙或服用泻药）（行为）——后悔情绪缓解（后果）。

我们知道如果求助者没有大量进食，就不存在催吐行为。因此，心理咨询师可以从减少大量进食行为入手干预，然后讨论在大量进食的情形下停止催吐行为。一旦这两种行为都得到控制，就可以认为贪食症得到了控制。

认知行为疗法聚焦在改变求助者认知方式和行为方式，以此带动其他方面的改变。在大量进食议程中求助者认为"沮丧情绪太难受了"，然后采取了"做饭或点外卖，然后大量进食"行为。心理咨询师可以就"沮丧情绪太难受，自己受不了"进行认知干预，这里可以应用可能区域技术，让求助者预测自己能够忍受情绪多长时间，然后通过实际结果检验预测结果是否准确。在行为改变方面，心理咨询师并不要求她停止大量进食行为，只是要求她推迟大量进食行为。这样做的目的是便于取得求助者合作，也便于心理咨询取得进展，让求助者看到自己控制沮丧情绪的能力在增长，以前也许是体验到明显沮丧情绪（沮丧情绪分值在 50% 以上）后 4 小时内就有大量进食行为，现在她可以坚持到 6 小时以上，甚至 14 小时以上才有大量进食行为。结合求助者推迟进食时间延长，求助者对自己无法控制沮丧情绪的认知也会有改变，随着咨询的推进，求助者控制因为沮丧而引发大量进食行为的能力就会增强，大量进食行为也会减少。

当大量进食行为症状得到改善，心理咨询师就可以处理催吐行为了。吃太多腹胀难受和后悔情绪的持续对大量进食来说起着"惩罚"效果，如果求助者能够更长时间有着上述感受，她就更不愿意大量进食。基于这样的思想，心理咨询师处理催吐行为的时候，可以要求求助者推迟催吐行为，具体策略与大量进食行为干预策略相同，直到即使发生大量进食的行为，求助者也不再采取催吐的方式来处理（也许她可以通过运动的方式处理后果）。

7.4.2 接纳其次

我们前面讨论过，当我们无法改变的时候接纳就是一个非常好的选择。前文我们讨论了接纳策略的应用情形，在这里我们结合案例说明咨询实践中接纳策略的应用。

为了让求助者更好地接纳，在心理咨询实践中往往需要配合心理教育（即解释），向求助者说明心理问题成因、干预原理和咨询进程，一旦求助者对此有更好的理解，他们就更容易接纳心理问题改善中的各种情况或现象。

对上面这位贪食症求助者而言，她需要接纳的方面有以下这些。

首先是沮丧情绪的接纳。对于求助者而言，如果她能够接受自己的沮丧情绪，她就不会通过贪食的方式来缓解情绪，因此，心理咨询师要帮助求助者接纳沮丧情绪。为什么求助者要接纳负面情绪呢？心理咨询师可以从两个方面进行解释：第一，对负面情绪我们可以采取正常化策略，让求助者认识到负面情绪是正常的，“人生不如意十有八九”这句话的意思是说，愉快或开心总是短暂的，焦虑、沮丧、忧心等负面情绪更为常见。第二，解释正念疗法的观点，因为求助者不接纳负面情绪导致贪食症状的产生，而贪食症状的产生并没有解决原来的问题，反而增加了新的症状，因此在沮丧情绪无法得到解决的情况下，接纳负面情绪就是代价最小的行为。

其次是心理咨询效果和心理咨询过程的接纳。当求助者进入心理咨询疗程后，就希望看到效果并且能够在最短时间内解决她的问题。但这样的期望并不现实，心理咨询师必要时要调整求助者对心理咨询的预期并进行相关解释和说明。对上面这位求助者，她在心理咨询过程中需要接纳的内容包括：心理咨询进展缓慢，对大量进食和催吐行为等贪食症状的处理需要经历 10 次甚至更多咨询会谈时间，这是因为心理咨询需要循序渐进地进行，如果进展太快遭遇挫败就可能会使求助者丧失信心从而中止心理咨询；贪食症状的反复性，当求助者取得进展，大量进食和催吐行为在停止数天或数周后又再次发生大量进食和催吐行为，这是因为求助者新的行为方式在没有得到完全巩固的情况下，反复是有可能的。这就像季节变换，在夏天或冬天没有彻底到来之前，在春天和秋天总是有天气反复。

最后是对客观现实的接纳。在求助者贪食症状得到较好控制的情况下，心理咨询师需要把咨询会谈转入现实问题的处理，对求助者而言，她遭遇父母催婚问题和母亲对她的控制，并且恋爱关系无法长时间维系（不超过

3 个月）等问题。求助者需要接纳的地方至少包括：恋爱不能速成，不能因为父母催婚就草率地做出结婚的决定；她可以选择不接受母亲的控制和唠叨，但她可以理解母亲控制背后的无能核心信念和试图掌握局面的努力，心理咨询师会和求助者讨论母亲性格及其成长史，这类讨论有助于求助者理解母亲和接纳母亲。无论是对亲密关系还是与父母的关系，求助者发现了自己存在不足的地方，她也需要学习接纳。

7.4.3 发展为本

接纳在认知行为疗法咨询会谈中并不是消极地承认某种东西无法改变的现实，接纳在心理咨询会谈中更重要的作用在于为发展和解决求助者问题赢得时间，求助者有时间和机会发展自己，改变旧有的认知方式和行为方式，掌握健康的思维方式和有效的行为技能。

对本案的求助者而言，心理咨询师利用改变策略和接纳策略可以帮助求助者解决贪食症症状问题。当求助者贪食症状得到相当程度解决之后，心理咨询师就需要把会谈焦点从心理障碍问题转移到适应与发展问题会谈上，把会谈重点从神经性贪食症状的讨论转移到亲密关系和与母亲关系的讨论上。

为了帮助求助者理解这种转变，心理咨询师就需要揭示这两类心理问题之间的关系。心理咨询师需要向求助者说明心理障碍是在适应或发展问题无法得到解决的情况下产生的，可以通过与求助者讨论沮丧情绪由来得到佐证，求助者因为感到沮丧而大量进食和催吐；心理障碍形成机制，求助者贪食症基于“逃避沉迷”机制而产生，一方面现实生活令人沮丧，另一方面贪食令人快乐，求助者在日常进食过程中偶然发现大量进食令人愉快，基于趋乐避苦的动机，求助者遇到沮丧情绪的时候就有大量进食的冲动；要从根本上消除贪食症再次发作的土壤，就需要处理现实生活问题。

求助者现实生活中的问题之所以能够发展出心理障碍，就是因为求助者不具备解决这些问题的能力，这些问题就长期持续下去。当求助者愿意面对现实生活问题的时候，心理咨询师就需要告知求助者除了需要改变之外，更重要的是要发展。

对本案中的求助者而言，至少有以下三个方面的技能需要发展。

（1）情绪管理技能。求助者因为沮丧情绪而发生贪食障碍，如果求助者能够接纳负面情绪，当然在某种程度上会减少贪食障碍发生的概率。但从发展的角度看，当求助者感到沮丧的时候，她可以尝试采用别的方式缓解沮丧情绪，如向他人倾诉，或者参加运动等。求助者需要一段时间探索找到一个处理沮丧情绪（或其他负面情绪）的方法，一旦她能够找到这样的方法，我们就有理由认为，即使她再次感到沮丧，贪食障碍也不太会复发了。

（2）与母亲关系技能。求助者已经成年，母亲基于过去亲子沟通习惯，对求助者的生活指指点点，求助者对此感到不胜其烦。为此，求助者需要发展出与母亲关系的新模式，能够与母亲平等沟通，促成母女之间的相互理解和互相尊重。一旦这样，求助者与母亲的关系改善了，生活中的烦恼也就少了许多。

（3）发展亲密关系技能。求助者对亲密关系的处理存在问题，一方面是她发现对方有一些不可忍受的毛病而中止了关系，另一方面维持恋爱关系不超过三个月。对此，求助者需要学习接纳他人的局限，掌握解决恋人之间的分歧和矛盾、维持更长时间关系的技能。

如果求助者能够推进亲密关系，改善与母亲的关系，有恋人的陪伴和支持，有与母亲的温馨时光，生活烦恼就会减少，生活的幸福感也会升高。

第8章 心理咨询规划

目前市面上许多心理咨询疗法对不同的心理问题既没有心理咨询方案可参考，也没有心理咨询规划设计思路，心理咨询展开全靠心理咨询师的感觉和随机应变，这就使得心理咨询效果存在一定的不确定性。这就像在草原上开车，没有现成道路可以遵循，能否到达目的地不得而知。

认知行为疗法不一样，它不仅有标准化的心理咨询方案，针对不同的心理问题有着不同的解决思路（关于这方面内容可以参考本丛书中的《认知行为疗法咨询方案：10大心理障碍》《认知行为疗法咨询方案：7大心理问题》），而且有制定心理咨询方案的基本策略。有这些作为保障，认知行为疗法的咨询会谈不仅可以避免心理咨询过程走弯路，更重要的是它为实现咨询目标提供了保障，也提高了心理咨询会谈效率。

在前面各章中，我们介绍了认知行为疗法的三个咨询目标、心理咨询各阶段的会谈要求、心理咨询会谈要素和认知行为疗法干预策略等内容，在这里我们把这些内容整合起来，形成心理咨询方案。我们将从基于心理诊断、目标信念、会谈议程、咨询策略等方面说明如何制定心理咨询方案。

8.1 基于心理诊断

认知行为疗法心理咨询以“聚焦问题、目标导向”为特点，以“问题”为起点，以“目标”为终点，心理咨询过程就是一个从问题到目标的过程，这个过程需要经历评估性会谈、自动思维会谈、中间信念会谈、核心信念会谈和巩固性会谈等阶段（虽然并非所有会谈都要经历上述全部阶段）。

既然心理咨询是有起点有终点的过程，为了实现“短程高效”的心理咨询，心理咨询师需要在心理咨询干预之前对整个心理咨询进行规划，制定心理咨询路线图，让心理咨询有序展开，不断取得阶段性效果，并最终实现咨询目标。

心理诊断对心理咨询方案的制定起着至关重要的作用。如果心理咨询师仅知道求助者的问题清单，虽然可以基于问题清单确定咨询目标（参见2.3节咨询目标），但不能保证咨询方案是正确的，确保咨询目标能够得以实现。

如果心理咨询师能够基于求助者问题清单和其他信息（如病程、严重程度）对求助者的心理类别做出正确判断，就可以依据已有的认知行为疗法咨询方案，确定求助者咨询会谈的咨询目标和咨询方案。有了现成的咨询目标和方案作为依据，心理咨询会谈就能在正确的道路上朝向既定目标前行（见图8-1）。

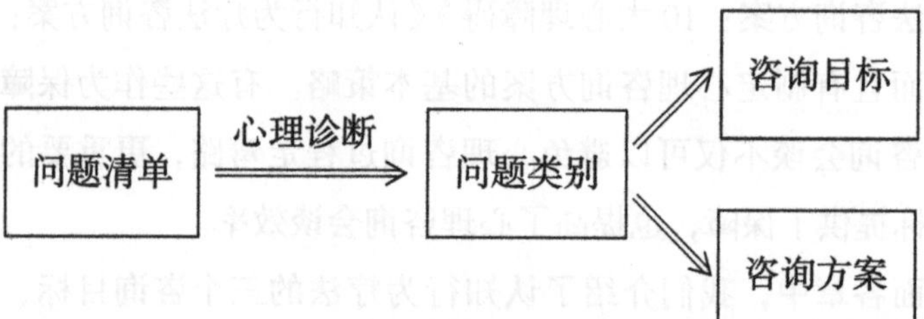

图 8-1　心理诊断在制定咨询方案中的作用

8.1.1　问题清单与问题类别

接下来我们以个案12为例，说明如何制定心理咨询方案。考虑到前文的个案介绍中缺少某些方面的信息，为了便于制定咨询方案，我们会补充必要信息（如果在前文个案介绍中找不到相关内容，那就是补充的信息）。

我们先看求助者的问题清单：

- 父母催婚；
- 与异性无法建立长期关系（交往不超过3个月）；
- 母亲对自己生活的控制，经常对自己的生活指指点点；
- 经常感到沮丧、愤怒；
- 存在大量进食和催吐行为（平均每周2次）；
- 存在偷窃行为（偷泻药）；
- 未能走入婚姻生活，与父母经常发生矛盾冲突。

如果心理咨询师仅知道求助者存在上述症状，是很难制定心理咨询方案的。这时我们就需要进行心理诊断，搞清楚求助者心理问题的类别，并弄清楚这些问题之间的关系。对这个求助者而言，基于“存在大量进食和催吐行为（平均每周2次）”以及求助者对体重体型重视和病程半年以上的信息，可以判断求助者存在“神经性贪食症”问题。此外，“父母催婚”和“母亲对自己生活的控制，经常对自己的生活指指点点”等问题可以归属“与父母关系问题”，而“与异性无法建立长期关系”则属于亲密关系（或恋爱关系）问题，另外求助者还有偷窃行为问题。经过心理诊断，我们发现求助者存在四个问题：神经性贪食症、与父母关系问题、恋爱关系问题和偷窃行为问题。

关于这四个问题的关系（参考1.5节心理问题之间的关系）（见图8-2），由于“与父母关系问题”最早出现而且持续到现在，我们把它作为最早和更为根本性的问题，另外偷窃行为问题是因为偷窃泻药而引起的，我们把它视为神经性贪食症带来的问题，放在神经性贪食症后面。进食障碍（包括大学时期的厌食症和现在的贪食症）与求助者的恋爱关系问题基本上同期出现，我们把两个问题并列。由于神经性贪食症属于心理障碍层级（参见1.4.1 心理问题分类与层级），我们把它放在恋爱关系问题上面，通过前面的学习，我们知道心理障碍是由于求助者没有解决现实生活问题引起的。对这位求助者而言，恋爱关系问题和与父母关系问题始终得不到解决应当是神经性贪食症（包括以前的厌食症）的主要原因，其中恋爱关系更为重要些。

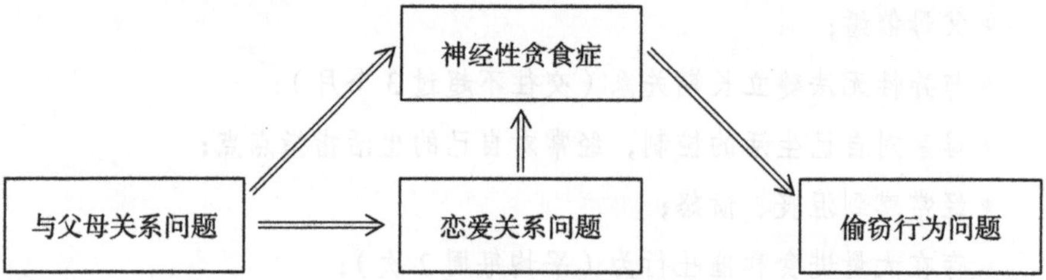

图 8-2　求助者心理问题关系

8.1.2　咨询目标与咨询方案

一旦我们弄清楚问题清单和问题类别，心理咨询师就可以基于认知行为疗法既有咨询方案为求助者量身定制咨询目标和咨询方案。只要心理咨询师知道了求助者问题类别，许多时候该类问题的咨询目标也就确定了。这个求助者有以下四个类别的问题。

1. 偷窃行为问题。偷窃是非法的，一旦被抓住会遭遇更大问题，因此该行为需要停止。
2. 神经性贪食症。属于心理障碍，需要处理恢复到病前状态，即停止大量进食和催吐行为，一旦感到沮丧情绪不再使用贪食方式处理而是采取其他方式解决。
3. 恋爱关系问题。求助者需要与他人建立更为稳定的亲密关系，并能走入婚姻生活。
4. 与父母关系问题。母亲对自己是控制的，求助者已经长大成人，需要调整与父母的关系。成年子女与父母的关系通常是平等的，相互理解、相互关怀和相互尊重的。

有了上述问题类别的咨询目标作为参考，我们就可以为求助者制定咨询目标清单（参见 2.3 节）：

- 停止偷窃行为（至少 6 个月内不发生该行为）；
- 停止大量进食和催吐行为（至少 3 个月内不发生该行为）；
- 减少沮丧或愤怒情绪的频次和持续时间（平均每天低于 4 次，低于

10分钟）；

- 掌握情绪管理技能，能够应对沮丧、愤怒等情绪；
- 与异性建立更为长久稳定的关系（维持6个月以上关系）；
- 学习并掌握维系两性关系和沟通的技能；
- 与父母减少冲突和矛盾（冲突次数降低到平均每周2次以下）；
- 处理父母催婚问题，让父母尊重自己的选择，不再催婚；
- 学习并掌握与父母平等沟通的技能，做到相互理解、相互关怀和相互尊重。

在上述咨询目标清单中，有的问题列出了对应的咨询目标，如“存在偷窃行为”对应的咨询目标“停止偷窃行为”，有的问题则列出了多项咨询目标，如“经常感到沮丧、愤怒”问题，对应的目标则是“减少沮丧或愤怒情绪的频次和持续时间”和“掌握情绪管理技能，能够应对沮丧、愤怒情绪”。可见，问题清单与咨询目标并非一一对应关系。

针对一个问题提出多项目标，主要考虑到咨询目标表述方面的方便，像上面求助者的情绪问题，我们列出了两项目标，一项是针对问题清单中负面情绪的，在这里就是负面情绪减少，另一项则是解决负面情绪的方法，即求助者需要学习情绪管理技能，把情绪管理技能列入目标清单，目的是让求助者更加愿意配合做这方面工作。

至于问题清单中“未能走入婚姻生活”这个项目，并没有列入咨询目标中，主要考虑到心理咨询可能不会持续到求助者结婚的时刻，求助者若能维系更为长久稳定的关系，走入婚姻就不会有什么问题。

另外，在多项咨询目标后面列出了量化评价标准，主要是为了帮助求助者明白依据什么标准来判断该项咨询目标是否实现，以及实现的程度。

关于基于心理诊断或心理问题类别制定咨询方案的分析将在后面讨论，这里先按下不表。

8.2 基于目标信念

从问题清单到咨询目标，这只是心理咨询带来的外部变化。要实现从问题清单到咨询目标的改变，心理咨询师还需要从认知行为疗法的角度来思考，心理咨询过程中求助者心理需要实现哪些改变。也就是说，要实现咨询目标，求助者需要在认知信念方面做出哪些具体的改变。

从认知行为疗法的角度看，求助者内在改变可以归纳为认知改变和由认知改变带来的行为改变。在认知行为疗法三层信念（自动思维、中间信念和核心信念）中，鉴于自动思维阶段的认知和行为改变是在中间信念与核心信念指导下进行的，因此在规划求助者改变方面，中间信念和核心信念的改变尤为重要。

8.2.1 中间信念目标

因为中间信念是关于某个生活领域的，因此，在规划中间信念改变的时候，心理咨询师要先明确生活领域，有多个生活领域就有更多的中间信念。中间信念的改变不仅涉及认知内容（即中间信念的态度、规则和假设）的改变，更重要的是与认知信念相对应的行为方式改变。心理咨询师实施心理咨询干预之前对求助者需要做出什么样的行为改变要做到心中有数。只有这样我们才能指导自动思维会谈。

对这个求助者而言，中间信念部分包括两个关系领域，即成年子女与父母的关系，恋爱关系。神经性贪食症和偷窃行为问题均属于心理问题类别，不属于求助者现实生活领域，因此不进行中间信念讨论。

对成年子女与父母关系而言，求助者感到最痛苦的是母亲对自己生活的控制，经常对自己生活的指指点点，其中一个比较典型的问题就是催促自己结婚。求助者在成长过程中就受到母亲的控制，以至于上大学和找工作都是为了离他们远些，希望离他们越远越好。

通过上述分析，以及与求助者的访谈，心理咨询师得到求助者关于与父母关系补偿策略和中间信念内容。

补偿策略：回避策略

中间信念：

- 态度：父母指责是糟糕的；

- 规则：我应该远离他们；
- 积极假设：如果我能远离他们，就听不见父母的唠叨了；
- 消极假设：如果我与他们互动，就会受到他们的控制。

根据前面讨论的补偿策略修正目标（参见3.3.3节），需要把求助者回避策略修正为事务沟通合作策略。也就是说，求助者在与父母的互动过程中，要更多关注具体事务的讨论和交流，减少交流中父母对自己控制关系的关注。成年子女与父母沟通比较理想的方式是基于平等的关系，在沟通中相互理解、相互关怀和相互尊重。对各自的事情，他人可以分享自己的观点、看法和感受，可以提出自己的意见和建议，但对每个人的事情应当由自己做主，如求助者自己的婚姻，父母的生活方式（如购物、健康等）。因此，求助者应对策略和新中间信念可以表述为以下内容。

应对策略：平等沟通事务策略

新中间信念：如果我们能够就具体事务进行平等沟通，做到相互理解和尊重，就能维持和谐关系

对恋爱关系领域，求助者愿意讨好对方，包括为满足对方性需求而发生性关系，但在自己需要满足方面求助者却不明确表达，她总是通过对方的各种表现来判断对方是否爱自己，她的口头禅就是“如果他爱我，他就应该知道我是怎么想的”。由于对方并不能常常了解求助者的内心需求，导致求助者的不满越积越多，最后因为某个事情忍无可忍便与对方分手。心理咨询师通过会谈，得到求助者在恋爱关系领域的补偿策略和中间信念。

补偿策略：顺从策略

中间信念：

- 态度：不爱我是很糟糕的；

- 规则：我应该给他机会让他主动做；
- 积极假设：如果他主动做，就说明他是爱我的；
- 消极假设：如果我提出来他才做，就说明他是不爱我的。

根据前面讨论的补偿策略修正目标，需要把顺从策略修正为合作策略。求助者在满足对方需求的同时，也需要表达自己的需求以便对方能恰当回应，使双方需求满足取得平衡。在具体事情和矛盾分歧处理方面，双方要合作，共同努力解决，推动恋爱关系向前发展。因此，求助者恋爱关系（即亲密关系）领域的应对策略和新中间信念可以表述为以下内容。

应对策略：合作策略

新中间信念：如果我愿意表达自己，与对方一起处理矛盾分歧，亲密关系就能持续下去

8.2.2 核心信念目标

求助者核心信念内容和核心信念修正目标相对来说比较容易确定。尽管如此，心理咨询师还是需要通过自动思维和问题情境所涉及的生活领域等方面，利用箭头向下技术等找到其负性核心信念，并依据其客观表现规划其正性核心信念内容。

这位求助者的现实生活挑战主要是与父母关系和恋爱关系存在问题。心理咨询师分别从与父母关系中“父母催婚”和恋爱关系中“男友让自己失望”的议程为线索，应用箭头向下技术寻找其核心信念，结果都得到求助者的核心信念“我是不可爱的”结论。当然，从不同生活领域入手最终有可能得到不同类别的核心信念，如一个是关于“无能的”，另一个是关于“不可爱的”，这也是有可能的。

求助者负性核心信念为“我是不可爱的”，新核心信念目标应当：是正

性的，应当从“不可爱”变成“可爱”；是不完美的，需要有表达不完美含义的内容在其中，可以表述为自己某些方面或某些时候不招人喜欢，也可以表述为有些人不喜欢自己或在某种程度上喜欢自己。

最终求助者如何表述正性核心信念，需要在核心信念阶段会谈后才能得出，也需要得到求助者的同意和认可。在制定咨询方案的时候，心理咨询师并没有与求助者讨论正性核心信念表述的问题，会谈开始阶段讨论正性核心信念（包括新中间信念）的表述都不合适，我们提出正性核心信念是为了指导心理咨询会谈方向。虽然在具体表述上可能稍微有差别，但关键点（正性的、不完美的）还是要有的。在这里，心理咨询师把求助者正性核心信念暂时表述为“我是可爱的，他人对我喜欢程度有差异”，待进入核心信念阶段后再确定表述内容。

8.3 会谈议程规划

假如我们决定从东北城市哈尔滨开车到达华东城市上海，起点和终点都确定，接下来我们就要选择线路，了解经过哪些省市和需要多少时间等信息。假如我们选择京哈和沈海高速线路，需要经过黑龙江—吉林—辽宁—河北—天津—河北（再次）—山东—江苏—上海等省级地区，大致需要 26 个小时。有了这些信息，我们对整个行程也就心中有数了。

心理咨询是同样的道理，无论是求助者还是心理咨询师，我们对即将展开的心理咨询同样需要这些信息：起点和终点、线路选择、经历阶段和大致时间。

- 心理咨询起点与终点。在这里，问题清单、旧中间信念与核心信念是心理咨询的起点，而咨询目标、新中间信念和正性核心信念就是心理咨询的终点。
- 心理咨询线路选择。也就是心理咨询疗法的选择，在这里我们选择了认知行为疗法。
- 经历阶段。心理咨询需要经历评估性会谈—咨询性会谈—巩固性会谈三个时期，对咨询性会谈可以有自动思维阶段、中间信念阶段和核心信念阶段。

- 大致时间。根据求助者问题性质和需要经历的阶段，估计大致需要的会谈次数和时间周期。

对心理咨询师来说，新旧中间信念的确定是一个难点，这个问题我们在第 3 章已经做过深入讨论，这里就不再赘述了。明确要经历的阶段是心理咨询师的另一个难点。

在心理咨询实践中，我们会发现这样一种现象，根据求助者的问题性质和严重程度等方面的信息，心理咨询师觉得需要 20 ～ 30 次咨询会谈，当求助者询问这么多次数会谈要聊什么内容的时候，心理咨询师却回答不上来。如果我们不能清楚整个咨询会谈的过程，咨询会谈就难免会走冤枉路，影响咨询会谈效率。

虽然上面叙述了心理咨询会谈要经历评估性会谈—咨询性会谈—巩固性会谈三个时期，以及咨询性会谈根据需要可以有自动思维阶段、中间信念阶段和核心信念阶段，但这些信息还是比较粗糙的，鉴于认知行为疗法会谈是以议程为核心，因此会谈议程推进就能很好地展示心理咨询会谈进程。下面我们从议程角度说明心理咨询阶段和进程。

8.3.1 心理问题与会谈议程

认知行为疗法咨询会谈由议程构成，求助者的心理问题与会谈议程之间存在什么样的关系呢？我们可以通过图 8-3 来说明其关系。一方面，心理咨询师基于求助者问题清单和其他相关信息对求助者心理问题类别做出评估，确认求助者心理问题类别（即图中的心理问题）的名称，换个角度说，心理清单是对求助者心理问题的具体化，是心理问题的具体表现。另一方面，从心理咨询会谈的角度看，问题清单还是比较概括或笼统的，缺乏咨询会谈所需的细节。心理咨询师还需要以问题清单为线索，把临床症状与问题情境联系起来变成可供临床会谈处理的议程。有关问题清单与会谈议程关系讨论参见 2.4 节会谈议程展开部分，在此不再赘述。

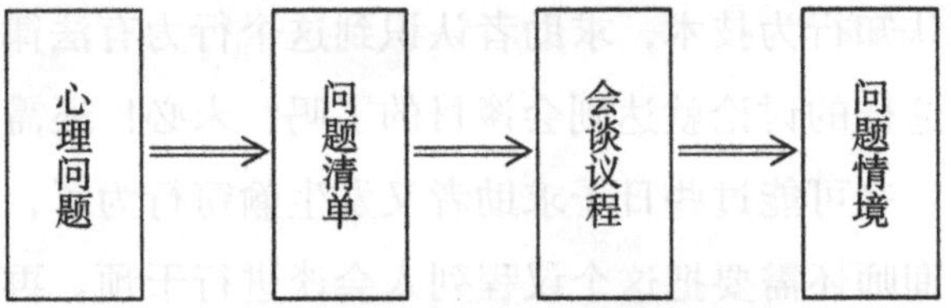

图 8-3　心理问题与问题情境的关系

参考图 8-3，心理咨询师可以得到这位神经性贪食症求助者会谈议程清单（见表 8-1）。

表 8-1　神经性贪食症求助者会谈议程清单

议程类别	问题	议程
现实生活问题或心理障碍问题议程	神经性贪食症	大量进食行为 催吐行为
	与父母关系问题	父母催婚话题 母亲对自己生活的控制
	恋爱关系	维持长期关系
	偷窃行为问题	偷窃泻药行为
症状专项议程	感到沮丧或愤怒	沮丧情绪问题 愤怒情绪问题

8.3.2　会谈议程规划

表 8-1 提到的每个议程，通常来说无法通过一次会谈完成，往往需要经过若干次连续的会谈才能达成。心理咨询师需要对上面提到的议程具体化，把它变成每次会谈的具体议程（或者把它称为子议程）。具体化上述会谈议程的方法就是确定该议程的问题情境（见图 8-3），一旦明确议程的问题情境，我们就可以进行概念化并实施干预，实现预期咨询目标。

在认知行为疗法中，我们把会谈议程主题具体化为包含不同问题情境的会谈议程过程，称为会谈议程规划。会谈议程设置有三个常见策略，下面我们结合神经性贪食症求助者的会谈议程（见表 8-1）介绍这三个策略。

会谈议程策略之一：重复跟进策略。

心理咨询师与求助者可能在某次会谈中把偷窃泻药行为列入会谈议

程，通过应用认知行为技术，求助者认识到这个行为有法律风险，愿意停止偷窃行为。这样的讨论就达到会谈目的了吗？未必！还需要通过后面的实施效果观察。有可能过些日子求助者又发生偷窃行为了，这个时候怎么办呢？心理咨询师还需要把这个议程列入会谈进行干预。再次干预之后问题解决了吗？也未必。如果再次发生，心理咨询师还需要把它列入议程并再次讨论。如果求助者产生偷窃泻药的意愿或冲动，但她并没有付诸实施，这就说明会谈有了实际效果。我们在咨询目标中确定了 6 个月不发生偷窃行为作为该问题是否解决的量化标准。一旦求助者在 6 个月内没有发生偷窃泻药行为，就说明这个议程会谈可以结束了。

像这种就相同问题情境中求助者改变是否达成持续跟踪，一旦没有达成就再次列入会谈议程的策略被称为重复跟进策略。除了偷窃泻药行为，求助者面临的催婚、沮丧情绪、愤怒情绪都适用重复跟进策略。

对父母的催婚，求助者的目标是父母不再明示或暗示自己应该结婚了。当咨询双方把父母催婚话题列入议程，经过首次会谈干预后，求助者调整认知并改变应对父母催婚的方式。求助者可以把咨询中习得的经验和方法应用到与父母催婚的沟通中，她既可以找时间和父母主动沟通，也可以在父母下次催婚的时候用学到的方法加以应对。这样做的结果怎么样，实现预期目标了吗？通常来说，不会！心理咨询师和求助者还需要就父母催婚议程继续讨论，直到父母不再讨论此事为止。

至于沮丧情绪和愤怒情绪，一方面这些情绪可能和与父母关系以及恋爱关系中的具体事情相关，另一方面也可能与其他事情相关。在这里，我们把两种情绪分别列为议程，就是希望和求助者讨论处理沮丧情绪或愤怒情绪的方法。一旦心理咨询师把某种情绪（沮丧或愤怒）列入议程，应用认知行为疗法干预之后，求助者就需要实践这些方法，她也需要通过多次尝试最终才能找到并逐渐学会使用情绪管理方法，其间必然经历多次议程讨论的过程。

会谈议程策略之二：循序渐进策略。

对神经性贪食症求助者的两个主要症状“大量进食”和“催吐行为”，就无法比照偷窃行为重复跟踪方式来处理，主要原因是这两种行为的难度太大，需要降低行为改变的难度，心理咨询师可以通过循序渐进的方式增强求助者的信心，并最终达成咨询目标，完成本议程的会谈。

就大量进食行为议程而言，当求助者处于中等以上沮丧情绪后，她无法控制大量进食的冲动，最终发生大量进食的行为。因此，心理咨询师认可求助者大量进食行为的发生，只是要求求助者在沮丧情绪发生和大量进食行为之间的间隔时间越长越好。求助者大约在沮丧情绪出现 4 小时后发生大量进食行为，心理咨询师与求助者以此为起点，循序渐进地把间隔时间逐步拉长，如 6 小时、8 小时、10 小时、12 小时……在逐步拉长间隔时间的过程中，求助者减少了大量进食行为，增强了控制大量进食的能力，当然最终求助者可以做到在出现沮丧情绪的时候不再大量进食。

就催吐行为而言，同样可以参考上述方法处理。心理咨询师和求助者关注的是大量进食之后和催吐行为之间的时间间隔。求助者原来的时间间隔在 1 小时以内，在咨询会谈中以此为起点，双方协商后循序渐进地增加时间间隔，如 1 小时、1.5 小时、2 小时、2.5 小时、3 小时……坚持的时间越长，求助者催吐意愿就低，催吐行为发生率也就下降了。伴随催吐行为的下降，求助者大量进食行为也得到了抑制。

母亲对自己生活的控制议程处理也适用循序渐进策略。求助者经常因为母亲对自己相亲、着装和工作态度方面的问题发生争吵，如果一开始就把这些问题列入议程，就不容易取得成功。一方面是因为母亲在这些方面有着强烈的坚持，另一方面是求助者对新沟通方式掌握不好，容易遭遇失败。我们可以从一些冲突比较小的议程开始，让求助者练习沟通技能、积累经验、增强信心，也让求助者母亲适应新的沟通方式。这种做法体现了循序渐进的思想。具体来说，心理咨询师可以邀请求助者列出自己与母亲发生冲突的所有事情，然后按照冲突的程度（或者自己对母亲干涉感到不满意的程度）从低到高排列。求助者从低到高排列顺序如下：洗衣服习惯、吃饭、睡觉、发型、宅家、工作态度、着装、相亲。得到这份清单以后，心理咨询师和求助者就把冲突程度最小的话题“洗衣服习惯”列为第一个议程，通过干预求助者愿意就这个方面问题与母亲平等沟通，寻求相互理解和相互尊重。经过两次会谈，求助者与母亲相互倾听，了解对方的观点和看法，母亲不再坚持自己原来的看法，尊重女儿的做法，这个议程取得成功。接下来把“吃饭”冲突列入议程进行干预，因为有了成功经验，求助者解决这个问题时也没有用多少次会谈时间。按照冲突程度从低到高的顺序，经过一系列议程会谈，求助者最终处理了母亲对自己生活控制的问题，自己也掌握了与母亲平等沟通的技能。

在大量进食行为和催吐行为议程中，心理咨询师以间隔时间从小到大为顺序，在母亲对自己生活控制的议程中，心理咨询师以双方冲突程度或求助者的不满程度从小到大为顺序。至于步子大小，在大量进食行为或催吐行为中可以双方协商确定，在母亲控制自己生活议程中，按照顺序逐一讨论就可以了。

会谈议程策略之三：分解练习策略。

求助者在恋爱方面维持长期关系这个议程比较大，也比较笼统，还需要作进一步细分，由于恋爱关系维持涉及人际沟通和人际关系的诸多方面，心理咨询师可以通过更深入的访谈，确定求助者与男友互动中存在矛盾分歧的地方有哪些，求助者感到不满意的地方又有哪些，针对这些矛盾分歧点和不满意点，按照恋爱关系沟通和关系维系涉及的技能区分为若干个方面，每个方面单列为一个议程，分别进行重复跟踪直到解决。经过了解，心理咨询师对求助者维系恋爱关系确定了四个方面的议程，即表达自己需求、接纳男友不足、关怀男友、解决分歧达成共识。

8.4 心理咨询方案

有了前面讨论的信息，心理咨询师就可以制定心理咨询方案了。一个完整的咨询方案包括三个方面的内容：一是基于心理诊断的问题清单、咨询目标和心理问题名称，二是基于目标信念的新旧信念内容，三是会谈议程规划内容。

认知行为疗法心理咨询方案（见表 8-2）包含上述三个方面的内容。

该方案的第一部分为“问题评估与诊断”。心理咨询师需要罗列求助者的问题清单和咨询目标内容，以及求助者心理问题的类别。如果属于心理障碍或重性精神疾病层级，心理咨询师可以参考 DSM-5 或 ICD-10 或 11 给出心理问题名称；如果属于适应或发展问题，心理咨询师可以按照引发求助者问题的诱因事件（或问题情境）进行归类。对这个神经性贪食症求助者而言，由于她的大量进食和催吐行为表现达到了心理障碍层级，按照 DSM-5 属于神经性贪食症。其他现实生活问题，如与父母部分的冲突归为“（成年子女）与父母关系问题”，恋爱部分问题归为“亲密关系（或恋爱关系）问题”。还有一个因贪食症而衍生出来的问题“偷窃泻药”，单列为“偷窃行为问题”。

方案的第二部分为“信念改变规划”。说明求助者原来的“补偿策略”与“旧中间信念”，以及中间信念改变目标“应对策略”和“新中间信念”内容，以及原来核心信念内容“负性核心信念”和核心信念改变目标“正性核心信念”内容。因为中间信念内容是基于生活领域的，不同生活领域有着不同的中间信念，因此说明中间信念的时候，需要指明对应的生活领域。对本案求助者而言，她有两个生活领域，即与父母关系和恋爱关系，因此有两个新旧中间信念内容，这两个中间信念内容罗列在表内即可。

方案的第三部分为“会谈议程规划”，这是本方案的关键部分。它描述了心理咨询会谈实现咨询目标经历的过程。填写会谈议程规划的时候，心理咨询师要按照咨询会谈议程处理顺序填写议程项目（虽然在实际执行中可能会发生调整），每个议程需要填写一些必要的操作信息，便于心理咨询师向求助者做出解释，或者呈交督导师指导时了解更多必要信息。

就议程顺序而言，对本案求助者，心理咨询师计划先处理神经性贪食症问题，前三项为神经性贪食症症状（大量进食和催吐行为）和相关问题（偷窃行为）议程。接下来处理与父母关系和恋爱关系问题，考虑到求助者当下未必在恋爱中，因此把与父母关系问题放在前面处理（第 4 和第 5 项议程），情绪管理议程（第 6 和第 7 项）放在随后，恋爱关系问题则放在最后面（第 8 至第 11 项）。除了神经性贪食症状处理放在绝对优先位置，其他议程可以根据求助者的生活实际情况和求助者的愿望对顺序进行调整。

就议程信息而言，议程规划说明了循序渐进的方式，如在大量进食行为议程中，方案说明了循序渐进增加间隔时间的方式；对持续跟进议程策略规划的议程，可以说明该项议程需要达成的结果，如果没能达到这个结果，该议程就需要继续。如偷窃行为议程，在求助者实现“用购买代替偷窃或者停止使用泻药”的情况下，该议程目标就算达成。

一旦完成心理咨询方案，我们就完成了心理咨询规划设计，接下来就可以根据这个方案指引开展心理咨询。心理咨询并不是在真空中发生的，求助者在接受心理咨询的同时，也生活在现实中。一旦现实生活中发生的事情对心理咨询产生影响，求助者就可能有新的问题被列入问题清单，也可能有议程因为生活变故而不用讨论。如果是这样，心理咨询师需要对咨询方案进行修正。虽然咨询方案并非固定不变的，必要时应作修正或调整，但有心理咨询方案指导咨询会谈，可以保障心理咨询的效果和质量。

表 8-2　CBT 心理咨询方案

求助者：张某某　　个案号：12　　心理咨询师：郭某某　　日期：2023 年 10 月 9 日

一、问题评估与诊断	1. 问题清单 • 父母催婚 • 与异性无法建立长期关系（交往不超过 3 个月） • 母亲对自己生活的控制，经常对自己的生活指指点点 • 经常感到沮丧、愤怒 • 存在大量进食和催吐行为（平均每周 2 次） • 存在偷窃行为（偷泻药） • 未能走入婚姻生活，与父母经常发生矛盾冲突
	2. 咨询目标 • 停止偷窃行为（至少 6 个月内不发生该行为） • 停止大量进食和催吐行为（至少 3 个月内不发生该行为） • 减少沮丧或愤怒情绪的频次和持续时间（平均每天低于 4 次，每次低于 10 分钟） • 掌握情绪管理技能，能够应对沮丧、愤怒等情绪 • 与异性建立更为长久稳定的关系（维持 6 个月以上） • 学习并掌握维系两性关系和沟通的技能 • 与父母减少冲突和矛盾（冲突次数降低到平均每周 2 次以下） • 处理父母催婚问题，让父母尊重自己的选择，不再催婚 • 学习并掌握与父母平等沟通的技能，做到相互理解、相互关怀和相互尊重
	3. 问题类别：神经性贪食症、与父母关系问题、恋爱关系问题、偷窃行为问题

（续表）

二、信念改变规划	**中间信念（生活领域：与父母关系）** 补偿策略：回避策略 旧中间信念： • 态度：父母指责是糟糕的 • 规则：我应该远离他们 • 积极假设：如果我能远离他们，就听不见父母的唠叨了 • 消极假设：如果我与他们互动，就会受到他们的掌控 应对策略：平等沟通事务策略 新中间信念：如果我们能够就具体事务进行平等沟通，做到相互理解和尊重，就能维持和谐关系 **中间信念（生活领域：恋爱关系）** 补偿策略：顺从策略 旧中间信念： • 态度：不爱我是很糟糕的 • 规则：我应该给他机会让他主动做 • 积极假设：如果他主动做，就说明他是爱我的 • 消极假设：如果我提出来他才做，就说明他是不爱我的 应对策略：合作策略 新中间信念：如果我愿意表达自己，与对方一起处理矛盾分歧，亲密关系就能持续下去
	负性核心信念：我是不可爱的 正性核心信念：我是可爱的，他人对我喜欢的程度有差异
三、会谈议程规划	1. 大量进食行为议程 循序渐进地拉长间隔时间（沮丧情绪与进食之间的时间间隔），如 6 小时、8 小时、10 小时、12 小时……
	2. 催吐行为议程 循序渐进地拉长时间间隔（大量进食与催吐行为之间的时间间隔），如 1 小时、1.5 小时、2 小时、2.5 小时、3 小时……
	3. 偷窃行为议程 持续跟进议程（求助者用购买代替偷窃，或者停止使用泻药）
	4. 催婚议程 持续跟进议程（表示自己愿意结婚，也希望早日结婚，会处理好婚姻问题）
	5. 母亲控制自己生活议程 循序渐进地处理下列议程，学习平等沟通策略：洗衣服习惯、吃饭、睡觉、发型、宅家、工作态度、着装、相亲……

（续表）

三、会谈议程规划	6. 沮丧情绪议程 持续跟进议程（尝试沮丧情绪管理方法，找到两种以上的有效方法）
	7. 愤怒情绪议程 持续跟进议程（尝试愤怒情绪管理方法，找到两种以上的有效方法）
	8. 表达需求议程 持续跟进议程（学习描述性表达技巧，男友能够主动了解求助者的愿望）
	9. 关怀男友议程 持续跟进议程（学习了解男友需求，适当满足对方愿望）
	10. 解决分析达成共识议程 持续跟进议程（明白双方的想法与诉求，找到兼顾双方需求的方案）
	11. 接纳男友不足议程 持续根据议程（男友多次努力都无法达到自己愿望，接纳之）

参考文献

1. 亚伦・贝克，布拉德・奥尔福德著 . 杨芳等译 . 抑郁症（原书第二版）[M]. 北京：机械工业出版社，2016.

2. 德博拉・C. 贝德尔等著 . 袁立壮译 . 变态心理学 [M]. 北京：机械工业出版社，2016.

3. 菲利普・津巴多等著 . 付小兰等译 . 津巴多普通心理学（第 8 版）[M]. 北京：人民邮电出版社，2022.

4. 郭召良 . 认知行为疗法入门 [M]. 北京：人民邮电出版社，2020.

5. 郭召良 . 认知行为疗法进阶 [M]. 北京：人民邮电出版社，2020.

6. 郭召良 . 认知行为疗法咨询方案：10 大心理障碍 [M]. 北京：人民邮电出版社，2021.

7. 郭召良 . 认知行为疗法咨询方案：7 大心理问题 [M]. 北京：人民邮电出版社，2021.

8. 郭召良 . 认知行为疗法：会谈技能与咨询现场 [M]. 北京：人民邮电出版社，2022.

9. 郭召良 . 认知行为疗法：123 项实用技术 [M]. 北京：人民邮电出版社，2022.

10. 黄希庭，郑涌著 . 心理学导论（第三版）[M]. 北京：人民教育出版社，2015.

11. 季建林主编 . 医学心理学 [M]. 上海：复旦大学出版社，上海医科大学出版社，2001.

12. 杰弗里・E. 杨等著 . 崔丽霞等译 . 图式治疗：实践指南 [M]. 北京：世界图书出版公司，2010.

13. 马辛主编 . 精神病学（第 2 版）[M]. 北京：人民卫生出版社，2014.

14. 马丁 · 塞利格曼著 . 洪兰译 . 真实的幸福 [M]. 沈阳：北方联合出版传媒（集团）股份有限公司，万卷出版公司，2010.

15. 林崇德主编 . 发展心理学（第二版）[M]. 北京：人民教育出版社，2009.

16. 美国精神医学学会编著 . 张道龙等译 . 精神障碍诊断与统计手册（案头参考书）（第五版）DSM-5[M]. 北京：北京大学出版社，北京大学医学出版社，2014.

17. 维吉尼亚 · 萨提亚等著 . 聂晶译 . 萨提亚家庭治疗模式 [M]. 北京：世界图书出版公司，2007.

18. B. A. 法伯，D. C. 布林克，P. M. 拉斯金主编 . 郑钢等译 . 罗杰斯心理治疗——经典个案及专家点评 [M]. 北京：中国轻工业出版社，2006：69-70.

19. 碧昂卡 · 考迪 · 墨菲，卡罗琳 · 迪伦著 . 高申春等译 . 互动中的咨询会谈：关系、过程与转变（第二版）[M]. 北京：高等教育出版社，2010.